CATALOGUE

DES LIVRES

QUI SE TROUVENT

Chez Raynal, Libraire;

Rue Pavée-St.-André-des-Arcs, n°. 13,

A PARIS.

Nota. *Le même Libraire se charge de remplir toutes les commissions relatives à la Librairie, moyennant qu'on lui fera passer le montant des demandes, soit en espèces, soit en un mandat à courte date sur Paris.*
On est prié de vouloir bien ajouter, pour les frais de port par la poste, en sus du prix des ouvrages, 1 *f. par vol. in-8°.,* 75 *c. par vol. in-12 et* 5o *c. par vol. in-18, et d'affranchir le port des lettres.*

ABRÉGÉ DE L'ART VÉTÉRINAIRE, ou Description raisonnée des Maladies du cheval et de leur traitement ; suivi de l'anatomie et de la physiologie du pied, et des principes de ferrure, avec des observations sur le régime et l'exercice du cheval, et sur les moyens d'entretenir en bon état les chevaux de poste et de course ; par *White ;* traduit de l'anglais et annoté par M. *V. Delaguette,* vétérinaire des gardes-du-corps du Roi. Deuxième édition, revue et augmentée. 1 vol. in-12. 3 fr. 5o c., et 4 fr. 25 c. par la poste.

AMATEUR DES FRUITS (l'), ou l'Art de les choisir, de les conserver et de les employer, principalement pour faire les compotes, gelées, marmelades, confitures, pâtes, raisinés, conserves, glaces, sorbets, liqueurs de tout genre, ratafias, sirops, vins secondaires, etc. Par M. *Louis Du Bois*. 1 vol. in-12 : prix 2 fr. 5o c. et 3 fr. par la poste.

ART (l') DE FAIRE LES VINS DE FRUITS, précédé d'une Esquisse historique de l'Art de faire le Vin de Raisin, de la manière de soigner une Cave; suivi de l'Art de faire le Cidre, le Poiré, les Hydromels, les Aromes, le Sirop et le Sucre de Pommes-de-Terre; d'un Tableau de la quantité d'esprit contenue dans diverses qualités de vins; de considérations diététiques sur l'usage du vin, et d'un Vocabulaire des termes scientifiques employés dans l'ouvrage; traduit de l'anglais, de *Accum*, auteur de l'*Art de faire la Lière*, par MM. G***. Ol***. 1 vol. in-12. 1 fr. 8o c., et 2 fr. 25 c. par la poste.

CHASSEUR-TAUPIER (le), ou l'Art de prendre les Taupes par des moyens sûrs et faciles; précédé de leur histoire naturelle; par M. *Bédarès*, auteur de plusieurs traités sur les animaux domestiques. 1 vol. in-12, orné de planches. Prix : 1 fr. 25 c., et 1 fr. 5o c. par la poste. Un grand nombre de Sociétés d'agriculture ont recommandé ce petit traité.

COURS COMPLET ET SIMPLIFIÉ D'AGRICULTURE ET D'ÉCONOMIE RURALE ET DOMESTIQUE, 6 vol in-12, chacun de 3oo à 4oo pag., imprimés sur beau papier et avec des caractères neufs, et ornés d'un grand nombre de planches en taille-douce, pour servir à l'intelligence du texte. Par M. *Louis Du Bois*, Membre de plusieurs Sociétés savantes. Prix des 6 vol. : 21 fr. et 25 fr., franc de port, par la poste.

COURS D'AGRICULTURE (Petit), ou Manuel du Fermier, contenant un Traité sur la physique agricole, la culture des champs, les animaux domestiques, les laiteries, l'art vétérinaire, les différens modes de locations et la comptabilité d'une ferme, etc.; par M. *de Lépinois*. 1 vol. in-8o. 3 fr. 5o c., et 4 fr. 25 c. par la poste.

CALENDRIER DU CULTIVATEUR, par *Bastien*, auteur de la *Nouvelle Maison Rustique*. 1 vol. in-12. 3 fr., et 3 fr. 75 c. par la poste.

DICTIONNAIRE DES ALIMENS, précédé d'une hygiène des tempéramens, de réflexions sur la digestion et les maladies de l'estomac, etc., par M. *C. G.* 1 vol. in-8o.; Prix : 6 fr., et 7 fr. 5o c. par la poste.

ECOLE DU JARDIN POTAGER, suivi du Traité de la Culture

des Pêchers; par M. *de Combles;* sixième édition, revue par M. *Louis Du Bois.* 3 vol. in-12. 6 fr.

ECOLE DU JARDIN FRUITIER; nouvelle édition, corrigée et augmentée par l'auteur du *Bon Jardinier.* 2 gros vol. in-12, de 600 et 700 pages. 7 fr. et 9 fr. par la poste.

FLORE JARDINIÈRE (la), avec 9 grandes planches représentant un nombre considérable d'objets intéressans, depuis la germination des plantes jusqu'à leur fructification; par *J. - F. Bastien.* Paris, 1 fort vol. in - 12. 3 fr. 50 c., et 4 fr. 25 c. par la poste.

GUIDE DE L'AMATEUR-BOTANISTE (le), ou Choix, Description et Culture des Plantes étrangères, de serre et naturalisées, les plus intéressantes par leur feuillage, leurs fleurs et leur odeur; suivi d'une Description succinte des Abrisseaux, Plantes vivaces et bulbeuses, les plus propres à former des bosquets et à orner des jardins; avec un aperçu détaillé des Arbres exotiques qui peuvent être plantés en ligne ou en massif; par M. *J.-F. Olagnier,* ancien officier de cavalerie légère, sous-inspecteur des eaux et forêts de 1ʳᵉ. classe de Seine et Marne. 1 vol. in-12. Paris ; 3 fr., et 3 fr. 75 c. par la poste.

JARDINIER FLEURISTE (le); par *Liger.* 1 vol. in-12. 3 fr., et 3 fr. 75 c. par la poste.

JOURNAL D'AGRICULTURE, D'ECONOMIE RURALE ET DES MANUFACTURES DU ROYAUME DES PAYS-BAS, ou Recueil périodique de tout ce que l'agriculture, les sciences et les arts qui s'y rapportent, offrent de plus utile et de plus intéressant, publié depuis quinze années sous la direction de la société agricole de Bruxelles; *deuxième série.* Le prix de l'abonnement est de 18 fr. par année, franc de port. Il parait un cahier par mois.

La première série, composée de 18 vol. in-8⁰. (1815 à 1824 compris), se vend 90 fr.

MANUEL COMPLET DU JARDINIER MARAICHER, PÉPINIÉRISTE, BOTANISTE, FLEURISTE ET PAYSAGISTE; par M. *Louis Noisette,* membre des sociétés linnéenne de Paris, horticulturales de Londres et de Berlin, d'agriculture et de botanique de Gand. 4 vol. in-8⁰., ornés du portrait gravé de l'auteur, et de 26 planches également gravées. Prix : br., 40 fr., et 48 fr., franc de port.

MANUEL DES PROPRIÉTAIRES D'ABEILLES, par *Lombard,* sixième édition. 1 vol. in-8⁰., 3 fr. 50 c., et 4 fr. par la poste.

Le grand nombre d'éditions que l'on a faites de ce Manuel prouve évidemment que c'est le meilleur traité que puisse se procurer un propriétaire d'Abeilles.

Parfait Bouvier (le). 1 vol. in-12; 1819. 2 fr., et 2 fr. 25 c. par la poste.

Pathologie canine, ou *Traité des Maladies des Chiens*, contenant aussi une dissertation très-détaillée sur la rage; la manière d'élever et de soigner les chiens; des recherches critiques et historiques sur leur origine, leurs variétés et leurs qualités intellectuelles et morales : fruit de vingt années d'une pratique vétérinaire fort étendue; par M. *Delabère-Blaine*. Traduit de l'anglais et annoté par M. *V. Delaguette*, vétérinaire des gardes-du-corps du Roi. Ouvrage orné de deux planches représentant dix-huit espèces de chiens. 1 vol. in-8°. Prix : 6 fr., et 7 fr. par la poste.

Pharmacopée Vétérinaire, ou nouvelle Pharmacie hippiatrique, contenant une classification des médicamens, les moyens de les préparer, et l'indication de leur emploi; précédée d'une esquisse nosologique et d'un traité des substances propres à la nourriture du cheval, et de celles qui lui sont nuisibles; par M. Bracy-Clarck, membre de la Société linnéenne de Londres, de l'Académie des Sciences de Paris, des Sociétés d'histoire naturelle de Berlin, de Copenhague, de New-York, et de la Société Royale d'Agriculture de Stuttgard. 1 vol. in-12, orné de planches. Prix : 2 fr., et 2 fr. 50 c. par la poste. Les titres et le nom de l'Auteur font assez l'éloge de son livre.

Pratique simplifiée du Jardinage, à l'usage des personnes qui cultivent elles-mêmes un petit domaine contenant un potager, une pépinière, un verger, des espaliers, des serres, une orangerie, un parterre; suivi d'un Traité sur la récolte des graines et sur la manière de détruire les animaux et les insectes nuisibles au jardinage; cinquième édition, revue dans sa totalité, et augmentée de détails sur les fleurs, les arbres et les arbustes d'agrément; par M. *Louis Du Bois*, membre de plusieurs académies. 1 vol. in-12, orné de planches; 4 fr., et 4 fr. 75 c. par la poste.

Petit Fumiste (le), contenant l'exposé des moyens les plus efficaces employés jusqu'ici contre la fumée; la description d'un mécanisme nouveau de l'invention de l'auteur, dont les effets sont tels qu'il s'établit infailliblement un courant ascendant dans le tuyau de la cheminée, quelle que soit la force ou la direction du vent, et les détails nécessaires pour que chacun puisse facilement, et à peu de frais, le faire exécuter partout; avec plusieurs figures; par *A. Teyssèdre*. In-12. Prix : broché, 2 fr. 50 c., et 3 fr. par la poste.

Secrets de la Chasse aux Oiseaux, contenant la manière de fabriquer les Filets, les divers Piéges, Appeaux, etc. : l'Histoire Naturelle des Oiseaux qui se trouvent en France; l'art de les élever, de les soigner, de les guérir, et la meilleure méthode de les empailler. Ouvrage orné de huit planches, renfermant plus de quatre-vingts figures; par M. G***, amateur. 1 vol. in-12. Prix : 3 fr. 50 c., et 4 fr. 25 c. par la poste.

Taille raisonnée des Arbres fruitiers, et autres opérations relatives à la culture; par Butret. 1 vol. in-8º. Prix : 2 fr. 25 c., et 2 fr. 75 c. par la poste.

Traité complet de la Greffe et de la Taille ; par M. Louis Noisette, avec onze planches. 1 vol. in-8º., broché. 6 fr., et 7 fr. par la poste.

Traité de la Culture des Pêchers; par de Combles; cinquième édition, revue par M. Louis Du Bois. 1 vol. in-12. 1 fr. 50 c., et 1 fr. 80 c. par la poste.

Traité des Prairies naturelles et artificielles, renfermant la culture, la description et l'histoire de tous les végétaux propres à fournir des fourrages, avec la figure dessinée et coloriée d'après nature de toutes les espèces appartenant à la classe des graminées; par M. Boitard. 1 vol. in-8º., orné de 48 pl. fig. noires 12 fr., fig. coloriées 20 fr., et 1 fr. de plus par la poste.

Traité raisonné sur l'Éducation du Chat domestique, précédé de son histoire philosophique et politique, et suivi du traitement de ses maladies; par M. R***. 1 vol. in-12. Prix : 1 fr. 50, et 1 fr. 80 c., par la poste.

Ouvrages divers.

Astronomie des Demoiselles, ou Entretiens, entre un frère et sa sœur, sur la Mécanique céleste, démontrée et rendue sensible sans le secours des mathématiques; augmentée d'idées puisées dans les découvertes les plus nouvelles et d'après les meilleurs astronomes; suivie de problèmes dont la solution est aisée ; et enrichie de plusieurs figures ingénieuses servant à rendre les démonstrations plus claires. Par James Ferguson, professeur d'astronomie et membre de la Société royale de Londres. Traduite de l'anglais, revue et augmentée par M. Quétrin, professeur et auteur de divers ouvrages sur l'astronomie et la géographie. Prix : broché, 3 fr. 50 c., et 4 fr. franc de port.

Cures miraculeuses opérées par le prince Hohenlohe; suivies de lettres écrites par M. le Conseiller Scharold, et des observations du docteur *Joseph Onymus*, professeur en théologie dans l'université de Wurtzbourg ; traduites de l'allemand par un curé du diocèse de Nantes. 1 vol. in-12 ; Prix : 3 fr. , et 3 fr. 5o c. par la poste.

Histoire civile, religieuse et littéraire de l'Abbaye de La Trappe ; par M. *L. D. B.*, ancien bibliothécaire, membre de plusieurs académies de Paris, des départemens et de l'étranger. 1 vol. in-8o., de 4oo pag. Portrait, beau papier, caractères neufs. Prix : 6 fr., et 7 fr. 25 c. par la poste.

Dictionnaire de Police municipale, ou Lois et Arrêts de la Cour de Cassation relatifs à cette partie ; mis par ordre alphabétique, par M. *L.-J. Leclaire-Jolly*, Huissier. 1 vol. in-12. Prix : 1 fr. 5o c., et 1 fr. 8o c. par la poste.

Leçons d'un Père a son Fils, renfermant les Principes les plus purs de Morale et de vraie Religion ; par M. *Duval*, ancien avocat. Troisième édition. 1 vol. in-12. Prix : 2 fr. 5o c., et 3 fr. par la poste. *Le même*, 1 vol. in-8o. ; 5 fr., et 6 fr. 25 c. par la poste.

Postes (des) en général, et particulièrement en France, par M. Charles Bernède. 1 vol. in-8o Prix : 3 fr. 5o c., 4 fr. par la poste.

Relation d'un Voyage de Dantzick a Marienwerder, par *Stanislas* Ier., roi de Pologne, écrite par lui-même ; deuxième édition, ornée du portrait du Roi et de celui de Marie-Charlotte Leczinska, sa fille, reine de France. 1 vol. in-8o. ; 2 fr. 5o c., et 3 fr. par la poste.

Traité complet du Calendrier, considéré sous les rapports astronomique, commercial et historique, etc.; par M. *J. Le Boyer*. 1 vol. in-8o., avec planches. 7 fr. et 8 fr. 5o c. par la poste.

Traité de Physique appliquée aux arts et métiers, et principalement à la construction des fourneaux, des calorifères à air et à vapeur, des machines à vapeur, des pompes ; à l'art du fumiste, de l'opticien, du distillateur ; aux sécheries, artillerie à vapeur, éclairage, bélier et presses hydrauliques, aréomètres, lampe à niveau constant, etc. Par M. *J.-J.-V. Guilloud*, professeur de mathématiques. Ouvrage orné de 16o fig. Prix : broché, 5 fr. 5o c., et 6 fr. 5o c. par la poste.

Vaux de Vire, d'*Olivier Basselin*, poëte de la fin du XIVe siècle, avec dissertations, notes et variantes ; par M. *Louis Du Bois*. 1 vol. in-8o. ; 7 fr., et 8 fr. par la poste.

MANUELS.

Nota. *On est prié d'ajouter aux prix indiqués, 5o c. par volume pour les recevoir franc de port par la poste.*

Manuel d'algèbre, ou Exposition élémentaire des principes de cette science, à l'usage des personnes privées des secours des maîtres Par M. *Terquem.* Un gros volume: 3 fr. 5o c.

.— d'architecture, ou Traité général de l'art de bâtir. Par M. *Toussaint*, Architecte. Deux gros volumes, ornés d'un grand nombre de planches : 7 fr.

— d'arpentage, ou Instruction sur cet art et sur celui de lever les plans. Par M. *Lacroix*, Membre de l'Institut. Troisième édition. 1 volume orné de planches : 2 fr. 5o c.

— d'arithmétique démontrée, à l'usage des jeunes gens qui se destinent au commerce, et de tous ceux qui désirent se bien pénétrer de cette science. Par M. *Collin*, et revu par M. *R.....*, ancien élève de l'Ecole polytechnique. 1 volume. Septième édition : 2 fr. 5o.

— de l'artificier, ou l'Art de faire toutes sortes de feux d'artifice à peu de frais, et d'après les meilleurs procédés. Par M. *Vergnaud*, Capitaine d'artillerie. Deuxième édition. 1 volume orné de planches. 3 fr.

— de botanique, contenant les principes élémentaires de cette science, la Glossologie, l'Organographie et la Physiologie végétale, la Phytothérosie. Par M. *Boitard.* Deuxième édition. 1 volume orné de planches : 3 fr. 5o c.

— de chimie, ou Précis élémentaire de cette science, dans l'état actuel de nos connaissances. Par M. *Riffault.* Seconde édition, revue, corrigée et très-augmentée par M. *Vergnaud.* 1 gros volume orné de figures : 3 fr.

— de la bonne compagnie, ou Guide de la politesse, des égards, du bon ton et de la bienséance. Cinquième édition. 1 volume : 2 fr. 5o c.

— du cuisinier et de la cuisinière, à l'usage de la ville et de la campagne, contenant toutes les recettes les plus simples pour faire bonne chère avec économie, ainsi que les meilleurs procédés pour la pâtisserie et l'office, précédé d'un Traité sur la dissection des viandes, suivi de la manière de conserver les substances alimentaires, et d'un Traité sur les vins. Par M. *Cardell.*, ancien chef d'office. Sixième édition. 1 gros volume orné de figures : 2 fr. 5o c.

MANUEL DES DEMOISELLES, ou Arts et Métiers qui leur
conviennent, tels que la couture, la broderie, le tricot,
la dentelle, la tapisserie, les bourses, les ouvrages
en filets, en chenille, en ganse, en perle, en che-
veux, etc., etc.; enfin tous les arts dont les demoiselles peuvent s'occuper avec agrément. Par madame
Elisabeth Celnart. Troisième édition. 1 volume orné
de planches : 3 fr.

— DU DESSINATEUR, ou Traité complet de cet art, contenant le dessin linéaire à vue, le dessin linéaire géo-
métrique, le dessin de l'ornement, le dessin de la
figure, le dessin du paysage, le dessin et lavis de la
topographie. Par M. *Perrot*, membre de la Société
royale des Sciences, etc. 1 vol. orné d'un grand nombre
de planches : 3 fr.

— DE L'IMPRIMEUR, ou Traité simplifié de la typographie.
Par M. *Audouin de Géronval*, et revu par M. *Crapelet*,
imprimeur. 1 volume orné de planches : 3 fr.

— DES JEUX DE SOCIÉTÉ, renfermant tous les Jeux qui
conviennent aux jeunes gens des deux sexes; tels que
Jeux de Jardin, Rondes, Jeux-Rondes, Jeux publics,
Montagnes russes et autres Jeux de Salon, Jeux pré-
parés, Jeux-Gages, Jeux d'Attrape, d'Action, Charades
en action, Jeux de Mémoire, Jeux d'Esprit, Jeux de
Mots, Jeux-Proverbes, Jeux-Pénitences, et toutes les
Pénitences appropriées à ces diverses sortes de Jeux,
avec des Chansons, Romances, Fables, Enigmes, Charades, Narrations, Exemples d'Improvisation et de Dé-
clamation, la plupart inédits, et suivi d'un Appendice
contenant tous les Jeux d'enfans. Par madame *Celnart*.
1 gros volume : 3 fr.

— DE LA MAITRESSE DE MAISON ET DE LA PARFAITE
MÉNAGÈRE, ou Guide pratique pour la gestion d'une
maison à la ville et à la campagne, contenant les moyens
d'y maintenir le bon ordre et d'y établir l'abondance,
de soigner les enfans, de conserver les substances alimentaires, etc., etc. Par madame *Gacon-Dufour*.
Deuxième édition, revue par madame *Celnart*, 1 volume : 2 fr. 50 c.

— DU MENUISIER EN MEUBLES ET EN BATIMENS, suivi de
l'Art de l'ébéniste, contenant tous les détails utiles sur
la nature des bois indigènes et exotiques, la manière de
les teindre, de les travailler, d'en faire toutes espèces
d'ouvrages et de meubles, de les polir et vernir, d'exécuter toutes sortes de placages et de marqueterie. Par
M. *Nosban*, Menuisier-Ebéniste. 2 volumes ornés de
planches : 6 fr.

TRAITÉ DES MALADIES

DES

BESTIAUX.

IMPRIMERIE DE Mme. V^e. DELAGUETTE.
RUE SAINT-MERRY, N°. 22.

TRAITÉ DES MALADIES

DES

BESTIAUX,

O U

Description raisonnée de leurs Maladies et de leur Traitement ; précédée d'un Précis d'Histoire Naturelle, et
d'un Traité d'Hygiène ; et suivie d'un Aperçu sur les
moyens de tirer, des bestiaux, les produits les plus
avantageux ;

*Ouvrage utile aux Propriétaires, Fermiers, Eleveurs et
Nourrisseurs ;*

Par M. V. DELAGUETTE,

Vétérinaire des Gardes-du-Corps, Compagnie de Gramont, Chevalier
de l'Ordre Royal de la Légion d'Honneur.

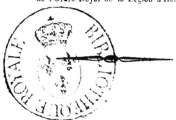

PARIS,

RAYNAL, LIBRAIRE-ÉDITEUR,

RUE PAVÉE-SAINT-ANDRÉ-DES-ARCS, N°. 13.

1830.

AVERTISSEMENT.

Cet ouvrage est destiné particulièrement aux Cultivateurs qui ont des bestiaux et qui se livrent à leur éducation.
Le but que l'on a cherché à atteindre
n'a pas été de les mettre à même de
traiter leurs animaux de toutes les maladies qui peuvent les assiéger, car la
difficulté de la médecine, n'est pas de
connaître les remèdes propres à chaque
maladie, mais bien de reconnaître et
distinguer les maladies ; on a voulu seulement ici indiquer les principaux soins
à donner dans les cas les mieux carac-
térisés, en attendant la venue d'un
homme de l'art. C'est aussi pour cette
raison que l'on a fait précéder un Traité
d'Hygiène, le point le plus important
pour les Cultivateurs étant de conserver
leurs animaux en bonne santé.

On ne pouvait pas, dans un ouvrage tel que celui-ci, donner des détails développés sur les produits que fournissent les animaux. Le peu que l'on a pu en dire a eu pour motif de solliciter le zèle des Propriétaires, pour les engager à tirer le meilleur parti de leurs bestiaux, et à éviter la sortie d'une grande quantité de numéraire de notre pays.

INTRODUCTION.

DU BŒUF.

Le bœuf (*bos taurus* , *bos domesticus*). C'est un animal ruminant, bidactyle, ayant la taille courte et ramasssée, de forts membres, et se distinguant surtout par son fanon, ou peau pendante à la partie inférieure de son cou. Ses cornes, qui sont creuses, sont dirigées de côté et en bas, et se relèvent en demi-cercle. Quelques espèces de bœufs manquent quelquefois de cornes, comme celle d'Ecosse. Le mâle, ou bœuf qui n'a pas été châtré, est appelé taureau, et la femelle porte le nom de vache; la vache porte neuf mois.

Les naturalistes sont peu d'accord sur l'animal qui est la souche primitive du bœuf; cependant la plupart le regardent comme descendant de l'aurochs ou urus, espèce beaucoup plus grande et plus forte, qui se trouve sauvage dans les forêts du Nord. L'Italie, et d'autres contrées méridionales, possèdent le buffle, autre espèce de bœuf, qui est plus forte et plus indocile.

Il existe beaucoup de races du bœuf domestique ; auxquelles, comme à tous les autres animaux, l'influence des climats, les qualités du sol, impriment leurs cachets particuliers.

Les principales races du bœuf domestique sont celles : de Hongrie, d'Italie, à très-longues cornes, à pelage gris-souris ; de l'Ukraine, dont les cornes très-fortes sont moins longues ; de Danemarck, de Hollande, de la Flandre, qui sont d'une très-grande taille ; d'Ecosse, d'Irlande, dont plusieurs sous-races sont privées de cornes ; de la Suisse, à cornes longues et minces, à haute taille, à corps un peu long. Parmi les races françaises, les bœufs du Limousin, de l'Auvergne, de la Flandre, du Poitou, de la Normandie, sont les plus grands ; la Bretagne fournit des bœufs très-bons, mais petits.

Le bœuf est un des animaux essentiellement utile à l'agriculture ; il coûte peu à nourrir et travaille jusqu'au moment où on le destine à être engraissé.

Les meilleurs bœufs sont ceux qui sont bien membrés, dont le fanon est bien prononcé ; ils doivent être près de terre. On recherche ceux dont les cornes sont fortes et luisantes, dont les yeux sont gros et noirs, dont le front est large, dont le mufle est camus, dont la poi-

trine est large, dont les muscles sont bien pro-
noncés, la croupe est forte; la peau doit être
souple, la teinte du poil doit être brillante et
non lavée. Il existe des bœufs de beaucoup de
couleurs; lorsqu'une race est bien conservée, la
couleur en est à peu près uniforme.

Le taureau se fait remarquer par des formes
beaucoup plus robustes, son corps est plus ra-
massé, ses reins sont plus larges, sa poitrine
beaucoup plus forte, son encolure est plus
épaisse, sa tête plus carrée, plus courte, son
œil est plus vif, ses cornes sont plus luisantes,
plus droites, le fanon est bien plus prononcé.
Le taureau a une plus grande conscience de
ses forces, il est hardi et entre facilement en
fureur; il s'irrite surtout à la vue de la couleur rouge.

Il eut été difficile de soumettre cet animal
au travail, c'est pourquoi on ne conserve entiers, que ceux que l'on destine à la reproduction de l'espèce. Les autres sont châtrés à
l'âge de dix-huit mois à deux ans; plus tard,
le jeune taureau entre dans l'âge de puberté,
et son caractère farouche ne se perd pas alors
entièrement par la castration. C'est à cet âge
aussi que l'on doit commencer à les accou-
tumer au travail.

L'âge du bœuf se reconnaît comme celui du
cheval, aux dents incisives dont la mâchoire

inférieure seule est garnie ; ces dents sont au
nombre de huit ; celles caduques, ou dents de
lait, sont remplies par des dents persistantes,
qui sont plus larges et plus fortes que les dents
de lait. On appelle secondes mitoyennes, les
deux dents placées entre les coins et les mitoyennes; celles-ci sont à côté des pinces. A la
fin du premier mois du jeune sujet, toutes les
dents de lait ont paru. A dix mois, la chûte
des dents de lait commence, et toutes les dents
d'adulte sont ordinairement poussées à l'âge de
trois ans; aussi, à cet époque, les dents forment une espèce de demi-couronne, qui se
détruit annuellement ; les dents, en commençant par les pinces, se plaçant sur une ligne
droite.

Outre l'usure et la direction des dents, qui,
jusqu'ici, n'ont pas été observées d'une manière
assez précise, pour avoir une connaissance parfaite de l'âge, on a encore recours à des cer-
cles qui se forment annuellement à la base des
cornes. Le premier cercle, ou anneau, ne paraît
qu'à trois ans; il s'en forme un ensuite tous
les ans. Depuis l'âge de trois ans, c'est le meilleur renseignement que l'on puisse obtenir pour
connaître l'âge du bœuf et de la vache.

La vache a en tout les proportions moins
fortes que celles du bœuf. Il existe, comme dans
le bœuf, plusieurs races de vaches, dont les

unes sont très-grandes et donnent beaucoup de lait dans les pays où elles ont été élevées ; mais qui, transplantées, subissent les influences du climat, du genre de nourriture, et cessent alors d'être aussi bonnes laitières. Les vaches, comme toutes les femelles, doivent être un peu longues de corps, leur peau doit être souple, fine ; les mamelles assez volumineuses ; cependant, ce n'est pas toujours un indice certain d'une bonne laitière, surtout lorsque les mamelles sont ce que l'on peut appeler charnues. Les meilleures vaches sont celles de la Suisse, de la Normandie, de la Flandre. Le cultivateur fera attention à la qualité de ses fourrages, à la quantité de sucs nutritifs qu'ils contiennent, pour se régler sur le choix des races qu'il introduira chez lui. Nous avons déjà dit que les bestiaux à grande taille avaient peine à se maintenir dans les pays où la terre était sèche et aride.

Les cultivateurs qui font commerce de bestiaux, doivent savoir distinguer ceux qui sont plus susceptibles du travail, et d'engraisser facilement ; enfin, de pouvoir évaluer à peu près quel est l'état d'embonpoint d'un bœuf, d'une vache.

Pour le travail, il faut choisir les bœufs qui se rapprochent un peu de la conformation du taureau, c'est-à-dire dont l'encolure est courte dont le poitrail est ouvert, qui ont de forts membres, sans être trop élevés.

Pour l'engrais, les bœufs un peu longs de corps, mais réunissant les autres qualités, seront à préférer ; ils fournissent plus de chair et de graisse.

Les bouchers ont des moyens particuliers pour reconnaître l'état de graisse des bœufs ; ils palpent plusieurs parties du corps, principalement les reins, les ars : on appelle *maniement* cette manière d'explorer les animaux. L'engorgement des glandes lymphatiques est un indice de graisse.

M. de Dombasle vient de publier un aperçu d'expériences faites pour connaître, à l'aide d'un moyen très-simple, le poids de viande de chaque bœuf.

On fait passer entre les deux extrémités antérieures une ficelle, dont on rapproche les bouts sur la partie supérieure du garot ; la partie de la ficelle qui remonte en arrière d'une des jambes, doit remonter immédiatement derrière l'épaule, et l'autre partie remonte sur le plat de l'autre épaule ; on mesure ensuite sur un mètre, la longueur de la ficelle, aux points de réunion.

La mesure d'un bœuf de trois cent cinquante livres est de 1 mètre 82 centimètres.

On a remarqué que, de 350 à 400 livres, un demi-quintal de viande est exprimé par une longueur, dans la mesure, de plus de 7 centimètres, de 6 centimètres et au-dessous, pour les poids de 650 à 700 livres. Cette mesure proportionnelle diminue en raison de l'augmentation du poids. Les bœufs de 1000 à 1100 livres ne produisent que 5 centimètres de plus sur l'échelle, par demi-quintal de viande.

Il est facile à chaque personne intéressée de répéter ces expériences, dont les résultats ne sont pas encore bien certains; mais qui pourraient être d'une grande utilité.

DU MOUTON.

Le mouton (*ovis*) est du genre des ruminans bidactyles, à cornes creuses, qui se dirigent en spirales et qui sont angulaires. Le mouton, de petite stature, a les jambes un peu grêles, il est recouvert de longs poils frisés, que l'on a appelés laine. Sa tête est busquée dans le front. On regarde comme espèce primitive du mouton, le mouflon (*ovis ammon*), que l'on trouve dans les montagnes de la Corse. Le mouflon est d'une taille plus élevée que le mouton, sa laine est rousse, ses cornes sont triangulaires ; il est doué de beaucoup de force, de vitesse. Le mouflon, ainsi que le mouton, n'a qu'une très-faible portion d'intelligence.

Comme à l'espèce du bœuf, on a également conservé le nom de mouton pour les animaux châtrés, qui sont en plus grand nombre, et l'on a donné le nom de béliers à ceux que l'on conserve entiers ; la femelle se nomme brebis, le jeune sujet, agneau.

Parmi les races nombreuses du mouton, on distingue surtout celle d'Espagne, dite mérinos, dont la laine est extrêmement fine, et dont les mâles ou béliers ont servi à l'amélioration des autres races.

Après vient la race anglaise, dépourvue de cornes, dont la laine est très-fine, souple, longue et droite. Cette race, améliorée par les mérinos, s'est convertie en une particulière. On la retrouve en Saxe.

Les races françaises sont nombreuses, les plus estimées sont celles du Berry, du Roussillon : les sujets sont petits.

Les races normandes, flamandes sont beaucoup plus élevées, mais leur laine est moins fine et est accompagnée de beaucoup de jarre ; ce sont ces longs poils non laineux, qui se trouvent sous le ventre et près des extrémités.

En races étrangères, on distingue les moutons d'Arabie et de Barbarie, qui ont des queues très-épaisses et grasses.

Les moutons ont les dents disposées comme les ruminans.

Il y a aussi les maniemens pour reconnaître l'état d'embonpoint des moutons : c'est sur les reins, à la partie supérieure de la queue que l'on les tâte. Ceux qui achètent des moutons maigres doivent examiner avec attention l'état de la conjonctive et rejeter ceux qui ont ce que l'on appelle l'œil gras. On reconnaît encore la santé de ces animaux à la vigueur des efforts qu'ils font pour s'échapper, lorsque l'on les a saisi par une extrémité postérieure.

La castration s'opère de bonne heure sur le bélier.

La brebis a une gestation de cinq mois. Suivant les pays, on mêle les béliers avec les brebis, de manière à ce qu'elles agnèlent, soit au printemps, soit dans l'hiver. Dans les contrées à pâturages, elles trouvent une nourriture plus abondantes au printemps, et dans les pays à grains, c'est au commencement de l'hiver que l'on peut le mieux les nourrir.

DE LA CHÈVRE.

C'est aussi un ruminant à cornes creuses, mais les cornes, dirigées en haut, sont recourbées légèrement en arrière ; de la taille à peu près du mouton, leur corps est beaucoup plus svelte,

leurs membres sont plus nerveux, plus élastiques ; leur corps est couvert de longs poils ,
très-fins dans certaines races. Le menton des
chèvres est garni d'une barbe pointue ; leur
queue est courte.

Le mâle a reçu le nom de bouc, le jeune sujet
celui de chevreau. On ne châtre que très-peu
de boucs, la chair de ces animaux étant de
peu de valeur lorsqu'ils sont adultes ; on tue
de bonne heure les chevreaux, dont la viande
est alors plus tendre. Le bouc exhale une odeur
très-forte et très-désagréable.

On regarde comme souche des différentes
variétés de la chèvre, l'ægagre, ou chèvre sauvage (capra ægagrus) , qui a des cornes très-
longues, noueuses, de couleur rousse, et qui
habite sur les montagnes de l'Asie. C'est dans
les intestins de l'ægagre que l'on trouve ces
concrétions pierreuses auxquelles on attribuait
de puissantes vertus, et connues sous le nom de
bezoard oriental.

Les races de chèvres les plus estimées sont
celles de Cachemire, par l'espèce de duvet si
fin qui se trouve entre leurs poils; d'Angora,
dont les poils, d'une finesse extrême, servent
à fabriquer de très-belles étoffes appelées ca-
melot.

Les chèvres ont un caractère pétulant qui
leur laisse peu de repos, leur marche est

accompagnée de sauts et de bonds. Elles aiment surtout les lieux élevés ; elles gravissent les rochers les plus escarpés, où le plus petit espace suffit pour qu'elles se placent avec solidité.

Par son caractère vif, il est difficile de conduire les chèvres en troupeaux et de les maintenir sans s'écarter. Elles aiment à brouter les feuilles, les jeunes pousses d'arbres, aussi causent-elles un dommage notable aux forêts ; plusieurs ordonnances les ont bannies de beaucoup de lieux. Elles sont cependant profitables par la quantité de lait qu'elles donnent ; une chèvre suffit à une famille. Dans les pays montagneux, on en élève une grande quantité, et l'on fabrique d'excellens fromages de leur lait.

La chèvre fournit proportionnellement plus de suif que le bœuf ou le mouton ; ce suif est plus sec et les chandelles qui en sont faites coulent moins.

Le bouc est susceptible de s'accoupler avec la brebis : ces accouplemens sont fructueux.

La chèvre porte cinq mois ; elle ne donne ordinairement qu'un petit, mais il n'est pas rare qu'elle en ait deux.

DU COCHON.

Le cochon est un animal de la classe des pachydermes, ayant quatre doigts à chaque pied ; les doigts postérieurs ne servent pas à l'appui, mais empêchent l'animal d'enfoncer dans les terres marécageuses. Le cochon n'est rien autre chose que le sanglier dégénéré et devenu domestique ; il a perdu la force, la vigueur de cet animal.

Le cochon se remarque par une tête cônique, dont le grouin, nommé *boutoir*, est soutenu par un os particulier. Les dents canines sortent de la bouche ; les supérieures se recourbent en haut, et sont appelées défenses. Le cou est très-court, le corps est recouvert de poils très-roides, que l'on appelle *soies*.

On appelle *verrat* le cochon qui a conservé les organes reproducteurs ; la truie est la femelle. Le temps de sa gestation est de cent treize jours. Elle est multipare. Il existe plusieurs races de cochons, dont les unes sont blanches, comme celles de France, d'autres blanc et marron, comme les races de l'Allemagne, qui habitent presque toujours les forêts, et qui sont alors plus agiles, plus fortes ; elles se rapprochent davantage, par leurs formes, du sanglier. On connaît encore des races de couleur noire, petites et près de terre, qui s'engraissent très-facilement ; on les appelle cochons de la Chine, de Siam. On élève, en Angleterre, une espèce de cochons dont les extrémités sont très-courtes, et qui devient promptement dans un grand état d'embonpoint.

Le cochon recherche les lieux frais, il aime à se baigner, et c'est faute d'eau propre que l'on le voit se vautrer dans les lieux les plus sales.

Il est peu délicat pour la nourriture. Comme c'est pour en tirer parti le plus promptement possible que l'on élève des cochons, il faut choisir les espèces qui peuvent s'engraisser le plus promptement.

On châtre les jeunes cochons très-promptement. On fait aussi cette opération aux truies, ce qui facilite leur engraissement et donne une qualité supérieure à leur chair.

TRAITÉ DES MALADIES

DES

BESTIAUX.

~~~~~~~~~~~~~~~~~~~~~~~~~~~~~~~~~~~~~~

PREMIÈRE PARTIE.

HYGIÈNE.

DE L'AIR ATMOSPHÉRIQUE.

L'AIR atmosphérique, qui entoure le globe à une hauteur qui a été calculée être de quinze à seize lieues, est un fluide élastique, compressible, pesant, invisible, inodore.

Il est le principal agent qui entretient l'existence des animaux et des végétaux.

L'homme et les animaux peuvent supporter, plus ou moins long-temps, la privation d'alimens solides ou liquides; mais la privation absolue de l'air atmosphérique, les fait périr en quelques minutes.

L'air atmosphérique est composé de plusieurs

fluides aériformes ou gaz, dans les proportions suivantes :

Gaz oxigène ou air essentielle-
ment vital...................... 27 parties.

Gaz azote.................... 72 *id.*

Et gaz acide carbonique. ...... 1 *id.*

Ces trois gaz, chacun d'une pesanteur spécifique différente, sont tellement combinés dans
l'air atmosphérique, que l'on les retrouve dans
les mêmes proportions, dans les lieux les plus
bas comme dans ceux qui sont les plus élevés.

L'air atmosphérique produit des effets physiques et chimiques sur les corps vivans répandus sur le globe.

Une des principales propriétés physiques de
l'air, est sa pesanteur ; en raison de sa hauteur,
elle forme un poids énorme sur les corps. Celui
qui est exercé sur la surface du corps d'un
homme, est estimé être un poids de 33,600 livres.
Cette pesanteur énorme est contre-balancée par
elle-même, puisqu'elle agit en tous sens sur la
surface du corps. Elle se trouve aussi contre-balancée par la réaction de l'air et des autres fluides
élastiques contenus dans l'intérieur du corps.

Le baromètre est établi sur les loix de la
pesanteur.

L'air atmosphérique est en équilibre avec une
colonne de mercure de 28 pouces, et une colonne d'eau de 32 pieds.

Comme l'air est élastique, il est compressible, et le poids des couches supérieures opérant sur les inférieures, celles-ci sont plus denses et plus pesantes.

L'air est aussi très-mobile, et c'est à cette faculté que l'on doit les changemens si fréquens de sa température. L'air est, par lui-même, mauvais conducteur de la chaleur, de l'humidité. Lorsque l'air n'est pas agité, on éprouve successivement différentes températures en passant d'un lieu dans un autre, suivant l'exposition particulière de ces lieux.

On ignore la cause réelle des vents qui agitent l'air plus ou moins fortement.

Les propriétés chimiques de l'air exercent une grande action sur l'économie animale ; c'est par elles que le sang devient propre à entretenir la vie. Elles sont aussi les agens de la combustion.

L'air atmosphérique qui pénètre dans les poumons au moyen de la respiration, y est mis en contact, d'une manière plus ou moins intime, avec le sang noir ou veineux, et subit une décomposition.

L'oxigène s'unit avec le carbone huileux qui donnait au sang une teinte noire, et le rendait impropre à l'entretien de la vie. Il se passe alors une véritable combustion, d'où résulte la formation du gaz acide carbonique. Les principes constituans de l'air, sont donc changés dans l'acte de la respiration, et celui qui est expiré ne contient plus, ou contient peu d'oxigène, le gaz azote est à peu près dans les mêmes proportions ; il se trouve en plus, du gaz acide carbonique et une petite quantité de vapeurs humides.

Le sang, débarrassé de son carbone, a pris une couleur rouge-vif ; sa chaleur est augmentée. De sang veineux qu'il était, il est devenu sang artériel et capable d'entretenir la vie.

L'air expulsé des poumons a subi une véritable décomposition, et les gaz ne forment plus un même tout ; ils reprennent leur pesanteur spécifique. Une expérience bien simple et facile en donnera la preuve. On peut placer, dans une assiette pleine d'eau, trois petites bougies de différentes longueurs ; si, après les avoir allumées, on les recouvre d'un bocal, de manière que l'air ne puisse plus pénétrer, elles s'éteindront graduellement, après avoir consommé l'air vital, en commençant par la plus longue et finissant par la plus courte ; le gaz azote étant plus léger et s'élevant à mesure de la décomposition de l'air, tue la bougie la plus haute. Le gaz acide carbonique est bien plus lourd, mais, comme il est en très-petite quantité, il ne peut s'élever à la hauteur de la bougie la plus basse. Il n'en est pas de même dans les lieux où il existe une grande quantité de ce gaz ; les animaux près de terre, comme les chiens, y sont asphyxiés, tandis que les plus grands, ayant la tête élevée au-dessus de la couche d'air méphitique, n'en ressentent pas d'influence. La grotte du Chien, près de Naples, en donne la preuve.

Les propriétés physiques et chimiques de l'air, peuvent être altérées dans plusieurs circonstances, et leurs effets, sur l'économie animale, en sont plus ou moins nuisibles.

L'air peut être chaud et sec, ou froid et sec. Il peut être aussi chaud et humide, ou froid et humide.

L'air chaud et sec, lorsque la température n'est pas trop élevée, est favorable. Cet air est stimulant et maintient l'équilibre de toutes les fonctions; si la chaleur est très-forte, la transpiration est augmentée, la circulation est gênée par la raréfaction des humeurs, et les animaux sont exposés aux apoplexies ou coups de sang. On voit fréquemment ces accidens chez les animaux qui travaillent au moment de la forte chaleur, surtout lorsqu'ils sont fortement chargés, ou qu'ils sont soumis à une allure un peu vive.

L'air froid et sec modéré, est aussi très-sain : il diminue la transpiration cutanée, il stimule la fibre organique, s'oppose à l'expansion des humeurs, augmente la sécrétion des urines. Si le froid est intense, la transpiration cutanée cesse, la fibre organique est fortement contractée, les

muscles sont engourdis, les mouvemens sont gênés.
Ce froid est aussi très-irritant, le système nerveux est agacé, le poumon est fréquemment alors
le siége d'inflammation.

Si le vent d'Est vient à souffler pendant que
l'air est trop chaud ou trop froid, les accidens
que ces températures amènent, sont plus fréquens, par la sécheresse qu'occasionne ce vent.

L'humidité répandue dans l'atmosphère, devient
nuisible, soit que la température soit chaude ou
froide.

L'humidité relâche la fibre, l'amollit, augmente
la force absorbante de la peau; elle favorise donc
l'effet de la température qui règne.

L'air froid et humide est bien plus vif; le
système nerveux en éprouve une impression bien
plus désagréable. Les animaux qui y sont constamment exposés, sont sujets aux maladies ca-
chetiques. Ils prennent un développement considérable, mais leurs forces ne sont pas égales
à ce déploiement de forces.

La chaleur humide a des résultats plus fâcheux.
Elle met toute l'économie animale dans un état
de relâchement qui diminue les forces; elle dispose les corps à la putréfaction et à leur décomposition, et si, dans les lieux ou la chaleur humide règne habituellement, il se trouve des
marais, des eaux croupissantes, il s'en dégage
des gaz délétères, qui, introduits avec l'air par

la respiration, donnent lieu aux maladies épizootiques ou enzootiques.

Les propriétés chimiques de l'air sont altérées par la respiration, et si les lieux qu'habitent
les animaux sont petits et bas ; si les ouvertures
en sont exactement bouchées, l'oxigène diminuant et les gaz non respirables augmentant,
les animaux doivent beaucoup souffrir et sont
sujets à beaucoup de maladies. Les excrémens
solides et liquides, en se décomposant, fournissent du gaz ammoniacal qui irrite les yeux,
les poumons.

La décomposition des corps animaux et végétaux, dans les lieux marécageux, donne naissance aux gaz hydrogène, azote, qui vicient
l'air atmosphérique.

Les brouillards sont aussi plus ou moins malsains, par les substances qu'ils contiennent en
dissolution, et dont la présence est reconnue par
l'odorat.

Enfin, l'air est encore le véhicule de substances
morbides, que l'on nomme miasmes, et dont
la nature n'a pas encore été bien appréciée.
On regarde ces miasmes comme la cause de ces
maladies terribles qui, dans certaines années,
moissonnent un nombre considérable d'animaux,
surtout dans l'espèce bovine.

DES HABITATIONS.

Lorsque l'on connaît l'influence de l'air atmosphérique sur l'économie animale, on ne peut
qu'être étonné de la manière dont sont généralement logés les animaux, et conséquemment
peu surpris du mauvais état qu'ils présentent
dans presque toutes les contrées de la France.
Mais peut-il en être autrement, lorsque les habitans des campagnes, eux-mêmes, sont si mal
logés, et qu'ils paraissent employer tout leur
génie à se priver du principal aliment de la
vie, et à rendre malsain le peu d'air qui les
environne, en détruisant, autant que possible,
les moyens de son renouvellement. Les animaux
qui se terrent font preuve de plus d'industrie et
de raisonnement dans la construction de leur ter-
rier et dans le choix du terrain que la plupart
des habitans de la campagne, qui annoncent leur
peu de lumières dans leurs habitations basses,
sans jour, et entourées d'eaux croupissantes.

Donner à chaque animal la masse d'air nécessaire pour entretenir parfaitement la respiration, en favoriser le renouvellement, en entretenir la salubrité, éviter l'humidité; telles
sont les conditions à remplir dans la construction
des écuries, étables, bergeries. Elles sont d'autant plus importantes, que presque toujours les

maladies qui moissonnent, sans interruption, les bestiaux de certaines fermes, et dont on attribue les causes à la contagion, ne sont que le résultat de l'oubli de ces règles, et que ces maladies ne cessent que lorsqu'on emploie les moyens capables d'assainir les habitations où elles régnaient.

Le terrain, sur lequel on doit établir les habitations des animaux, doit être plus élevé que les lieux environnans, pour que les urines puissent s'écouler au dehors, et que les eaux ne soient pas stagnantes aux environs. Le sol surtout, s'il est de terre forte ou glaiseux, doit être défoncé assez profondément, et on formera un lit de cailloux, gravier, ou autre substances qui maintiennent la sécheresse. L'humidité est extrêmement pernicieuse et fait éprouver des passages brusques d'une température à une autre.

Les dimensions d'une étable en largeur, longueur, hauteur, doivent être telles que les animaux soient à l'aise, qu'ils puissent facilement se coucher, que la masse d'air soit assez considérable pour entretenir facilement la respiration. Il faut, en outre, surtout dans un grand établissement, où le nombre des employés est plus grand, que le service puisse s'y faire avec commodité, et que la propreté soit facile à maintenir.

1*

Si le bâtiment est oblong, forme plus particulièrement adoptée, ses faces doivent être au levant
et au couchant. Cette disposition donne accès aux
rayons les plus favorables du soleil, et met les animaux à l'abri des vents humides du sud-ouest,
de ceux violents et froids du nord, et de la trop
grande chaleur que donne le midi. Un des grands
inconvéniens de l'exposition au midi, est l'af-
fluence des mouches, véritable fléau pour les
animaux, qu'elles tourmentent sans cesse et qu'elles
font maigrir.

Les portes, plus ou moins multipliées, suivant
la longueur du bâtiment, doivent être assez
hautes et surtout assez larges, pour que les animaux puissent y passer sans se blesser, ce qui
est principalement à considérer pour les vaches
pleines, dont le ventre est très-volumineux.

Les fenêtres, en nombre suffisant, doivent être
percées au-dessus de la tête des animaux. Il
faut en percer sur les deux faces, et les faire
correspondre. Si le bâtiment est isolé, on en
percera aussi aux deux extrémités, qui permet-
tront d'établir un courant d'air assez fort pour
assainir l'étable. Toutes ces fenêtres auront des
châssis à charnière; ces châssis seront vîtrés, ou
mieux encore, garnis d'une forte toile claire qui,
dans l'été, laissera passer un air frais, sans
laisser pénétrer les mouches.

Les matériaux que l'on emploie ne sont pas

indifférens, ils doivent, autant que possible, être mauvais conducteurs du calorique, et ne pas se laisser pénétrer par l'humidité : les briques sont préférables sous ce rapport. Dans l'intérieur, les murs, les plafonds doivent être assez unis pour éviter l'amas de la poussière, et ne pas servir de retraite aux araignées et autres insectes. Le sol, plus élevé du côté des mangeoires, pour que l'eau et les urines s'écoulent et ne séjournent pas, doit être ou pavé, ou garni de madriers, ou de terre salpêtrée et battue.

Les briques, posées de champ, sont ce qu'il y a de mieux pour former le plancher. Liées par un bon ciment, elles ne sont pas fatigantes pour les animaux et l'urine ne peut pas pénétrer le sol.

Le pavé est plus dur, il se dérange facilement ; il se forme des trous ou l'eau séjourne.

Les madriers, bien joints, forment aussi un excellent plancher, mais on ne peut les employer que dans les pays où le bois est à bon marché.

Le sol en terre salpêtrée et battue, n'est pas fatigant pour les animaux, mais il se détériore promptement. Il se forme des trous où l'urine séjourne, et les animaux sont continuellement dans la boue.

Il doit exister, derrière les animaux, une rigole, qui conduira au dehors les urines, dans les fermes tenues par des cultivateurs instruits ; ces excrémens doivent être reçus dans un réservoir, ils forment un engrais précieux.

Les plafonds doivent être recouverts de plâtre ou fermés de planches bien jointes. Ceux qui sont formés seulement par des perches qui, ordinairement supportent des fourrages, laissent passer les exhalaisons excrémentielles, qui imprègnent le foin ou la paille et les rendent malsains.

Peu d'étables sont garnies de rateliers. Si l'on en faisait placer, ce qui serait plus propre et plus avantageux pour perdre moins de fourrage, il faudrait qu'ils soient placés plus bas et que les rouleaux fussent plus espacés que dans les rateliers des écuries. On se contente presque toujours d'une auge ou mangeoire, qui doit être assez large et assez profonde pour contenir le fourrage, soit vert, soit sec. Ces auges doivent avoir le fond et les côtés bien joints, pour que les graines, les racines, les débris de fourrages n'y séjournent pas et ne donnent pas une mauvaise odeur par leur décomposition. Les carreaux de terre cuite ou des dalles de pierres conviennent pour garnir le fond et les côtés. Si l'on emploie le bois, il faut qu'il soit dur et compacte, comme le chêne ; les bois blancs se laissant pénétrer par l'humidité, et les vaches prenant facilement l'habitude de les lécher. Le bord antérieur doit être garni d'anneaux, dans lesquels passent les longes, qui doivent y pouvoir facilement couler. Ces auges peuvent être supportées par un massif de maçonnerie, ou par des piliers. Cette dernière façon permet d'y relever une partie de la litière.

On voit, dans une partie de l'Allemagne, où les chevaux et les bestiaux sont généralement soignés et bien logés, les rateliers et les auges éloignés des murs, de sorte que l'on peut circuler tout autour, et l'on n'est pas obligé de passer entr'eux pour les affourager et, par conséquent, on évite les risques d'être blessé par les coups de pied, les coups de corne.

Les bergeries doivent être assez grandes pour la quantité de moutons qu'elles doivent contenir. La forme carré-long est la plus favorable. On peut disposer des rateliers plus longs et les moutons sont plus à leur aise. Le sol élevé doit être un peu en pente et disposé de manière que les urines puissent être portées au dehors.

Il doit y avoir assez de fenêtres, opposées les unes aux autres et élevées, pour que l'air se renouvelle facilement. Comme les moutons sont petits, qu'ils tiennent la tête basse, il est indispensable que l'air inférieur puisse se renouveler facilement. Pour cet effet, on fait aussi des ouvertures à un pied au-dessus du sol. Ces ouvertures peuvent être rondes, en forme de tuyaux, et en présenter un extérieurement qui, coudé, s'élève d'un pied ou deux contre le mur;

cette disposition empêche l'air extérieur de frapper avec force contre les animaux.

On pose les rateliers simples contre les murs et les doubles, qui sont mobiles, dans le milieu de la bergerie. Au-dessous du ratelier, il doit y avoir une petite auge pour recevoir les graines, les racines, ou le son que l'on donne. Comme on n'enlève pas journellement le fumier dans les bergeries, il est nécessaire que les rateliers placés contre les murs, puissent s'y hausser en même temps que le sol. C'est ce que l'on obtient au moyen de pièces de bois, placées le long des murs et percées de trous, dans lesquelles entrent des chevilles qui soutiennent le ratelier.

On doit pouvoir former, au moyen de claies, plusieurs compartimens pour séparer les béliers, les moutons, les brebis pleines ou nourrissant, les agneaux. Il est préférable d'avoir plusieurs bergeries, mais il en faut au moins une séparée pour les malades.

Dans les pays où l'on élève les chèvres par troupeaux, leurs habitations seront construites sur le plan des bergeries.

Les porcs ont au moins autant besoin que les autres animaux, d'habitations qui soient saines et surtout exemptes d'humidité. Il faut que le sol en soit très-élevé et que les eaux s'en écoulent facilement. Le plancher doit être formé de matériaux que ces animaux ne puissent déranger, par

leur habitude de'... .urs fouiller avec leur grouin.
C'est pour ce... .chers que l'on doit employer,
autant que ..sible, des madriers assez épais
et d'un b... .olide. Comme, en général, ce n'est
que dar... .es pays boisés que l'on élève les porcs
en g... .ıd nombre, il est plus facile de satisfaire
à c... conditions. A défaut de bois, on se servira
.e briques ou de pavés bien unis par du ciment.

Dans l'intérieur des porcheries ou toits à porcs,
on placera des auges pour contenir les racines
coupées qui leur servent de nourriture ; celles
dans lesquelles on met les liquides, sont ordinairement dehors. Souvent c'est une longue poutre
creusée.

Il faut aussi plusieurs habitations. Les porcs
que l'on met à l'engrais, doivent être seuls, et
leur logement doit être étroit, pour que leurs
mousemens soient bornés. Dans ces *toits* séparés,
l'auge qui contient la nourriture liquide et solide, est moitié en dehors et moitié en dedans
de la loge.

Je viens d'indiquer les principales conditions
à remplir pour que les habitations des animaux
domestiques soient salubres. Les localités ne permettent pas toujours de suivre ces préceptes à
la lettre, mais il sera toujours facile, aux cultivateurs intelligens, de rendre les étables, bergeries, etc., aussi salubres que possible.

On doit bannir, des constructions rurales, un

luxe inutile qui n'existe toujours qu'aux dépens
des choses essentielles. Cependant, dans les grands
domaines, les bâtimens destinés aux animaux
doivent être en rapport avec les autres bâtimens.
On peut, pour avoir une idée de l'utilité réunie
à l'élégance, visiter la vacherie et la bergerie de
la Malmaison.

*De la propreté à maintenir dans les Etables,
Bergeries, etc.*

Il ne suffit pas que les bâtimens réunissent
toutes les conditions nécessaires dans leur assiette,
leur dimension ; pour être salubre, il faut encore
que la propreté y soit exactement maintenue.
Chabert nous répétait, dans ses excellentes leçons,
« que l'écurie ne devait pas plus sentir le cheval,
que l'appartement ne doit sentir l'homme »·Cet
axiome indique tout ce qu'il faut faire.

Dans les étables, la litière doit être renouvelée tous les jours. C'est au moment ou les
animaux en sont sortis que l'on doit l'enlever,
en ayant soin de conserver celle qui n'est pas
encore salie. Les matières animales et végétales
en putréfaction, dégagent de l'ammoniac, dont
la présence se fait reconnaître par le picotement
qu'éprouvent les yeux et l'odorat. On doit ensuite
laver et balayer les matières excrémentielles qui
n'ont pas été enlevées avec le fumier. Pour cette

'opération, on se sert de fourches recourbées, ou *tirefients*. Pour faire la litière, c'est une fourche de bois qu'il faut employer. On peut, avec celles en fer, blesser involontairement les animaux, et c'est un instrument dangereux entre les mains des domestiques brutaux, qui sont disposés à les frapper.

Dans le jour, on ne fait qu'une demi-litière ; il faut la faire complète le soir. C'est la paille de froment que l'on emploie le plus fréquemment à cet usage ; mais on peut se servir également des autres, même quand déjà elles seraient détériorées. Dans les pays où les céréales sont peu cultivées, on emploie les feuilles sèches des arbres, ramassées dans l'hiver. J'ai vu, dans l'Allemagne, la litière des vaches faite avec les jeunes branches de sapin.

Les auges doivent être nettoyées fréquemment et l'on doit enlever, avec soin, les débris d'alimens, surtout dans les fentes ou trous qui se forment. La décomposition de ces alimens exhale une mauvaise odeur qui dégoûte les animaux et les empêche de manger.

Dans les bergeries, on ne peut enlever la litière tous les jours, et le besoin n'en est pas aussi urgent. Leurs fientes sont plus sèches et leurs urines moins abondantes. On se contentera donc d'enlever le fumier tous les huit jours en été, et moins souvent en hiver.

On doit toujours saisir le moment où les moutons sont dehors pour enlever leur fumier, et il
est très-urgent de bien laver le sol, pour détruire les vapeurs ammoniacales qui s'élèvent en
abondance des matières animales et végétales,
qui ont été soumises long-temps aux influences
d'une chaleur humide assez forte.

Le cochon réclame les mêmes soins de propreté. Si on donne cet animal comme l'emblème
de la malpropreté, c'est parce que, presque toujours, il est logé trop à l'étroit, et dans des
parties de bâtimens humides. Il est donc obligé
de se salir dans une litière trop peu souvent renouvelée. Cependant, nul animal ne demande à
être tenu plus proprement. Sa litière doit être
renouvelée tous les jours.

J'ai dit qu'il s'élevait des vapeurs âcres, piquantes, lorsque l'on enlevait le fumier des étables,
des bergeries; que ces vapeurs étaient formées par
le gaz ammoniac et qu'elles déterminaient souvent
des inflammations de la membrane qui tapisse
la face interne des paupières; j'ajouterai que,
lorsque l'on laisse les fumiers séjourner un temps
plus long, alors il s'en élève des vapeurs putrides bien plus malfaisantes, qui agissent d'abord
sur les poumons, et qui déterminent des maladies graves. Les animaux qui habitent de pareils lieux, se font toujours remarquer par leur
faiblesse, leur maigreur, le poil est hérissé, la

peau est sèche ; ils sont sujets à des toux fréquentes.

Le sol finit par se laisser pénétrer à une grande
profondeur par les urines ; il se pourrit, se décompose et, presque toujours, la mortalité qui
moissonne les animaux de telle ferme, n'est due
qu'aux gaz délétères qui s'élèvent du sol putréfié.
Malheureusement le cultivateur a déjà renouvelé
plusieurs fois ses chevaux, ses bestiaux, en suivant les conseils des charlatans, qui n'ont vu le
mal que dans des *sorts* ou autres causes surna-
turelles, avant de consulter les hommes instruits
et d'attaquer le mal dans sa source.

C'est par cette raison que des écuries, des
étables, etc., dans lesquelles les animaux ont
habité pendant de longues années, sans qu'il y
en ait eu de malades, deviennent tout à coup
malsaines ; et c'est pourquoi la perte devient très-
grande avant que l'on arrive aux causes locales.
Cependant, si les propriétaires étaient un peu
observateurs, ils s'apercevraient que les objets
déposés dans ces lieux, comme les harnois, les
ustensiles, sont plus empreints d'humidité, qu'ils se
détériorent plus promptement, que les murs se
noircissent ; enfin le sens de l'odorat, les pré-
viendrait d'une odeur infecte.

Les fumiers que l'on enlève ne doivent pas
être déposés près des étables ou bergeries, et
surtout au-dessus des vents régnant habituellement,

qui amèneraient, dans ces lieux, les vapeurs qui s'en exhalent.

Quelques arbres peuvent procurer un abri et une fraîcheur salutaire dans l'exposition du midi, mais on ne doit pas en placer au nord, ils donneraient trop d'humidité.

Les habitans des campagnes sont remplis de préjugés dont ils ont peine à se défaire, même lorsqu'ils sont convaincus, par l'expérience, que ces préjugés sont funestes.

Pensant que l'odeur désagréable qu'exhale le bouc, est produite par les exhalaisons malsaines que cet animal a absorbées, les cultivateurs placent un ou plusieurs de ces animaux au milieu des autres, pour prendre, disent-ils, tout l'air malsain, et, par ce faux préjugé, il ne font qu'augmenter l'altération de l'air atmosphérique. Ils croyent encore que les toiles d'araignées sont favorables, et le plafond des étables est caché par ces toiles remplies de poussière, qui tombent dans les fourrages et dégoûtent les bestiaux. Cependant, quelques auteurs ont loué ce défaut de propreté, par la raison, disent-ils, que les mouches qui tourmentent tant les bestiaux dans l'été, s'y prennent. Mais la quantité détruite par ce moyen, est bien petite et n'équivaut pas au résultat du défaut de propreté.

Presque tous les préjugés semblables à ceux-ci ont leur source dans la paresse des domestiques,

et l'on peut être assuré que là où ils existent,
on y trouvera des animaux, sales, maigres et
souvent malades. Au contraire, là où la propreté
règne, où les animaux sont ordinairement bien
tenus, le bon état de leur poil est une preuve
de leur bonne santé , et, dans l'été, les mouches
n'y étant pas attirées par l'odeur des fumiers,
les tourmentent moins.

Moyens de désinfection.

Lorsque l'insalubrité d'une étable, d'une bergerie, etc., dépend de sa position, des bâtimens environnans, il n'est d'autres moyens que
de se rapprocher, autant que possible, des règles
indiquées pour la construction de ces lieux.

Ainsi, si l'étable est trop basse, on y mettra
moins d'animaux ; si l'air ne s'y renouvelle pas,
on percera des jours ; si le sol est humide et
bas, on l'élevera ; on éloignera les fumiers, on
détruira les ruisseaux qui sont autour, etc. Il
faut être bien persuadé que toutes les fumigations et autres moyens désinfectans que l'on
pourrait employer alors, ne détruiraient pas le
vice local.

Mais les habitations des animaux peuvent être
infectées par les effluves des animaux malades,
par l'altération du sol, des murs, etc. Alors il

faut employer des moyens qui détruisent cette infection.

Lorsque les animaux sont affectés de ces fièvres typhoïdes, la matière excrémentielle que fournit la transpiration cutanée, le mucus plus ou moins abondant qui sort de la bouche et des cavités nasales, la perspiration pulmonaire, le pus sanieux que fournissent les tumeurs qui se présentent spontanément dans ces maladies, acquièrent des caractères nuisibles et qui peuvent propager la maladie. Le plancher, les murs, le sol, les rateliers, les auges, etc., imbues de ces différentes matières, recèlent ainsi des causes de propagation de ces maladies graves, et peuvent les faire naître chez les animaux qui, dans la suite, habiteraient ces lieux.

L'eau est le meilleur dissolvant. Lorsque l'on aura enlevé toute la litière et autres objets d'une étable (1) à désinfecter, on en lavera, avec de l'eau bouillante, les murs, les rateliers, les auges, et tous les objets à demeure ; on grattera, avec un morceau de fer approprié, tous ces dif-férens objets, que l'on relavera une seconde fois. Enfin, on jettera, sur le sol, une grande quantité

---

(1) En parlant d'étables, je comprends aussi les ber-geries et autres habitations d'animaux domestiques.

d'eau, et l'on balaiera bien et avec force, pour
jeter au dehors toutes les immondices. On
passera ensuite au feu les objets en fer qui sont
fixés ; et l'on terminera par un lavage sur toutes
les parties, et surtout celles qui, comme les
auges, les murs de face, sont plus exposées à
recevoir les différentes émanations infectées, avec
la liqueur du pharmacien Labaraque. Cette
liqueur est une dissolution du chlorure d'oxide
de sodium ou de potasium, dans de l'eau ;
elle a la propriété, bien constatée, de détruire
les miasmes putrides ; elle fait cesser de suite
la mauvaise odeur que donnent les corps en
décomposition.

On peut employer encore les fumigations,
dites de Guyton de Morveau, qui consistent
dans un dégagement de chlore, que l'on obtient en versant de l'acide sulfurique sur un
mélange d'hydrochlorate de soude (sel de cuisine)
et d'oxide de manganèse, contenus dans un vase
de terre vernissé, posé sur un réchaud. On a
le soin de fermer toutes les ouvertures de l'é-
table, on y place tous les objets à désinfecter,
on place un ou plusieurs appareils, selon la gran-
deur du lieu, on verse l'acide sulfurique et on
ferme les portes en se retirant. On ne les ouvre
ensuite que plusieurs heures après, et on ne
rentre, dans l'étable, que lorsque les vapeurs

sont dissipées. L'expérience a constaté le succès de ces fumigations.

Ces moyens sont suffisans, et il est inutile d'appliquer une couche de lait de chaux, comme on a habitude de le faire. Lorsque le lait de chaux seul est employé, la chaux desséchée tombe bientôt par écaille, et les matières nuisibles, qui n'ont pas été détruites, restent à nu. Ces écailles de chaux sont avalées avec le fourrage et excitent des toux plus ou moins fortes.

Lorsque l'insalubrité des habitations dépend des altérations du sol, il faut y rémedier en enlevant toute l'épaisseur et au-delà, du sol décomposé par la longue imprégnation des urines. On remplace les terres enlevées par d'autres, que l'on doit choisir parmi celles qui sont sablonneuses, comme moins facilement altérables. Le pavage doit être fait avec des pavés réguliers, aussi rapprochés que possible et unis avec un bon ciment.

Les murs, lorsqu'ils sont détériorés, doivent être repiqués et être rendus aussi unis que possible, par la couche de plâtre que l'on applique.

DU PANSEMENT DE LA MAIN.

La peau exhale continuellement une humeur excrémentielle très-âcre, qui se dessèche à à l'air, et forme une crasse abondante sur le corps. Dans les animaux sauvages, la quantité de cette excrétion est toujours à peu près la même; mais dans les animaux domestiques, elle peut augmenter beaucoup par l'accélération de la circulation dans les travaux, plus ou moins fatigans, auxquels ces animaux sont soumis. Cette crasse se double encore par les excrémens secs et liquides dont est imprégnée la litière sur laquelle ils reposent.

Les animaux sauvages nettoyent facilement leur peau en la secouant fortement, ou en se frottant contre quelques corps durs; mais les animaux domestiques ne peuvent si facilement se rendre ce service. L'accumulation de la crasse excrémentielle irrite la peau, l'empêche de remplir ses fonctions.

La santé est presque toujours bonne, lorsque la transpiration cutanée s'opère bien. Le dérangement de cette fonction est toujours suivi de maladies de la peau, et souvent de maladies internes.

Malheureusement c'est encore un de ces préjugés funestes parmi les cultivateurs, que plus les animaux sont sales, mieux ils profitent, plus ils engraissent, ou donnent de produit. C'est ainsi que les nourrisseurs de bestiaux sont persuadés que leurs vaches, couvertes de crasse et de fiente desséchée, leur donnent une plus grande

2

quantité de lait. S'il est vrai que le lait puisse augmenter par la diminution de la transpiration cutanée, cette portion de sécrétion excrémentielle qui se porte aux mamelles, doit donner au lait une très-mauvaise qualité, et l'on voit effectivement que le lait des vaches des nourrisseurs de bestiaux, telles fortement nourries qu'elles le soient, n'est pas aussi riche, en matière butireuse surtout, que celui des vaches chez lesquelles la transpiration cutanée n'est pas altérée, et dont la peau jouit de toutes ses fonctions.

Il est donc nécessaire que l'homme vienne au secours des animaux, et qu'il aide à maintenir leur peau dans un état de propreté, qui favorise l'importante fonction de la transpiration cutanée. Les moyens de parvenir à ce but diffèrent suivant l'espèce des animaux qui nous occupent.

On peut employer, pour le bœuf et la vache, l'étrille, la brosse, le bouchon de paille.

La brosse et le bouchon de paille pour la chèvre.

Egalement la brosse et le bouchon de paille pour le porc. Le lavage avec de l'eau simple ou savonneuse précédera avantageusement l'emploi de ces instrumens.

Il n'est pas possible d'opérer aucunes frictions sur la peau des moutons, recouverte d'une toison plus ou moins épaisse. On ne peut qu'empêcher, autant que possible, cette toison de se salir; par la propreté que l'on maintient dans les bergeries. L'amputation de la queue y contribue aussi. Ceux de ces animaux qui la conservent dans toute leur longueur, l'ont bientôt couverte de boue et d'excrémens, et les mouvemens de la queue en jettent une grande quantité sur la toison.

On a bien l'habitude, dans certains pays, de laver *à dos*, la toison des moutons; cet usage, qui a pour but particulier de la débarrasser de son suint, peut devenir nuisible en rendant cette toison humide pendant beaucoup de temps, et par conséquent en affectant désagréablement la peau.

DES ALIMENS.

On nomme alimens les substances qui, introduites dans le corps, servent à sa nutrition, à la réparation de ses pertes et à son accroissement.

Les alimens sont solides ou liquides, et ce sont surtout les alimens solides qui remplissent ces conditions; ils sont tous pris dans la classe des êtres organisés; les minéraux ne fournissent pas de substances nutritives.

A l'exception du cochon, qui, dans l'état de domesticité surtout, est omnivore, les autres animaux dont on traite dans cet ouvrage, ne se nourrissent que de substances végétales : ils appartiennent à la classe des ruminans. Ces animaux, par la conformation particulière de leur estomac multiple, ont la propriété de ramener de nouveau sous leurs dents, les alimens déjà déglutis et qui n'avaient pas encore subi une trituration assez complète. Cette propriété particulière constitue une fonction importante, appelée rumination.

Sans entrer dans de grands détails, inutiles d'ailleurs, dans cet ouvrage; je dois cependant donner un aperçu de la disposition des organes digestifs des ruminans et de l'acte de la rumination.

L'estomac des ruminans n'est pas simple comme celui des autres animaux; il est divisé en plusieurs sacs de grandeurs inégales. Dans les animaux qui nous occupent, leur estomac présente quatre poches, 1°. la panse ou *rumen*, qui offre un volume considérable et qui remplit une partie de l'abdomen. C'est de cet estomac que les alimens qui y ont été portés sans être suffisamment triturés, sont reportés une seconde fois sous les dents. C'est donc cet estomac qui est l'agent de la rumination. 2°. Le bonnet ou réseau, second estomac qui reçoit les alimens mieux élaborés par la rumination. Cet estomac a reçu son nom de sa conformation interne, la muqueuse présentant une multitude de mailles ou réseaux qui ont l'apparence des cellules des gâteaux de cire des mouches à miel. Une partie des alimens introduits dans ce second estomac est aussi ramenée sous les dents. 3°. Le feuillet, ou troisième estomac, qui, dans son intérieur, présente une quantité considérable de lames ou feuillets de grandeurs inégales, et entre lesquelles les alimens reçoivent une préparation avant de pénétrer dans la caillette. 4°. La caillette est le quatrième estomac où la digestion se complète.

Les ruminans sont dépourvus de dents incisives à la mâchoire supérieure, ils en ont huit à l'inférieure. Ces dents coupent, en fauchant, l'herbe que la langue a ramassée. Ces alimens reçoivent une trituration grossière sous les dents molaires, et sont ensuite poussés dans la panse par la déglutition ; mais pour que ces alimens puissent servir à la nutrition, ils doivent, après avoir subi une certaine fermentation dans la panse et le bonnet, revenir une seconde fois sous les dents, pour y être atténués suffisamment par les molaires, et c'est ce qui a lieu par l'action de la rumination, qui consiste dans le retour des alimens par pelottes, des deux premiers estomacs dans la bouche. Lorsque les alimens se trouvent assez atténués, ils passent alors directement de l'œsophage dans le troisième estomac ou feuillet, par une gout-

tière particulière, et de là dans la caillette.
C'est dans ce dernier estomac que la digestion
se complète, et que les alimens se conver-
tissent en chyme.

Les alimens liquides se rendent de suite
dans ce dernier estomac ; aussi, dans les jeunes
sujets des animaux ruminans, la caillette est-
elle plus volumineuse que les autres, le lait, dont
ils sont nourris, passant de suite dans cet estomac, qui est le seul qui soit mis en action ;
au contraire, à mesure que l'animal se nour-
rit d'alimens solides, la panse acquiert beaucoup de capacité et la caillette reste très-petite relativement aux autres estomacs.

Par ce léger aperçu, on reconnaît l'importance
de cette fonction, dont la cessation est toujours un signe d'état maladif.

On a formé beaucoup de conjectures sur le
but de ce phénomène ; pour quelques-uns des
animaux ruminans, le chameau par exemple,
on peut penser que cet animal, destiné à ha-
biter des lieux déserts, a reçu les moyens
de transporter avec lui, un magasin d'alimens ;
et comme ces lieux sont dépourvus d'eau, il
a, de plus, un estomac particulier qu'il remplit de ce liquide et qui sert ainsi de réservoir pendant plusieurs jours.

Mais cette hypothèse ne peut convenir à
beaucoup d'autres des animaux ruminans, et

surtout à ceux qui nous occupent. Je hazar-
derai ici une opinion, que je ne donne cependant pas comme concluante, c'est celle-ci : Les
animaux herbivores, pourvus d'un seul es-
tomac, ne pourraient triturer assez bien beaucoup d'espèces de plantes, pour que la digestion puisse, de suite, s'en opérer; tandis que,
par le moyen de la rumination, les animaux
qui sont pourvus de cette fonction, peuvent
se nourrir des plantes dures, coriaces et longues, que les autres herbivores dédaignent.

Le cochon, animal omnivore, ne possède
qu'un estomac simple.

Des différentes espèces d'alimens.

Le premier aliment de tous les animaux
quadrupèdes, est le lait qu'ils tirent des mamelles de leur mère. Ce liquide, que nous exa-
minerons plus tard, leur suffit quelque temps;
celui qui remplit les mamelles au moment de
la naissance, est moins riche en principes
nutritifs, que celui qui est secrété par la suite,
le jeune sujet ayant alors des organes digestifs plus forts et un plus grand besoin d'une
nourriture capable de réparer leurs pertes, et
de fournir à leur accroissement.

Les qualités du lait dépandent de la santé
de la mère et de sa nourriture.

Le lait sert aux jeunes animaux d'alimens solides et liquides. Lorsqu'ils sont sevrés, ils se nourrissent alors d'alimens solides, que nous allons examiner. L'eau est le seul aliment liquide dont les animaux fassent usage. Tous les autres liquides que l'on peut leur donner, ne le sont alors que comme médicamens.

Des alimens solides.

Ils se composent des tiges et feuilles de quelques espèces de plantes, de racines, de graines, de fruits. Le cochon seul mange quelquefois de la viande.

Des prairies naturelles.

Les prairies naturelles sont formées par des plantes de différentes espèces, que l'on ne sème pas et qui s'entretiennent, soit parce que ces plantes sont vivaces, soit par les graines de celles qui viennent à maturité.

Les prairies de bonne qualité se composent surtout de plantes de la famille des gramens, telles que le ray-grass, le fromental, les différentes espèces de dactyles, de poa, etc., et auxquelles se joignent le trèfle, la luzerne, le sainfoin, le plantain, la jacée.

Dans les prairies de qualité inférieure, se

trouvent , en plus ou moins grande quantité ,
la carotte sauvage , différentes espèces de renoncules , les lèches , les roseaux , les carex,
les oseilles , la colchique.

Des prairies artificielles.

On sait qu'elles sont formées par la culture
particulière de quelques plantes, presque toutes
de la famille des légumineuses. Ces prairies
durent ordinairement plusieurs années et donnent chaque année plusieurs coupes, ce qui
en donnant une grande quantité de fourrage,
offre la facilité, aux cultivateurs, d'élever la
quantité d'animaux nécessaires pour fournir
les engrais , sans lesquels la culture est toujours languissante.

Ces plantes sont :

La luzerne, *medicago sativa* , qui dure plusieurs années, et qui fournit au moins trois
coupes. Cette plante est une des plus nour-
rissantes et en même temps des plus saines;
la récolte aussi en est facile et la dessiccation
en est assez prompte.

Le trèfle, *trifolium* : il y en a de plusieurs
espèces ; le trèfle rouge, le trèfle blanc, un
petit trèfle jaune, nommé Minette et cultivé
particulièrement pour les moutons. Quoique les
différentes espèces de trèfle soient vivaces, il

2*

est rare cependant que l'on le cultive pour plusieurs années. Ordinairement il est ensemencé
avec de l'avoine, de l'orge, et rarement il
donne un produit cette année-là. Ce n'est
que l'année suivante qu'il donne, en plusieurs
coupes, une récolte abondante, après quoi
la terre est labourée pour recevoir d'autres
semences.

La récolte du trèfle est assez difficile, et il
faut une continuité de beau temps pour sa
parfaite dessiccation (1) ; ses feuilles tombent en
grande partie, et la plante noircit, pour peu
que la récolte éprouve quelque mauvais temps.

Le trèfle donne souvent lieu aux météori-
sations.

Le sainfoin, *hedysarum onobrychis*, est précieux, parce qu'il se contente d'une terre médiocre et parce que ses principes nutritifs sont

---

(1) J'ai vu, dans quelques contrées de l'Allemagne,
employer un moyen ingénieux pour faciliter la dessiccation des plantes contenant beaucoup d'eau de végétation. Ce sont de grands piquets, hauts de douze
pieds environ, et traversés en plusieurs sens de larges
croisillons, et qui sont destinés à soutenir, en petites
meules, les plantes que l'on vient de faucher. L'air
qui peut circuler à travers les plantes ainsi soutenues
par étage, en accélère la dessiccation et les empêche de
s'échauffer.

très-toniques ; il échauffe beaucoup et doit être
donné en petite quantité. On en retire rarement plus de deux coupes , et très-souvent une
seule ; ses tiges sont assez dures et la récolte
en est très-facile.

La vesce, *vicia sativa ;* le pois , *cicer arie-
tinum* , la féverolle , *faba equina ;* la lentille ,
lenticula , donnent encore d'excellens fourrages. On ne les cultive ordinairement que
pour rapporter une année. Souvent on sème
plusieurs de ces graines mélangées , soit entre-
elles , soit avec de l'avoine, de l'orge, et on
ne les récolte , le plus ordinairement , que lors-
quelles sont en parfaite maturité. Ce fourrage ,
très-nourrissant et très-échauffant par la quantité
de graines qu'il contient, se nomme dragée ,
ou dravée , hyvernage , etc.

La pimprenelle , la chicorée sauvage ont été
notées par quelques agronomes ; mais la culture de ces plantes n'a pas répondu à ce que
l'on en attend it.

On cultive encore :

L'avoine , *avena sativa* , qui , donnée en vert ,
est bonne et nourrissante.

L'escourgeon , ou orge carré , *halicastrum ,*
qui se donne également en vert ; très-nourrissant et disposant les bestiaux à la graisse.

Le maïs , ou, blé de Turquie , *zea mays* ,
contenant beaucoup de principes sucrés , et se

donnant en vert, ou les enveloppes des épis desséchés aux bœufs, dans le midi de la France et en Espagne (1).

Les différentes espèces de choux, mais plus particulièrement le chou cavalier, *brassica*, *semper virens*, qui vient à une très-grande hauteur, et dont on cueille, à fur et mesure, les feuilles inférieures. Il fournit un excellent aliment. On le cultive dans plusieurs contrées de la France.

L'ajonc, ou genêt épineux, arbrisseau dont on peut faire des haies et dont les tiges, coupées en automne et en hiver, fournissent, après avoir été écrasées pour en détruire les épines, un très-bon fourrage.

L'acacia, *robinia pseudo acacia*. Les bestiaux aiment presque tous les feuilles et les jeunes tiges de cet arbre. En le cultivant en buisson ou en haie, on pourrait facilement en cueillir les jeunes branches, que l'on donnerait après en avoir fait tomber les aiguillons.

Dans quelques pays à pauvre culture, on récolte les jeunes branches, garnies de leurs feuilles, de quelques arbres, comme le hêtre, l'aune, le charme, le bouleau, le peuplier,

---

(1) Les habitans de ces contrées font de très-bonnes paillasses avec ces mêmes enveloppes.

dont on fait de petits fagots pour donner l'hiver, surtout aux moutons.

Les feuilles de vignes servent aussi, dans quelques cantons vignobles, aux mêmes usages.

Les paysans peu fortunés ramassent, dans les champs, les plantes qui croissent parmi les céréales, telles que la hervre, la ravenelle, etc., et ils les donnent à leurs vaches qui s'en nourrissent.

Des pailles.

Comme nourriture, ce sont les pailles de blé, d'orge, d'avoine, qui contiennent encore une certaine quantité de grains, qui conviennent le mieux.

On donne aux moutons les bottes de paille de blé entières, ils en rongent les épis, et cette paille est ensuite vendue.

Les bœufs, les vaches mangent la paille d'orge et surtout celle d'avoine, mais avec plus ou moins d'appétit, suivant que ces pailles sont fourrageuses et contiennent de grains.

Les bouts courts de paille, surtout ceux qui ont l'épi et que l'on rassemble particulièrement après le battage, et que l'on appelle bottiaux, gerbés, sont très-recherchés des bestiaux.

Les nourrisseurs de vaches laitières, aux environs de Paris, achètent la litière des chevaux; ils conservent celle qui a été peu brisée. L'urine dont est imprégnée cette litière, lui donne une saveur salée que les vaches appètent beaucoup.

Un moyen de rendre les pailles très-friandes pour les bestiaux, est de les mélanger, couche par couche, avec des foins de prairies artificielles; elles en contractent ainsi le goût.

Des grains et graines.

Ce sont le blé, l'avoine, l'orge, le blé de Turquie, le sarrazin, les graines légumineuses, comme les vesces, les lupins, les féverolles.

On donne aussi ces grains moulus, et c'est surtout sous cette forme qu'ils leur sont présentés le plus communément. On fait aussi macérer dans l'eau, pour les rendre plus tendres, les lupins, les féverolles, le blé de Turquie.

Le blé se donne rarement aux animaux domestiques. Outre sa destination habituelle, c'est pour eux un aliment très-échauffant. L'orge est le grain dont on fait le plus d'usage pour les bestiaux, et il est presque toujours moulu.

Le son de blé, les recoupes, qui contiennent une plus ou moins grande quantité de farine, sont particulièrement employés, par les **nour-**

risseurs de bestiaux , pour les vaches laitières
et pour l'engrais des porcs.

Des fruits.

Les fruits n'entrent pas en général dans la
nourriture des animaux domestiques ; quelques-
uns cependant en sont assez friands. Le cheval
aime le melon, les vaches recherchent les
pommes , le cochon est le seul auquel on
donne, comme nourriture , des fruits gâtés ,
comme les pommes et les poires.

Le gland, fruit du chêne, forme une partie
de sa nourriture dans les pays environnés de
forêts où le chêne domine.

Des racines.

Un grand nombre de racines sont employées
à la nourriture des bestiaux , et , en général ,
elles présentent un aliment sain et très-riche
en matière nutritive.

La carotte, *daucus carotta ,* est recherchée
par tous les animaux ; elle contient un suc
très-sucré ; elle est très-saine et remet les animaux qui sont pauvres , à la suite de longues
maladies. On en fait un usage fréquent dans
les villes , où on la donne avec beaucoup d'a-

vantages, en automne, aux chevaux qui ont fatigué pendant l'été.

Le navet, *brassica napus*, est rafraîchissant, contient beaucoup d'eau de végétation.

Le panais, *pastinaca sativa*, a une odeur particulière qui le fait rejeter par quelques animaux ; il est très-bon, et est légèrement tonique.

La pomme de terre, *solanum tuberosum*. Cette racine tuberculeuse est le plus riche présent que l'Amérique a fait à l'ancien continent. Elle est généralement appétée de tous les animaux domestiques, soit crue, soit cuite. Crue, elle doit être coupée par tranches.

Le topinambour, *helianthus tuberosus*. On cultive, avec beaucoup de profit, cette plante, dont les tubercules, cuits, ont le goût d'artichaut et sont un excellent aliment pour les moutons. Le topinambour a de plus l'avantage de se contenter d'un sol médiocre.

La betterave champêtre, *betta cicla altissima ;* la betterave, *betta vulgaris rubra*. Ces racines, qui ont aussi reçu le nom de racines de disette, sont cultivées en grand pour la nourriture des bestiaux, surtout des vaches laitières, aux environs des grandes villes. Elles donnent une récolte très-abondante.

On peut aussi cultiver, avec avantage, le choux-rave, *brassica oleracca gongilodes ;* le

choux-navet , *brassica napo brassica* , dont les
racines deviennent très-fortes. Gilbert observe
que ces racines se contentent d'un sol médiocre.
Le chou-navet paraît mieux résister à la gelée
que le chou-rave.

Des résidus.

On nomme ainsi diverses substances qui,
après avoir donné déjà quelques produits, contiennent encore assez de principes nutritifs pour
être donnés comme alimens à quelques animaux.

Du son. Le son n'est que l'écorce ou pellicule qui enveloppe la farine du grain. Ses qualités dépendent de la quantité de farine restée
à cette écorce. On ne fait guère usage que du
son de blé.

Drèche. C'est le marc de l'orge qui a servi
à faire la bierre ; les brasseurs en donnent à
leurs chevaux. Cette nourriture engraisse, mais
ne donne pas de forces. Elle est bonne aussi
pour les cochons.

On donne encore aux bestiaux, et surtout
aux moutons, les pains ou tourteaux de chè-
nevis, colza et autres graines oléagineuses. C'est
le marc qui reste après l'extraction de l'huile
de ces graines. En général c'est une mauvaise
nourriture.

Dans les distilleries d'eaux-de-vie de grains, de pommes de terre, les résidus sont encore utiles, surtout pour les cochons.

Le pain de cretons, ou résidu des suifs, peut servir, en petite quantité, pour cuire avec différens légumes pour le cochon. Les lavures et débris de cuisine sont employés au même usage.

Des assaisonnemens

Les alimens des animaux leur étant presque tous donnés sans préparations préalables, les condimens si employés dans la cuisine, sont heureusement inconnus aux animaux. Cependant, le sel de cuisine, *hydrochlorate de soude*, est fréquemment donné aux bestiaux, soit pour exciter le ton de l'estomac, soit pour corriger la mauvaise qualité des alimens.

Quoique le sel, sous le premier rapport, soit utile à tous les animaux domestiques, surtout les herbivores, cependant ce sont les moutons qui en ont le plus besoin ; plus que les autres, ils sont disposés aux maladies cachétiques, et le sel, en excitant l'action des organes digestifs, favorise par conséquent la digestion et toutes les autres fonctions, et s'oppose aux effets débilitans, tels que le développemens des vers, les hydropisies, etc.

C'est donc comme moyen hygiénique que cette substance doit être donnée, surtout en hiver, aux bestiaux et surtout aux bêtes à laine. Son emploi est facile, on le réduit en poudre et on en donne une certaine dose pour chaque animal, dans du son ou de l'avoine ; on peut encore arroser leur fourrage avec de l'eau salée. Cette distribution de sel se fait tous les huit, douze ou quinze jours.

Pour les moutons surtout, on fait encore des gâteaux de sel et d'un peu de terre franche, légèrement humectée. Ces gâteaux sont exposés dans un endroit que les moutons peuvent visiter en sortant ou en rentrant à la bergerie. Ils le lèchent et prennent ainsi une certaine quantité de sel que leur salive dissout.

Lorsque les fourrages ont été mal récoltés, et qu'ils ont acquis des qualités nuisibles, on peut, en quelque sorte, en diminuer les effets principaux en les arrosant avec de l'eau salée.

On reconnaît combien le sel est favorable aux bestiaux, par le bon goût qu'acquiert la viande et le beurre des animaux qui paissent dans les pâturages qui avoisinent les bords de la mer, et dont les plantes sont plus ou moins chargées de sel, par les brouillards qui s'élèvent de la mer.

Alimens de mauvaises qualités.

Beaucoup de causes peuvent contribuer à donner des qualités nuisibles aux substances alimentaires destinées aux animaux.

Si le moment où se fait la récolte des fourrages n'est pas favorable ; s'il tombe beaucoup d'eau ; si les plantes sont lavées par les pluies, le principe nutritif est enlevé, et il ne reste plus que la partie ligneuse qui remplira l'estomac sans donner de nourriture.

Si ces pluies sont assez constantes pour empêcher la parfaite dessiccation, souvent il se développe une fermentation plus ou moins forte, qui altère les fourrages, les moisit, les couvre d'une poussière plus ou moins âcre. On nomme les foins qui ont subi cette altération, *rouillés*, *vasés*, etc.

Les foins peuvent être composés de bonnes plantes, et cependant être très-peu nourrissans; si le terrain sur lequel ils ont été recoltés est maigre, alors les plantes sont dures, ligneuses et ne contiennent presque pas de sucs nutritifs, tels sont les foins de parcs, de bois, etc.

Les prairies basses, marécageuses ne donnent que des foins de mauvaise qualité et qui peuvent être plus ou moins nuisibles, suivant la quantité de plantes âcres, vénéneuses ou irritantes par leurs formes physiques.

Toutes les espèces de renoncules, la colchique, les ciguës, les thytimales, les presles, les ellébores, la jusquiame, le poivre d'eau, etc., rendent les foins très-nuisibles par leurs qualités vénéneuses, lorsque ces plantes se trouvent en grand nombre.

Les foins qui contiennent beaucoup de roseaux, de joncs, de lèches, de souchets, de carex donnent peu de sucs nutritifs, et sont en outre irritans par la forme de leurs feuilles, qui sont presque tranchantes.

Les fourrages peuvent occasionner des maladies, si on les donne de suite, avant de leur avoir laissé jeter leur feu. Quelques secs que soient rentrés les foins, ils subissent encore, pendant quelques temps, une fermentation assez forte, et ce n'est que lorsque cette fermentation est passée, ou qu'ils ont jeté leur feu, comme on le dit, qu'ils peuvent être donnés sans inconvénient aux bestiaux. Cette opération, pour être bien complète, demande au moins quatre mois. C'est par l'inobservation de cette règle, que le vertige abdominal détruit tant de chevaux dans les fermes, à l'époque de l'automne.

Les pailles sont sujettes à une maladie nommée rouille, qui consiste dans de petites élévations noirâtres, et se réduisent facilement en poussière,

sur toutes leurs tiges. On pense que c'est une
espèce de champignon parasite qui forme cette
maladie. Des pluies, des brouillards paraissent
en être les causes. Les pailles qui en sont
attaquées sont très-malsaines et peuvent donner
lieu à de graves maladies.

Si, après une année pluvieuse qui aura fait
croître beaucoup d'herbes parmi les blés, la
récolte s'en est faite également par les pluies,
les pailles alors, séchant difficilement, s'échauf-
fent et se moisissent ; elles contractent une
mauvaise odeur qui décèle leur mauvaise qualité.

Les grains sont également susceptibles d'être
avariés, suivant qu'ils.ont été bien ou mal récoltés ; mais la cupidité des marchands leur
fait subir, surtout à l'avoine, diverses préparations, qui, en augmentant leur volume, altère
leur qualité.

Généralement les cultivateurs ont l'habitude
de laisser les avoines coupées quelques jours
sur terre, afin que le grain, pénétré d'humidité,
augmente de volume. Cette opération est nommée
javelage. Lorsque le javelage est trop pro-
longé, ce qui arrive quelquefois, malgré la
volonté des cultivateurs, à cause de pluies qui
surviennent, le grain s'échauffe et germe. Le
peu de farine qu'il contient alors n'est plus
propre à la nutrition.

Outre cette opération généralement pratiquée par les cultivateurs, ceux-ci ou les marchands de grains, ainsi que les fournisseurs de fourrages, lorsqu'ils ont à livrer de l'avoine qui doit être promptement consommée, font subir à ce grain un nouveau javelage, en humectant l'avoine, soit avec de l'eau chaude, soit avec de l'eau froide. Dans ce dernier cas, ils mettent au milieu du tas, des briques, un boulet ou autres corps capables de contenir long-temps la chaleur qui leur a été communiquée. L'avoine, pénétrée par la vapeur de l'eau, augmente de volume, mais pèse moins: le grain en est mou et ne se laisse pas couper par les dents. Avant de livrer l'avoine ainsi travaillée, on la remue avec la pelle, souvent même on la jette contre un mur, ce qui faisant écarter les filets de ses pointes, chaque grain occupe plus de place encore dans la mesure.

Pour être bonne, l'avoine doit être lourde à la main, et les grains doivent s'en échapper facilement ; elle ne doit avoir aucun mauvais goût.

Les autres grains exercent moins l'ingénieuse cupidité, mais cependant ils peuvent être altérés par le temps peu favorable qui aura eu lieu lors de la récolte, par un séjour plus ou moins long dans des lieux humides, par les insectes qui en détruisent la substance farineuse.

Les fruits et les racines craignent particulièrement la gelée. Le froid, en congelant leur partie aqueuse, détruit l'homogénéité de ces corps, et leur dégel arrivant, l'eau forme alors un corps à part qui s'écoule, et les parties restantes, dont la force d'aggrégation est détruite, se décomposent promptement.

Lorsque les fruits et les racines tuberculeuses sont conservés jusqu'au printems, souvent ils germent et deviennent alors de mauvaise qualité.

Suivant le terrain, les racines peuvent encore ne pas avoir toutes les qualités requises ; s'il n'est pas favorable, elles sont fibreuses, ligneuses et ne contiennent alors que très-peu de sucs nutritifs, sont difficiles à mâcher et sont alors rebutées par les bestiaux.

Les farines, celle d'orge surtout, et les différentes espèces de son, recoupe, etc., sont sujettes à s'altérer et à contracter un mauvais goût. Si on les conserve long-temps en tas, les bestiaux les refusent alors. C'est ce que l'on voit arriver fréquemment pour la farine d'orge.

Les sons ne sont bons en outre, que lorsqu'ils contiennent une certaine quantité de farine; dans le cas contraire, ils ne sont nullement nourrissans, leur partie corticale

ne pouvant être attaquée par les sucs gastriques.

Les alimens donnés en vert à l'étable, ou
pris dans les pâturages, peuvent aussi présenter
des dangers dans leur administration ; ainsi
que dans les fourrages secs, il ne doit pas
se trouver dans le vert pris à l'étable, ou
dans la prairie qui est pâturée, une trop grande
quantité des plantes que nous avons reconnues
comme essentiellement nuisibles. Cependant,
lorsque les animaux ne sont pas affamés, ils
sont moins exposés, dans les pâturages, à
prendre les plantes qui ne leur conviennent
pas ; ils ont leur instinct naturel qui leur fait
discerner ce qui leur est bon, de ce qui leur
est nuisible.

Il est un cas qui peut donner lieu aux plus
graves accidens, qui se déclarent promptement ; c'est lorsque l'on donne l'herbe sur-
chargée de rosée, ou que l'on conduit les bestiaux dans les prairies avant que la rosée ne
soit évaporée. La masse d'herbe humide, dont
les bestiaux chargent leur estomac, n'étant pas
attaquée à la fois par les sucs gastriques, est
soumise alors aux simples lois chimiques, et elle
subit une fermentation acide qui donne lieu
à un grand dégagement de gaz acide carbonique ; l'augmentation de volume de l'estomac
agissant sur la respiration et la circulation, les

3

animaux tombent comme frappés par la foudre.
Les plantes légumineuses, comme la luzerne,
le trèfle, sont, sous ce rapport, plus dangereuses que les autres.

Pour éviter ces accidens, auxquels il est
difficile de remédier lorsque les animaux sont
à paître, tant par la promptitude du mal, que
par l'éloignement des secours, on aura soin
de ne couper les herbes qui doivent être données
dans les habitations, ou de ne conduire les
animaux aux pâtures, également que lorsque la
rosée est évaporée.

Il ne faut pas non plus laisser en tas le
vert que l'on a coupé, surtout si la provision
est considérable, et doit durer plus d'un jour;
il ne tarderait pas alors à s'échauffer dans l'intérieur.

Les pâturages par trop humides ou tout-à-
fait marécageux, sont nuisibles par la quantité
de mauvaises plantes qui y croissent, par la
peine que les bestiaux éprouvent, et les efforts
qu'ils font pour se retirer d'un terrain dans
lequel ils enfoncent. Les maladies les plus ordinaires que ces pâturages font naître, sont le
développement des vers, la cachexie aqueuse,
ou *pourriture* dans les moutons, une espèce
d'hydropisie du prolongement rachidien vers
la région lombaire, dans les bœufs et les vaches.

Les cultivateurs et éleveurs de bestiaux doivent

bien connaître quels sont les alimens qui conviennent à leurs élèves, suivant le parti qu'ils en veulent tirer.

Le bœuf qui travaille a besoin d'une nourriture plus forte, plus tonique ; on doit, chaque jour, lui donner des grains, soit nus, comme l'avoine, l'orge, le blé de Turquie, les féverolles, etc., ou enveloppés dans leurs gousses tenant à la tige, comme les hivernages, les dravées, composés de plantes légumineuses.

La vache laitière doit aussi avoir une nourriture plus abondante, et surtout de substances qui ont la propriété de favoriser la sécrétion du lait. Toutes les plantes à l'état de vert, surtout celles cultivées en prairies artificielles, les graines farineuses, paraissent jouir de cette propriété.

Il faudra de même donner une nourriture riche et abondante, aux animaux que l'on veut engraisser.

Quant à ceux qui, par leur âge, ne peuvent travailler ou être livrés à l'engrais, ou qui, par leur dépouille et leur reproduction, doivent, pendant plusieurs années, fournir une rente au propriétaire ; la nourriture doit être telle, qu'en y apportant de l'économie, ces animaux soyent suffisamment nourris pour être entretenus en vigueur et en santé.

Nous avons déjà dit que tous les alimens

devaient être sains et de bonne qualité ; mais
des circonstances particulières peuvent, d'un
très-bon aliment, en faire un très-malfaisant.
C'est surtout à l'égard des plantes vertes données à l'étable, ou prises à la pâture que cela
peut arriver. Dans l'un et l'autre cas, c'est
lorsqu'elles sont couvertes d'une rosée abondante ;
il se développe alors des indigestions avec météorisation, qui enlèvent souvent une assez
grande quantité d'animaux à la fois ; c'est ce
que l'on voit, lorsque le berger à l'imprudence
de mener son troupeau aux champs avant que
la rosée ne soit évaporée. Le danger est encore
plus grand, si les animaux sont conduits sur
des prairies artificielles. Ces prairies doivent
être entièrement défendues comme pâturage.

En général, les animaux souffrent lorsqu'ils
passent de la nourriture verte à la nourriture
sèche de l'hiver. Souvent, à cette époque, le
cultivateur imprévoyant, qui n'a pas su résister
à l'appât de vendre ses denrées, se trouve
dépourvu pour nourrir ses bestiaux l'hiver. Il
économise sur la quantité des alimens, qui sont,
en outre, les plus inférieurs de ceux de sa
récolte.

La culture des racines, telles que les carottes,
les betteraves, les navets, etc., fournissent,
pour l'hiver, une nourriture verte, très-bonne
et qui diminue les effets pernicieux des four-

rages de médiocre qualité qui restent chez les cultivateurs. Il est bien à désirer que la culture de ces racines s'étende dans les pays d'élèves, conjointement avec celle des prairies artificielles. La plus grande partie des départemens de la France sera alors à même d'élever une grande quantité de bestiaux, nécessaire, non-seulement pour la nourriture des habitans, mais encore pour fournir les laines et les cuirs, objets pour lesquels des sommes immenses sortent tous les ans de la France.

Presque tous les économistes sont actuellement d'accord sur le bénéfice qu'il y a à nourrir les bestiaux à l'étable, c'est ce que l'on ne peut obtenir que par la culture des prairies artificielles, dont un arpent fournira, dans ses différentes coupes, trois fois autant que les prés naturels. Le fumier, beaucoup plus abondant, donne aux cultivateurs les moyens de mieux amender ses terres et d'avoir de plus belles récoltes. On pense bien que l'on ne doit pas, pour cela, détruire tous les prés naturels. Les bons herbages de Normandie ne pourraient jamais être remplacés par quelque chose d'équivalent. Il est une remarque à faire à ce sujet, et qui peut servir de règle pour la conduite des cultivateurs ; c'est qu'il est rare que ce soit sur le même sol que les animaux qui nous

occupent, parcourent toute leur carrière.
Ainsi, le bœuf, élevé dans les pays où il est
soumis au travail, est transporté dans un autre
pour y être engraissé ; les bêtes à laine sont
également dispersées du pays qui les a vu naître,
sur différens points, où elles donnent le tribut
de leurs fumiers et de leur chair.

Dans différentes contrées, on fait cuire les
alimens que l'on donne aux bestiaux, les fourrages, comme les racines. Dans quelques contrées de la Souabe, de la Bavière, les vastes
poéles des paysans contiennent une chaudière
dans laquelle ont met cuire le fourrage ; en
général, leurs vaches donnent toujours du lait
en assez grande quantité. Un auteur Américain
a écrit qu'il avait retiré un grand avantage de
la cuisson à la vapeur des foins de médiocre
qualité, et composés, en grande partie, de
lèches, roseaux, joncs, etc.

Aliment liquide.

L'eau seule forme la boisson des animaux ; la
plus pure est la meilleure ; il faut qu'elle dis-
solve bien le savon et que les graines légumineuses s'y cuisent à point ; les eaux qui contiennent, en dissolution, des sels calcaires, ne
peuvent remplir ces conditions, qui sont un

moyen simple et facile de reconnaître les qualités de l'eau.

Les rivières, les ruisseaux coulant sur du
sable, du gravier, donnent la meilleure eau,
surtout lorsqu'elle est imprégnée d'une quantité
suffisante d'air. Celle qui coule lentement sur
des fonds marneux, vaseux, garnis de plantes
dont beaucoup sont en putréfaction, acquiert
un goût saumâtre et n'est pas salubre.

Les eaux de sources, de fontaines, de puits,
prennent les qualités des terres qu'elles traversent ; en général, elles sont lourdes, ne contenant que très-peu d'air.

Il est bien rare que les bestiaux soient abreuvés
avec des eaux limpides, et des préjugés enra-
cinés chez la plupart des cultivateurs leur font
penser que les eaux de mares, et autres eaux
stagnantes et plus ou moins croupies, sont
préférées par les animaux, comme plus favorables à leur santé.

Mais toutes les fermes ne sont pas proche
de rivières ou de ruisseaux d'eau courante,
ni de fontaines ou sources qui fournissent des
eaux salubres. Il faut donc bien alors que les
cultivateurs avisent aux moyens d'abreuver leurs
animaux, soit en se servant des eaux de puits,
lorsqu'elles sont bonnes, soit en créant des
réservoirs d'eaux, connus généralement sous le
nom de mares. Pour que les mares présentent

de l'eau d'une aussi bonne qualité que possible,
elles doivent contenir une masse d'eau assez considérable, pour qu'elles ne puissent être desséchées d'une année à l'autre. Il est bon aussi
qu'elles présentent assez de surface pour que
l'eau puisse être agitée par les vents, ce qui en
préviendra la corruption. L'eau des fumiers et
les urines doivent en être éloignées ; on doit en
empêcher également l'approche aux oies et aux
canards, dont les fientes et les plumes cor-
rompent l'eau. Par la même raison, les mares
ne doivent pas être entourées d'une grande
quantité d'arbres, dont les feuilles se décomposent ; on évitera d'y planter ceux qui attirent les insectes, tels, surtout, que le frêne,
que les cantharides aiment beaucoup ; ces insectes, tombés dans l'eau et déglutis par les
bestiaux, peuvent occasionner des inflammations
très-graves des organes digestifs et urinaires.

On voit qu'il est assez facile aux cultivateurs
de former des abreuvoirs salubres pour les
bestiaux, qu'ils doivent renouveler par les eaux
pluviales amenées par des pentes combinées à
cet effet.

Cependant, il est rare de trouver dans les
campagnes des abreuvoirs qui contiennent de
l'eau de bonne qualité, presque toujours les
mares sont petites, peu profondes, les urines
et les eaux de fumiers s'y rendent ; elles sont

couvertes d'oies et de canards. Les feuilles , les
fumiers s'y décomposent , et l'eau en est jaune
ou verdâtre. Dans l'été, ces mares, en partie
desséchées , exhalent une odeur infecte , également
ment nuisible aux hommes et aux animaux.
Ces derniers, pressés par la soif, continuent de
s'y abreuver, et elles deviennent la source , ou
du moins une des causes principales qui font
naître les épizooties. Il en est de même des
amas d'eaux formés dans des terrains bas,
couverts de plantes , dont la plupart sont
malsaines, telles que les différentes espèces de
renoncules , de ciguës , etc.; une partie de ces
plantes se putréfient et augmentent la mauvaise
qualité des eaux.

On doit éviter soigneusement de laisser boire
les bestiaux dans les lieux ou l'on a fait rouir
le chanvre, les eaux en sont mortelles.

On peut, jusqu'à un certain point, corriger
la mauvaise qualité de quelques eaux : les
eaux de puits, contenant des sels calcaires en
dissolution, peuvent être rendues plus douces
en y jetant un peu de son; celles qui ont une
mauvaise odeur peuvent être corrigées, soit par
le vinaigre, ou un peu d'acide nitrique ou
d'acide sulfurique.

Lorsque c'est avec de l'eau de puits que l'on
abreuve les bestiaux, il faut, surtout dans l'été
avoir soin d'en tirer une heure ou deux la

3*

quantité nécessaire, avant de faire boire ; cette
eau, conservant toujours la même température,
se trouve très-froide en été.

On évitera, dans toutes les saisons, de faire
boire les animaux lorsqu'ils sont en sueur.

Le bœuf et la vache sont, des animaux dont
nous nous occupons, ceux qui, proportionnellement, boivent le plus. Les moutons et les
chèvres boivent peu.

Les alimens que l'on donne aux cochons étant
toujours délayés dans une grande quantité d'eau,
leur servent presqu'en même temps de boisson.

Lorsque les animaux sont nourris au sec, ils
boivent beaucoup plus que lorsqu'ils sont nourris
d'herbes vertes.

DE L'EXERCICE ET DU TRAVAIL.

De l'Exercice.

Un exercice, selon les forces, est aussi nécessaire aux animaux que de bons alimens et
qu'un air pur. Le mouvement successif des
membres qui se communique au tronc, et dont
les secousses réagissent modérément sur les viscères de la poitrine et du ventre, favorise singulièrement la circulation, la transpiration, et
en accélérant la marche des matières alimentaires contenues dans les intestins, il accélère

la digestion ; les déjections ont lieu en plus grande abondance ; l'air extérieur que l'animal respire, plus chargé d'oxigène, rend le sang plus riche, plus vif ; l'appétit enfin est meilleur.

Lorsqu'à un exercice doux et modéré, succède un repos favorable à-la réparation des pertes, surtout de celles que fait le système nerveux pendant la veille, et que ce repos est pris dans des habitations saines, où l'air est fréquemment renouvelé, toutes les conditions, pour l'entretien d'une bonne santé, sont remplies.

Plus heureux que le cheval, les bestiaux jouissent en paix du court espace de leur existence ; dans la belle saison et jusqu'à ce que la neige ou les glaces couvrent les prairies, ils y passent une partie de la journée, ne faisant que l'exercice nécessaire pour choisir l'herbe qui leur convient. La vache du petit cultivateur reçoit encore cet exercice favorable en paissant le long des fossés, sur les routes.

Les troupeaux de moutons doivent leur bonne santé au chemin qu'ils font pour gagner les prairies ou les champs qu'ils doivent paître. C'est au berger intelligent à leur faire passer rapidement sur les lieux qui peuvent leur être funestes, tels que les prairies humides, et à les faire stationner sur ceux qui leur sont favorables, tels que les terrains les plus secs.

Le cochon jouit encore des avantages de
l'exercice jusqu'au moment où il est soumis à
l'engrais. Suivant les lieux et les habitudes, il
vague dans les cours des fermes, ou bien il est
conduit aux champs en troupeau. Dans les pays
boisés, il est lâché, une partie du temps, dans
les bois.

Les vaches laitières des nourrisseurs près les
grandes villes, sont les seules, parmi les bestiaux, qui ne participent pas aux heureuses influences de l'exercice sur la santé. Une fois
entrées dans l'étable, elles n'en sortent que pour
la boucherie, aussi sont-elles exposées à beaucoup de maladies, et surtout à une très-com-
mune, la *pommelière,* qui est une véritable
phtisie pulmonaire.

Le repos absolu est donc nuisible aux animaux : la circulation est lente, la transpiration est diminuée, la digestion ne se fait pas
bien, et les matières stercorales qui remplissent les intestins, les disposent à l'inflammation; le poumon, qui n'est pas stimulé par
un air ni vif, ni pur, élabore mal le sang et
est disposé aux affections tuberculeuses; tous
les organes sont la proie d'une cachexie grais-
seuse ou tuberculeuse. La corne des pieds s'allonge, les aplombs des membres se perdent
et les animaux sont continuellement souffrans.

Un faux calcul des nourrisseurs les porte à ce

mauvais soin de leurs vaches, ils pensent que
toutes les déperditions que feraient leurs animaux
seraient au détriment, non de la qualité (car
ce n'est pas ce qu'ils recherchent), mais de la
quantité du lait ; mais rarement leur but est
rempli, ce sont toujours d'autres organes que les
mamelles, qui suppléent au manque de déperditions naturelles, et les poumons, le foie ou le
tissu cellulaire sont les viscères qui souffrent de
l'excès des humeurs. L'expérience ne corrige pas
ces hommes qui condamnent leurs bestiaux au
repos le plus absolu, qui les privent d'air et
du pansement de la main.

Tous les instans de la journée ne sont pas
également propices pour soumettre les animaux
à l'exercice qui leur est convenable ; ils varient
aussi suivant les différentes saisons, et comme
c'est toujours dans l'intention de faire paître
les animaux qu'on les envoie aux champs, il
faut suivre les règles indiquées pour les alimens. Dans l'été, on attendra donc que la rosée
soit évaporée ; les bestiaux, et surtout les moutons, seront rentrés pendant la plus forte chaleur, pour éviter les coups de sang et les insectes.
A trois ou quatre heures on pourra les faire
sortir jusqu'à la fin du jour.

Dans l'hiver, on ne les fera sortir qu'une
fois, on attendra que le soleil ait échauffé

l'atmosphère, et on ne les rentrera qu'au moment
ou le soleil se couche.

Du Travail.

Des animaux qui nous occupent, le bœuf est
seul soumis au travail. Dans quelques pays
pauvres, on attèle aussi parfois la vache;
mais elle n'est pas assez robuste pour être d'une
grande utilité.

Le travail auquel les bœufs sont le plus souvent soumis, est celui du labour, du charroi des
fumiers, et de celui des récoltes aux marchés. Dans
quelques grandes villes du midi, ils sont employés à des travaux plus forts, comme ceux
des ports; à Bordeaux, ce sont eux qui voiturent
une grande partie des marchandises.

La différence entre le travail et l'exercice
est que, dans le premier, l'animal est obligé
d'employer une somme plus ou moins considérable de ses forces, tandis que dans l'exercice,
ses forces ne sont pas mises en jeu; il fait donc
des déperditions plus considérables; aussi la
nourriture, dans ce cas, doit elle être plus
abondante et consister, surtout, en alimens qui,
sous un plus petit volume, contiennent plus de
sucs nutritifs, car l'animal soumis au travail,
n'a plus autant de temps pour prendre sa nourriture. Une des conditions essentielles est que

le travail soit en proportion des forces des animaux que l'on y soumet.

Le bœuf n'est soumis qu'à un travail lent ;
son allure habituelle , le pas , n'est pas changée ,
rarement même elle est accélérée. Cependant ,
comme cet animal est plus lourd , moins agile
que le cheval , s'il a trop de résistance à vaincre ,
la sueur annonce sa peine , son flanc bat , la
respiration est altérée , et il est exposé aux
mêmes maladies que le cheval , surtout celui
de luxe , dont les allures sont presque toujours
plus vites dans le travail.

Mais si le travail exigé est proportionné à
la force des animaux, s'ils sont en même temps
bien nourris, leur santé en est plus forte et
plus robuste ; leurs déperditions se réparent
facilement. Des exemples journaliers confirment
la vérité de cet adage : « A bien nourrir ses
animaux , on gagne peu , mais à les mal nourrir,
on perd tout. » Ceux qui suivent cette dernière
méthode déplorent des pertes continuelles , et
leurs champs incultes témoignent le mauvais état
de leurs attelages.

On peut considérer aussi , comme travail, les
voyages que l'on fait faire aux animaux , soit
pour les envoyer aux foires , soit des foires à
une nouvelle destination. Tous les animaux domestiques sont soumis à ces transmigrations
ordonnées par les différentes spéculations aux-

quelles ils donnent lieu. Deux états bien différens
des animaux , font varier les soins que l'on doit
leur porter, et la longueur de la traite que
l'on peut leur faire faire. Effectivement , il sont
dans un état de graisse parfaite, ou dans un
état de maigreur.

Les animaux gras demandent beaucoup plus
de soin en route, et ont besoin d'être plus mé-
nagés. L'intérêt du propriétaire s'accorde parfaitement , dans ce cas, avec les loix de l'hygiène. Les pertes qu'il peut faire sont réelles ;
c'est la récolte de son industrie et de ses avances
qu'il va retirer. Toutes les bêtes grasses sont
destinées à la boucherie , on doit donc faire
en sorte qu'elles arrivent dans le meilleur état
possible de vente.

De tous les animaux qui nous occupent, ce
sont les bœufs et surtout les cochons qui souffrent le plus de la marche dans l'état d'obésité.
Le poids énorme qu'a acquis leur corps est en
disproportion avec leurs membres; leurs pieds
ou onglons souffrent surtout, et ces animaux
sont très-exposés à la fourbure, maladie que
l'on prévient dans les bœufs qui ont une longue
route à faire, en les faisant ferrer. On enveloppe les doigts du cochon avec des linges.

Malgré les soins que l'on apporte, comme je
l'ai dit, ces animaux sont souvent fourbus dans
ces marches ; les onglons , surtout ceux du

cochon, s'usent, et les traces de sang, sur la route, signalent leur passage.

Le mouton, tel gras qu'il soit, conserve plus de légèreté et de liberté dans ses mouvemens. Les longues routes lui sont moins défavorables qu'aux animaux dont nous venons de parler.

Dans l'été, il sera nécessaire de partager en deux temps la journée. On doit partir de grand matin, s'arrêter sur les dix ou onze heures, et repartir sur les trois heures; on évitera ainsi la grande chaleur, et plus encore, les mouches qui tourmentent et font maigrir les animaux, dont ces insectes sont le fléau le plus redoutable.

Les journées doivent être petites, mais quelle que soit leur longueur et les repas que l'on sera obligé de faire, néanmoins il est nécessaire d'arriver au gîte assez à temps pour que les bestiaux aient le temps de se reposer et de manger suffisamment, pour retrouver, le lendemain, des forces pour le nouveau trajet qu'ils ont à parcourir.

Dans l'hiver, la journée doit se faire d'une seule traite, les jours sont courts, et il faut tâcher d'arriver à la couchée, avant la nuit. L'on doit seulement faire quelques haltes de peu de minutes.

Les bergers ont l'avantage, en ralentissant

la marche de leurs troupeaux, de les laisser
se nourrir le long des fossés des routes.

Un bon conducteur de troupeaux, de quelqu'animaux que ce soit, ne les laissera pas
mordre et harceler continuellement par ses chiens;
il ne doit les employer que contre les bêtes qui
ont l'habitude de s'écarter.

Les troupeaux maigres peuvent faire des
journées plus fortes, cependant on portera
les mêmes soins, suivant les différentes saisons.

Les vaches laitières pleines, ou ayant vêlé,
que l'on fait voyager, demandent des soins particuliers, elles ne doivent faire que de très-
petites journées. Elles doivent être abreuvées
avec de l'eau blanchie par le son et la farine
d'orge.

On doit traire celles qui ont vêlé, deux fois
dans le jour.

Elles sont sujettes à avoir les extrémités engorgées; on les bassinera et on les enveloppera
avec des linges, ou mieux, des flanelles imbibées d'eau tiède vinaigrée; on leur fera toujours
une bonne litière.

Pour terminer cet article et faire sentir combien il est indispensable d'apporter du soin
aux bestiaux que l'on fait voyager, et combien
l'espèce bovine, surtout, est peu conformée
pour soutenir des marches forcées, je citerai

les épizooties meurtrières qui se déclarent sur ces animaux, et qui se propagent avec tant de promptitude, lorsqu'ils sont obligés de suivre les armées. Je rappellerai, à l'article épizootie, comment cette cause peut agir.

DE L'AGE AUQUEL ON PEUT SOUMETTRE LE BŒUF AU TRAVAIL ET DE LA MANIÈRE DE LE DRESSER.

Manière de dresser le bœuf.

On est dans l'habitude de châtrer les jeunes taureaux à l'âge de dix-huit mois, deux ans, et le plus tard trois ans; c'est attendre beaucoup jusqu'à ce moment pour faire cette opération, le caractère difficile de ces animaux ayant pu se développer, ils sont alors farouches, et l'on a beaucoup de peine à les dresser au travail.

La douceur et la patience sont les deux qualités essentielles pour apprivoiser les animaux, et il est rare que les personnes qui en sont douées, ne parviennent à dompter les plus sauvages, tandis que l'on voit les plus doux devenir rétifs, méchans entre les mains des hommes brutaux. On accoutumera, de bonne heure, les jeunes bœufs que l'on destine au travail, à connaître l'homme. Il seront souvent étrillés,

bouchonnés ; on leur touchera la tête , les cornes,
on les flattera , et on leur donnera quelque chose
d'appétissant lorsqu'ils répondront à ces caresses ;
ensuite on entourera les cornes et le front avec
une courroie , après avoir posé, entre les cornes,
un coussinet qui doit supporter le joug ; on
l'accoutumera à le porter , et lorsqu'il sera
familiarisé avec cet instrument, on l'attachera
avec un autre bœuf dressé , et on les fera marcher ainsi. On les confirmera de plus en plus
au travail , en leur faisant traîner un poids plus
ou moins lourd , attaché à une corde fixée au
joug , et enfin , en les attelant au char qu'ils
doivent conduire.

Si le jeune bœuf est indocile , on peut l'attacher entre deux bœufs dressés , et on parviendra à le dresser, surtout si on a l'attention,
en même temps , de lui donner peu à manger.
Ce n'est que vers l'âge de trois ans et demi
que l'on peut commencer à faire faire un travail réel aux bœufs , ce travail doit être léger.
A cinq ans , le bœuf est dans la force et peut
être soumis aux travaux ordinaires.

Les bœufs attachés au même joug , doivent
être de force égale ; leur pas doit être le
même. Un bœuf fort et ardent , attelé avec un
autre faible, serait bientôt harassé par le travail
qu'il ferait à lui seul.

Le travail du bœuf se fait au pas, et son pas est assez lent. Comme je l'ai déjà dit, il ne pourrait supporter long-temps une allure plus vîte.

Des Harnois.

Les harnois du bœuf ne sont pas dispendieux ; une pièce de bois façonnée, et que l'on nomme joug, quelques lanières de cuir, des coussinets en cuir, en paille ou étoffe quelconque, ou bien un collier grossier à charnière, des traits de corde, voilà tout son équipage.

Le joug se pose en arrière des cornes, sur la partie supérieure de la tête ; le coussinet, placé sur cette partie, et s'avançant entre les cornes sur le front, empêche la peau d'être blessée. Les courroies, en se croisant sur le front et entourant les cornes, maintiennent le joug. C'est sur ces lanières que le bœuf pousse, et ce sont elles qui servent de point d'appui contre la résistance. Dans cette espèce d'attelage, c'est la colonne vertébrale, poussée en avant par les extrémités postérieures, qui fait effort contre la résistance.

Les deux bœufs, ainsi attelés, ont les mouvemens de la tête et de l'encolure fort limités, et par conséquent tous ceux du corps. Ils ne

. peuvent que se porter en avant et s'arc-bouter contre le poids qu'ils ont à traîner. Dans le repos, l'un d'eux ne peut faire un mouvement sans qu'il ne corresponde à celui qui est à côté, et souvent ce mouvement brusque opère une réaction douloureuse.

On fait aussi tirer le bœuf par le poitrail et les épaules, soit avec le collier brisé (les cornes empêchant de pouvoir passer la tête à travers), soit avec un joug qui s'appuie en avant du garrot, et qui est maintenu de manière différente, suivant les lieux.

Les bœufs, dans cet attelage, ont beaucoup plus de liberté, ils peuvent mouvoir la tête, et leur allure, leur marche sont plus libres, ils peuvent aller plus vîte.

C'est encore une chose indécise, si les bœufs ont plus de force en tirant par la tête, que par le poitrail et les épaules; mais on est parfaitement d'accord sur la liberté plus grande, et partant sur la moindre peine qu'ils éprouvent, lorsqu'ils tirent par le poitrail et les épaules.

En considérant les lois de la mécanique, on est disposé à croire que le bœuf doit avoir plus de force attelé par la tête, puisque toutes les forces motrices agissent sur la tête au moyen de la colonne vertébrale, dont les courbures ne sont pas assez considérable pour diminuer la force, et que, par conséquent, on peut considérer comme un cylindre d'une seule pièce.

Dans le cas où le bœuf aurait réellement plus de force en tirant par la tête, on se servirait de ce moyen lors de travaux durs et pénibles à faire, et dans les ouvrages plus doux et qui demandent plus de célérité, on ferait usage de l'autre harnois.

Étant en cantonnement dans le haut Palatinat, aux environs de Bareuths, j'ai vu les bœufs attelés d'une manière particulière qui, tout en les faisant tirer par la tête, leur laissait la liberté de tous leurs mouvemens.

Chaque bœuf porte, fixé sur le front, au-dessus des cornes, une espèce de bandeau courbe de bois, une lame de fer, ordinairement poli, est fixée sur la face externe de ce frontal. Cette lame porte un anneau à chaque extrémité, à ces anneaux tiennent les traits attachés à des palonniers. Ainsi attelés, les bœufs employent également toutes leurs forces et, dans le repos, ils jouissent individuellement de la liberté dans tous leurs mouvemens.

J'ai remarqué que, dans ce pays, tous ces animaux montraient l'apparence d'une très-bonne santé.

J'ai dit que, dans quelques pays, on attelait les vaches.

En général, celles que j'ai vu soumises au

travail, étaient placées entre les timons d'une charrette, portaient une sellette pour soutenir la dossière, et tiraient au moyen d'un collier.

Je dois dire aussi un mot de l'instrument avec lequel on châtie et l'on stimule le bœuf; dans des contrées, c'est de l'aiguillon, dans d'autre, c'est du fouet dont on se sert.

L'aiguillon, longue baguette à l'extrémité de laquelle est ordinairement fixée une petite pointe émoussée en fer, a l'inconvénient de faire des petites plaies qui, dans l'été, attirent les mouches. Le fouet est donc préférable. Un bon conducteur doit user sobrement de l'un et de l'autre de ces deux instrumens.

De la ferrure du Bœuf.

Les onglons du bœuf qui travaille dans des villes pavées ou sur des routes ferrées, ou qui est obligé de faire beaucoup de chemin, s'usent et ne se renouvellent pas aussi promptement. Pour prévenir cette usure qui amènerait l'inflammation du pied, on ferre les bœufs destinés aux forts travaux, ou à faire de longues routes, surtout dans les temps de gelées, ou la marche est plus fatigante et plus difficile.

Le fer destiné au bœuf est tout simplement une plaque de fer battu, de la forme de la surface inférieure de l'onglon, portant quelques étampures à son bord externe, à peu près dans le milieu de ce bord, et ayant un pinçon plus ou moins long qui, contournant la face interne de l'onglon, se rabat sur la face externe. On applique une de ces semelles de fer sous chaque onglon.

La paroi n'étant pas épaisse, on se sert de clous très-petits pour maintenir le fer sous le pied. Il y a, en général, très-peu de pied à abattre, et le fer ne doit pas être porté à chaud.

Le bœuf doué d'une grande force et n'étant pas très-docile, il est difficile qu'un homme puisse tenir les pieds; aussi, dans les pays où l'on a l'habitude de ferrer les bœufs, les maréchaux ont un travail pour y fixer ces animaux; on les enlève de terre au moyen de sangles, et leurs pieds sont fixés avec des cordes à des pièces de bois ou de fer qui sont au devant et en arrière du travail. On détache successivement chaque pied que l'on fixe à une autre pièce destinée a cet effet, pour ferrer les onglons.

4

~~~~~~

DEUXIÈME PARTIE.

DES MALADIES.

Les animaux soumis à notre empire, éprouvent les funestes effets de la domesticité. Les diffé-rens écarts des lois naturelles, occasionnés par les travaux et le régime particulier auquel nous les soumettons, altèrent leur santé et font naître des maladies plus ou moins graves, dont quel-ques-unes portent souvent des atteintes cruelles à la fortune des cultivateurs. Cet ouvrage, en-trepris particulièrement pour leur indiquer les moyens de conserver leurs animaux en bonne santé, doit leur faire connaître aussi à distin-guer leur état maladif, et quels sont les premiers soins à leur porter, en attendant qu'une main éclairée vienne dicter l'emploi des moyens cu-ratifs. On peut fort bien apprendre, au moyen des livres, à connaître les noms des maladies, et quel doit en être le traitement; mais l'expé-rience seule apprend à les discerner et à ap-pliquer le remède convenable.

Les cultivateurs, les propriétaires, les éléveurs,

doivent connaître quelles sont les habitudes des animaux en bonne santé, les autres signes qui la dénotent, afin de mieux juger lorsqu'elle est altérée.

La santé est le résultat de l'exercice régulier de toutes les fonctions, il faut comprendre de toutes les fonctions principales; car quelques-unes peuvent être altérées ou ne plus exister, sans pour cela que la santé générale soit interrompue. Les sens de la vue, de l'ouïe, par exemple, peuvent être perdus et la santé générale de l'aveugle ou du sourd, n'en être pas moins bonne.

La conformation physique influe beaucoup sur la santé; l'animal qui a la poitrine étroite, ne peut être employé à des travaux rudes, sa respiration ne pouvant s'exercer facilement. Si les régions dorsale, lombaire sont trop longues, il sera faible, sa marche sera vacillante. Il en sera de même s'il est monté sur des extrémités longues et grêles; et comme le travail n'est pas le seul but pour lequel on achète les animaux qui nous occupent; que, dans la plupart des cas, leur graisse et leur chair doivent payer, avec intérêt, la nourriture qu'on leur a donnée, le cultivateur doit savoir que ces animaux engraissent bien plus difficilement que ceux dont toutes les parties sont en rapport les unes avec les autres.

La vigueur, la gaité, le bon appétit, sont les indices qui indiquent la bonne santé dans tous les animaux.

Les ruminans ont le mufle légèrement humecté, la membrane pituitaire et la conjonctive sont d'un rose pâle, les oreilles et les cornes ont un léger degré de chaleur, le rein doit fléchir légèrement sous la pression des doigts.

Dans le bœuf, la vache, le poil doit être lisse et poli, la peau souple et non adhérente aux os.

Dans le mouton, la laine tient, et, à l'exception de l'époque de la mue, on ne doit pas apercevoir de mèches qui, faisant saillie, dénotent leur chûte, et l'existence de maladie de la peau.

Dans ces animaux, la sécrétion d'une humeur épaisse, doit se faire remarquer, surtout aux intérieurs; il s'en forme aussi à l'angle de l'œil et entre les doigts.

Il est plus difficile, dans le cochon, de faire ces remarques sur son corps, cependant les soies doivent être couchées dans le même sens, et ne point former de bouquets partiels hérissés. Ces bouquets de soies hérissées, sont presque toujours le symptôme d'une affection grave.

L'acte de la rumination est un indice certain que la digestion se fait bien dans le bœuf, le mouton et la chèvre, c'est même un signe général de bonne santé, car il est rare que, *pour* peu que cette dernière soit dérangée, la *rumination* ne soit pas suspendue ou très-altérée.

Le pouls et le flané sont aussi à interroger, leur vitesse est plus au moins augmentée dans les maladies inflammatoires, et plus lente dans les maladies chroniques.

La vitesse du pouls varie dans chaque espèce d'animal, selon l'âge et le sexe; il est plus accéléré dans les jeunes sujets et dans les femelles.

Le nombre de pulsations, par minutes, est de trente-cinq à peu près, dans l'espèce bovine; de soixante à soixante-dix dans les bêtes à laine; il est plus accéléré dans la chèvre.

Il est difficile de reconnaître l'état du pouls dans le cochon.

C'est à l'artère maxillaire (*glosso - faciale* , à son passage sur la tubérosité maxillaire, que l'on explore le pouls dans l'espèce bovine. On peut le reconnaître aussi, à cette artère, dans les bêtes à laine et la chèvre; mais la laine, dans les brebis, et le poil, dans les chèvres, s'opposent à ce que l'on puisse bien l'explorer dans ces animaux. C'est ordinairement à l'artère femorale, assez superficielle, qu'on le tâte chez eux.

Outre l'accélération ou la diminution des pulsations, le pouls présente encore différens caractères qui éclairent le médecin; mais qui ne peuvent être bien appréciés que par ceux qui ont fait une étude complète de l'art de guérir. Nous nous bornerons donc à ce simple exposé.

Les mouvemens des flancs doivent être réguliers et égaux dans leur durée d'élévation et d'abaissement.

Leur accélération ou leur lenteur correspond à celle du pouls. La vitesse est à peu près un quart ou un tiers des pulsations.

La digestion s'opère bien, toutes les fois que les animaux sont gais et dispots. La maigreur, le poil piqué, les dents noires, enduites de tartre, des sueurs partielles annoncent de mauvaises digestions. Les animaux qui digèrent mal sont souvent couchés.

Le froid et le chaud alternatif des oreilles, des cornes, des extrémités, sont des indices de maladies.

L'animal, mal portant, ne sait souvent sur quels membres se soutenir; il les fait mouvoir alternativement.

Lorsqu'il se relève, les quatre extrémités sont long-temps ramassées, et l'épine dorsale est voussée. Il n'allonge pas les membres comme le fait l'animal bien portant.

La conjonctive doit être examinée dans tous les animaux, mais c'est surtout dans les bêtes à laine que cet examen doit être sérieux. Sa pâleur, son épaississement, ainsi que celui du corps clignotant, situé au grand angle, annonce l'existence de la cachexie aqueuse (*pourriture*), ou la disposition à cette maladie.

La peur, une susceptibilité plus grande du bruit, de la lumière, sont des indices de maladies presque toujours graves.

Le tarissement du lait, son changement de couleur, l'altération de ses principes, sont des signes de maladies dans les femelles laitières.

Outre tous ces signes généraux de maladies, les personnes qui soignent les animaux, et qui sont portées à leur bonne conservation, savent bien observer tous les changemens qui s'opèrent dans leur santé, et reconnaissent bien lorsqu'elle est altérée.

Avant d'entrer dans la description des maladies qui affectent les animaux qui nous occupent, je dois dire comment on les approche et comment on s'en rend maître, soit pour les examiner, soit pour leur pratiquer quelques opérations.

Le taureau, le bœuf, la vache sont dangereux, et les mouvemens brusques de leur tête, font craindre des blessures que peuvent occasionner leurs cornes.

Le meilleur moyen de se rendre maître de ces animaux est de fixer leur tête, à l'aide de leurs cornes, par des courroies ou des cordes, à un arbre, ou quelques poteaux ou pieux enfoncés en terre assez solidement pour qu'ils ne puissent les ébranler. On les attache encore au joug, à côté d'un autre animal, ou seuls, et alors, un homme un peu fort et tenant l'autre extrémité du joug, ayant pour lui l'avantage de la longueur du bras de levier que présente le joug ou autre pièce de bois, est facilement maître des mouvemens de la tête de l'animal.

On se sert aussi, pour les grands animaux, du travail, qui ressemble à celui du cheval et dans lequel on les enlève de terre ; des traverses et des chevilles sont disposées pour fixer leurs membres. Sur les routes que parcourent ordinairement les bœufs, on trouve ces travails dans la plupart des auberges, ils servent pour la ferrure de ceux de ces animaux qui marchent mal à pied, c'est-à-dire dont les pieds sont devenus douloureux par la marche sur un terrain dur.

On se rend encore maître de ces animaux, par un instrument semblable au tors-nez ; c'est une corde dont on entourre le jarret, au-dessus de la pointe, et que l'on serre au moyen d'un bâton.

On abat aussi les bêtes bovines avec des entraves, et l'on fixe leurs membres avec la plate-longe.

Il est assez facile de leur donner des breuvages,

surtout aux vaches. Une personne se place près de l'encolure, et si c'est du côté gauche, de la main gauche elle saisit la corne de ce côté, tandis que du bras droit, avancé entre les cornes, elle saisit, avec les deux premiers doigts, les naseaux, en introduisant ces doigts dans les cavités nasales. Elle relève ainsi le mufle, et une autre personne entonne le breuvage, soit avec une bouteille, une corne, ou même un pot.

On vient facilement à bout de fixer, avec les mains d'un ou plusieurs aides, les moutons, les chèvres; on peut encore, avec des liens, aussi souples que possible, maîtriser leurs membres.

Le mouton est un des animaux domestiques dont on a le plus souvent besoin d'explorer l'état; c'est ce que l'on fait facilement en l'enfourchant et en lui saisissant la tête entre les deux mains, de manière à ce que l'on puisse se servir des pouces pour écarter les paupières et reconnaître la conjonctive, membrane qui tapisse les paupières et le blanc de l'œil, et dont l'état indique la bonne ou mauvaise santé de l'animal.

Le porc est sujet à peu d'opérations, on a rarement besoin de lui fixer les extrémités; dans le cas où cela serait cependant nécessaire, on se servirait, comme pour le mouton, de liens.

On est souvent obligé d'écarter les mâchoires du porc, pour examiner l'état de la bouche, de la langue; ces parties étant affectées dans la

4*

maladie nommée *ladrerie ;* on y parvient en saisissant une des mâchoires dans un anneau de corde, fixé au bout d'un long bâton, comme un tors-nez ; en introduisant un autre bâton dans la gueule, on parvient à la maintenir ouverte et à pouvoir examiner la langue.

On peut regarder comme règle générale, d'approcher les grands animaux près de l'épaule, et de s'appuyer sur leur garot ; on se garantit ainsi des coups des extrémités, et des défenses que présentent leurs têtes.

Abcès. On appelle de ce nom la collection du pus dans les tumeurs. Le pus est le résultat d'une sécrétion morbide, nommée suppuration, déterminée par une inflammation plus ou moins forte. C'est un des genres de terminaison des inflammations.

Les abcès sont plus ou moins graves, suivant les parties qui en sont le siége, et suivant encore leurs caractères. Les abcès qui se forment à l'extérieur, sont généralement peu dangereux, mais ceux qui ont lieu à l'intérieur ont toujours des suites plus ou moins promptement funestes, suivant l'organe qui est affecté.

On distingue deux sortes d'abcès, les abcès chauds et les abcès froids. On donne le premier de ces noms, à ceux qui sont le résultat d'une inflammation vive, et dont le siége est ordinairement au tissu cellulaire sous-cutané, à la peau, etc. On appelle ordinairement abcès froids, ceux qui ont pour cause une inflammation qui marche lentement, ils sont souvent très-longs à se former.

La lenteur avec laquelle se forment les abcès froids, occasionne souvent la concrétion du pus, la partie la plus tenue étant absorbée; souvent aussi ces abcès s'étendent au loin et forment des fistules. Une fois ouverts, la suppuration est longue à se former dans les parties encore tuméfiées, et il en résulte des plaies ou ulcères lents à se cicatriser, surtout lorsque ce sont des parties glanduleuses qui sont le siége de l'abcès.

Il existe encore une espèce d'abcès qui se forme subitement, et qui parait être, tantôt le résultat de la transudation, à travers le tissu cellulaire, du pus sécrété dans une partie plus ou moins éloignée, d'autrefois celui d'une crise particulière.

On reconnaît qu'une tumeur se terminera par abcès, lorsqu'elle se circonscrit et qu'elle s'élève en pointe. La peau devient plus blanche, surtout au centre; dans les animaux domestiques, on remarque peu cette blancheur de la peau; elle diminue aussi d'épaisseur, et c'est à cette partie que le pus se fait jour, lorsque la tumeur est abandonnée aux soins de la nature. Mais il est plus prudent d'ouvrir l'abcès, la cure en est plus prompte et les cicatrices sont moins difformes.

Lorsque l'on reconnaît qu'une tumeur doit se terminer par abcès, il faut en hâter, le plus promptement possible la formation, c'est ce que l'on obtient en appliquant dessus, des cataplasmes maturatifs, ou des onguens qui ont la même vertu.

Les cataplasmes se composent de farine de graine de lin, ou de mie de pain, ou de feuilles de mauve, ou de feuilles d'oseille. On peut y ajouter une graisse quelconque, comme du beurre rance, du saindoux, du vieux-oint.

Les onguens à employer sont le basilicum et les corps gras cités ci-dessus, dont on couvre la tumeur.

On reconnaît que l'abcès est formé lorsqu'il y a fluctuation, c'est-à-dire, lorsqu'en frappant avec un ou deux doigts d'une main, sur un des côtés de la tumeur, les doigts de l'autre main, appliqués sur le côté opposé, éprouvent un choc résultant de la pression que l'on a opérée sur le pus contenu dans l'abcès. C'est alors le cas d'ouvrir l'abcès, soit avec un instrument tranchant, soit avec le fer rouge ou cautère actuel.

Si l'on se sert de l'instrument tranchant, il faut, avec les doigts, borner la lame de l'instrument, pour qu'il ne pénètre pas au-delà de l'abcès. La direction de l'ouverture doit, autant que possible, s'approcher de la ligne verticale, pour favoriser la sortie du pus existant, et de celui qui se formera jusqu'à ce que la plaie soit cicatrisée.

Si l'on emploie le cautère actuel, c'est ordinairement avec des pointes que l'on fait pénétrer jusqu'au foyer de l'abcès.

On se servira préférablement du bistouri pour ouvrir les abcès chauds, et du feu pour les abcès froids et les abcès critiques. Dans ces espèces d'abcès, le pus n'est pas d'une aussi bonne nature ; souvent les parties environnantes sont tuméfiées, infiltrées, la suppuration s'y établit difficilement, et ils sont sujets à devenir fistuleux ; le feu, en donnant une irritation tonique, sollicite une bonne suppuration qui opère le dégorgement des parties tuméfiées.

Le pansement des abcès est très-simple ; s'il y a encore inflammation ou tuméfaction dans les parties environnantes, on peut appliquer dessus des cataplasmes émolliens, après avoir introduit, dans la plaie, des plumasseaux enduits de digestif simple *(voyez au mot onguent)* ; on facilite ainsi la suppuration. Si l'abcès est de mauvaise nature, si l'engorgement des parties environnantes est carcinomateux, on applique sur la peau, autour de l'abcès, de l'onguent basilicum, quelquefois même de l'onguent vésicatoire, et l'on panse la plaie avec l'onguent digestif animé, ou avec un onguent escarrotique.

Lorsque, par la suppuration, toutes les parties sont dégorgées, il faut supprimer tous les médicamens, et ne plus panser qu'avec des étoupes sèches, pour accélérer la cicatrisation.

Quelquefois les chairs de l'intérieur de l'abcès augmentent de volume, c'est ce que l'on appelle végétation. On les détruit en appliquant dessus de l'alun calciné, réduit en poudre.

Il ne faut pas laver souvent, ni abondamment les abcès, mais il faut les maintenir propres. C'est ce que l'on fait en humectant les bords avec un peu d'eau, au moyen d'une éponge humide, et en détachant ensuite les croûtes avec une spatule, ou une lame de bois un peu tranchante.

La cicatrisation est ordinairement accompagnée de démangeaisons, et les animaux cherchent à se gratter; il faut les en empêcher, autant que possible; le frottement qu'éprouve alors l'abcès, le déchire et retarde d'autant la guérison; on diminue la démangeaison en lavant l'abcès et son pourtour avec de l'eau de savon.

Nous n'avons indiqué ici que le traitement des abcès dont le siége est à la surface du corps,

quant à ceux qui sont les terminaisons des inflammations qui affectent des organes internes, il
en sera parlé aux différens articles de ces organes.

Il n'est pas difficile de traiter les abcès superficiels et simples ; cependant il en est pour
lesquels les propriétaires d'animaux doivent appeler un homme de l'art ; c'est lorsque les abcès
sont situés près des gros vaisseaux, des articulations et que l'on serait exposé à blesser des parties
essentielles, ou à ouvrir des vaisseaux. On doit
en agir de même aussi pour quelques abcès qui
se forment très-profondément sous des muscles
qu'il faut quelquefois inciser pour parvenir au
foyer purulent.

Pour les abcès qui, par leur situation, constituent des espèces de cas particuliers, nous en
traiterons aux affections particulières qui y donnent lieu.

ALBUGO. *Taie.* On nomme ainsi les taches
blanches, plus ou moins étendues, plus ou
moins épaisses, qui se forment sur la cornée,
ou vître de l'œil.

Cette affection peut être le résultat de blessures de l'œil, ou de causes internes.

Dans le premier cas, l'albugo est peu dangereux, et, si dès les premiers momens on
ne peut s'opposer à sa formation, on a du moins
des moyens de le combatre et de le faire dis-

paraître. Lorsqu'un animal a reçu un coup sur
l'œil, et qu'il en résulte une plaie sur la vître,
il y a presque toujours inflammation de la conjonctive. On appelle ophtalmie, l'inflammation
de cette partie, on la combat en bassinant plusieurs fois, dans la journée, l'œil malade, soit
avec une décoction de guimauve, dans laquelle
on ajoute un peu d'eau-de-vie, soit avec une
infusion de fleurs de sureau, ou de feuilles de
plantain. Lorsque l'inflammation est moins forte,
on ajoute à ces décoctions ou infusions, quelques gouttes d'extrait de saturne.

Si l'on n'a pu prévenir la formation de l'albugo, on injectera dans l'œil, au moyen d'une
barbe de plume, que l'on passera entre les deux
paupières, quelques gouttes du collyre suivant :
dans deux onces d'eau de pluie ou de rivière,
on ajoute quelques gouttes d'extrait de saturne,
et l'on y fait dissoudre six décigrammes (douze
grains, de sulfate de zinc (vitriol blanc).

Ce collyre a la propriété d'user la partie externe de la vître, et par conséquent de faire
disparaître plus promptement la tache qui la
couvre; cette tache, dans ces cas, n'affectant
pas ordinairement toute l'épaisseur de la cornée.

Les bestiaux sont peu exposés à ces accidens,
et lors même que chez eux il y aurait perte
d'un œil, sa valeur n'en serait pas ou que très-
peu diminuée.

L'albugo occasionné par une cause interne,
affecte souvent les bœufs, chez lesquels il est
alors épizootique; les moutons, à la suite du
claveau malin, en sont aussi fréquemment affectés. Dans ces cas, l'albugo est toujours précédé d'une fièvre plus ou moins forte, de tristesse, et, comme l'ont observé plusieurs vétérinaires, c'est à la suite de ces premiers symptômes qu'il se forme sur la cornée ou vitre
de l'œil, un ulcère qui, après sa guérison, laisse
une tache blanche, plus ou moins étendue, qui
quelquefois persiste, d'autre fois disparait avec
le temps. La taie ou albugo gène plus ou
moins la vue, suivant qu'elle occupe le milieu
ou les parties latérales de la vitre.

Dans le claveau, les ulcères sont plus dangereux et l'œil du mouton, qui en est affecté, est
souvent perdu.

Dans tous les cas, il faut toujours commencer
par traiter la maladie, dont l'albugo n'est qu'une
des suites, c'est le moyen d'en arrêter les progrès, et de rendre l'affection de l'œil moins
grave.

Les saignées au commencement, et un séton
passé au fanon, sont ce qu'il y a de mieux à faire.
Une décoction de graine de lin ou de pariétaire
sera donnée en breuvage, l'animal sera soumis
à la diète, on lui donnera de l'eau blanche.

L'œil sera bassiné plusieurs fois dans la journée

avec une décoction de guimauve, que l'on ai-
guisera avec un peu d'eau-de-vie, lorsque l'inflammation s'appaisera. Enfin, pour faire disparaître la taie, on emploiera le collyre indiqué
précédemment.

AMPOULES. Les bestiaux à poil ras sont sujets
à être piqués par des insectes dans les champs ; il
en résulte souvent de petites tumeurs auxquelles
on a donné le nom d'ampoules. Suivant le genre
d'insectes, les piqûres sont plus ou moins douloureuses, et quelquefois leur grand nombre
est susceptible de causer une fièvre assez forte.
Un essaim d'abeilles, qui s'attache après un
animal, peut le faire périr par l'inflammation
qui résulte de l'enflure de leurs piqûres ; mais
ces cas sont rares, et ordinairement les ampoules se guérissent d'elles-mêmes, après avoir
laissé échapper la sérosité ou le pus qui s'était
formé.

AMPUTATION. C'est une opération qui consiste
à retrancher, par l'instrument tranchant,
quelque partie du corps.

Quelques-uns des animaux domestiques, comme
le cheval, le chien, sont soumis à plusieurs
amputations, plus ou moins cruelles, dictées
par le caprice et la mode régnante ; mais ceux
qui nous occupent, n'étant qu'utiles, ne sont

pas autant torturés pour ce futile sujet , et les opérations de ce genre , qu'ils subissent , ont au moins un but réel d'utilité. Le bœuf et le bélier sont ceux auxquels on pratique l'amputation des cornes, et les bêtes à laine en général subissent celle de la queue.

Pour le taureau et le bœuf, l'amputation des cornes est nécessaire lorsque ces animaux sont méchans ; en les privant de ces armes, on prévient ou on diminue la gravité des accidens qu'elles peuvent faire naître , soit qu'ils se battent entre eux , soit qu'ils attaquent les autres animaux avec lesquels ils sont dans la pâture , ou les personnes qui les approchent.

Souvent, dans ces mêmes animaux et le bélier , les cornes prennent une direction vicieuse , et la pointe se dirigeant vers quelques parties de la tête , l'amputation des cornes devient nécessaire.

Dans quelques contrées , et surtout dans le midi de la France , on coupe aux bœufs de labour la corne qui est du côté du timon , en lui laissant la longueur nécessaire pour fixer les courroies du joug.

Quelques fois aussi, ces animaux , en se battant , ou en frappant de leur tête des corps durs , ont leurs cornes cassées , et il faut en compléter l'ablation.

Il est plusieurs méthodes d'amputer les cornes ,

la meilleure est de se servir d'une scie à main
friande ; l'animal maintenu , l'opérateur, de la
main gauche , saisit la corne, et son pouce
sert de conducteur à la scie, qu'il tient de la
main droite.

Le fer chaud , que l'on emploie dans quelque
endroits , doit être rejeté.

En Espagne , où c'est une pratique générale
d'amputer les cornes des béliers mérinos, on
fait cette opération avec un maillet et un ciseau ;
pour cela on creuse une fosse peu profonde , de
la longueur et de la largeur d'un bélier ; cette
fosse , à une de ses extrémités , est croisée par
une autre dans laquelle on place un madrier ,
qui sert à soutenir la tête du bélier , placé sur
le dos , dans la première fosse. Un homme étendu
à plat-ventre sur le bélier , d'une main en fixe
fermement la tête sur le madrier , et de l'autre
tient un ciseau pesant, dont il pose le tranchant
sur une des cornes, un second homme frappe
sur ce ciseau avec un maillet de bois , et d'un
ou deux coups, la corne est coupée. On conçoit
que cette méthode est vicieuse par sa complication.

Lorsque l'on fait l'amputation au-dessus du
cornillon , ou éminence osseuse, qui sert de
base à la corne, l'opération ne demande aucuns
soins subséquens ; mais si le cornillon est aussi
compris dans l'opération , le tissu qui le recouvre

la rend plus douloureuse , et il y a souvent hémorrhagie. La plaie doit être pansée comme
une plaie simple, c'est-à-dire avec des étoupes
et un linge, pour la garantir du contact de
l'air.

La queue des bêtes à laine se charge d'ordures et de fiente dans les bergeries, et son
mouvement les dépose sur la toison , qui en est
salie, et qui est plus difficile à laver. On a
par conséquent raison d'en retrancher une
certaine longueur , et cette opération très-simple
se fait ordinairement au moment où on les
châtre , c'est-à-dire à l'âge de deux à trois
mois.

On saisit de la main gauche le tronçon de
la queue, on le maintient fermement de cette
main, et avec la droite, on tord l'extrémité de
la queue ; la peau et les muscles qui entourent
les vertèbres de la queue se déchirent et se
séparent facilement par cette torsion. Il n'y a
point d'hémorrhagie et la plaie est bientôt cicatrisée.

Quelquefois des animaux naissent avec des
monstruosités, telles que des membres ou portions de membres surnuméraires. Il y a quelques-unes de ces monstruosités dont on peut faire
l'amputation sans danger.

L'amputation des membres a rarement lieu
chez les animaux domestiques ; ceux chez lesquels

elle serait nécessaire à la suite de fractures compliquées ou autres maladies, qui ne peuvent se
guérir que par ce moyen, seraient incapables de
rendre service, et alors on les sacrifie. Si, cependant, dans les plus petits, comme le mouton, la
chèvre, il arrivait que l'un d'eux, étant très-utile,
par la reproduction, à l'amélioration de l'espèce,
eut un accident ou un cas maladif qui né-
cessitât l'amputation d'un membre, surtout
dans la partie inférieure, on devrait tenter cette
opération, et l'on a plusieurs exemples de cas
semblables, où des animaux, ainsi opérés, ont
continué d'être utiles. Mais pour une opération
semblable, il faut nécessairement employer un
homme de l'art; c'est pourquoi nous ne nous
étendrons pas d'avantage sur cet objet.

AMULETTES (Voyez Charlatan).

ANGINE. On nomme ainsi l'inflammation des
membranes muqueuses du larynx et de la
trachée-artère (passage de l'air), ou du pharynx
et de l'œsophage (passage des alimens). Mais dans
les animaux, c'est toujours l'inflammation des
conduits aériens qui reçoit le nom d'angine,
d'esquinancie, d'étranguillon, et qui est accompagnée d'une difficulté plus ou moins grande
de respirer ; c'est à cette difficulté de la

respiration, que se rapporte le mot d'angine. L'inflammation du pharinx et de l'œsophage ne
présente pas ce symptôme.

On a divisé l'angine en plusieurs espèces :
d'abord angine externe et angine interne.

L'angine interne se subdivise en angine inflammatoire et angine catarrhale ; la première
reçoit encore différens noms qui sont dus à ses
terminaisons.

L'angine externe est ordinairement caractérisée
par une tumeur phlegmonneuse qui se manifeste
à la gorge ou dans l'auge. Cette tumeur n'est
presque toujours que la suite de l'angine des
voies de la déglutition , quelquefois aussi, cependant, de l'angine des voies de la respiration ;
souvent elle ne consiste que dans l'inflammation
du tissu cellulaire qui environne ces organes.

La difficulté de déglutir les alimens solides ou
liquides , est le premier symptôme qui se présente. En comprimant le gosier, l'animal témoigne une sensibilité très-vive ; la difficulté de
respirer n'est pas en raison de l'inflammation qui
paraît exister , lorsque celle-ci n'affecte que les
voies de la déglutition ; bientôt la tumeur externe se
montre, l'abcès se forme , et lorsque le pus s'est
fait jour, les symptômes disparaissent peu à peu.

Le traitement de cette angine est simple,
l'animal doit être mis au régime diététique,
c'est-à-dire peu ou point d'alimens solides , et

de l'eau blanche que l'on peut édulcorer avec du miel ou de la mélasse.

On ne peut que suivre un régime pour les bêtes à laine et les porcs; mais pour le bœuf et la vache, il est facile de leur administrer des breuvages. Dans ce cas, ils seront composés comme il suit :

Faire une décoction d'orge, de son ou de racine de guimauve, ou de feuilles de mauve ; ajouter à cette décoction, du miel ou de la mélasse, et en donner plusieurs litres dans la journée.

Lorsqu'il se déclare une tumeur au gosier ou à l'auge, on doit favoriser la formation de l'abcès par l'application, sur la partie, de cataplasmes émolliens, tels que la farine de graine de lin, des feuilles de mauves, cuites et hachées; ou des onctions d'onguent populeum d'abord, et ensuite d'onguent basilicum. Ces onguens peuvent être remplacés par le beurre, le saindoux et des graisses rances.

Lorsque la collection du pus est formée, on ouvre l'abcès, à la partie où la peau se trouve le plus amincie; si cet abcès est considérable, on le panse, en y introduisant un peu d'étoupe, enduite d'onguent basilicum ou suppuratif : on oindra aussi le pourtour de l'abcès avec le même onguent ; en maintenant la propreté de la plaie, sans trop laver, l'abcès se guérira promptement.

L'angine interne est toujours plùs dangereuse,
que les organes de la déglutition. soient affectés, ou que ce soient ceux de la respiration.
Cependant, dans ce dernier cas, le danger est
plus imminent, la suffocation étant à craindre,
si l'inflammation est intense. Très-souvent l'inflammation existe, à la fois, sur les deux organes ; dans l'un et l'autre cas, le traitement
est le même, en le modifiant suivant la gravité
du mal. Outre les symptômes généraux à toutes
les maladies inflammatoires, qui sont la tristesse, le frissonnement, la fièvre, la teinte
rouge des membranes muqueuses de la bouche,
des naseaux, de l'œil, l'angine est caractérisée
par la difficulté de respirer, l'épaississement de
la langue, la toux plus ou moins sifflante ; les
animaux, près de suffoquer, se tourmentent,
s'agitent, trépignent des pieds ; ils allongent la
tête, l'élèvent pour faciliter le passage de l'air ;
les flancs sont agités, la déglutition est très-difficile et souvent les alimens solides et liquides
reviennent par les naseaux. Il y a quelquefois
flux par la bouche et les naseaux, de matières
muqueuses. Ces différens symptômes se remarquent dans le bœuf, le mouton, la chèvre,
le porc; dans celui-ci la maladie est presque
toujours très-intense et les symptômes décrits
sont plus marqués.

5

On appelle angine catarrhale, celle dans laquelle l'inflammation est moins forte; il s'écoule, par la bouche et les naseaux des animaux qui en sont affectés, une grande quantité de glaires blanches et visqueuses. Cette espèce d'angine se remarque plus particulièrement dans les bêtes à laine. Elle n'est pas ordinairement accompagnée d'une aussi grande difficulté de respirer.

Lorsque rien ne peut arrêter les progrès de cette maladie, les animaux périssent souvent par suffocation, les voies aériennes se retrécissant de manière à empêcher l'air de parvenir aux poumons; cette terminaison fatale a lieu assez promptement. D'autres fois, la gangrène se déclare et l'animal meurt moins promptement.

Les causes qui donnent lieu à l'angine, sont ordinairement le passage subit d'un air chaud et humide, tel que celui des étables, à un air froid; les différentes émanations de la litière, des fumiers; certains brouillards épais et répandant une odeur désagréable, les effluves des lieux marécageux, qui irritent les premières voies de la respiration.

Des fourrages mal récoltés ou contenant des plantes âcres, peuvent encore y donner lieu.

Le traitement consiste dans l'emploi des moyens qui opéreront le plus promptement la

résolution de l'inflammation (1), la saignée est
le plus efficace de tous ; elle doit être abondante ;
on la pratiquera à la jugulaire dans les grands
animaux et le mouton, à l'oreille ou en coupant une portion de la queue au cochon : si
l'inflammation est intense, on appliquera un
vésicatoire au gosier du bœuf, et de la vache :
cela est difficile et presqu'imposible pour les
autres animaux.

Si la langue est tuméfiée, on tirera aussi du
sang des veines ranines, on pourra même inciser
la langue.

On fera prendre des breuvages adoucissans,
comme : les décoctions d'orge, de graine de lin,

_____

(1) Je dois faire observer ici que les animaux qui
nous occupent ne sont pas tous de la même valeur ;
qu'à certain d'eux il est très-difficile de faire prendre
les breuvages nécessaires, et de remplir toutes les in-
dications qui se présentent. Ces raisons doivent donc
engager, dans le cas de cette maladie et de quelques
autres, de les sacrifier promptement, on profite de leur
chair, et l'on n'expose pas le propriétaire à des dépenses
inutiles qui, quelquefois, dépassent la valeur de l'animal
malade. Le cochon étant le plus difficile à traiter, est
celui qu'il importe de sacrifier le plus promptement.
Je crois devoir observer que, pour le moment, je ne
parle que pour les animaux affectés de maladies sporadiques, c'est-à-dire qui ne sont pas répandues à la
fois sur un grand nombre d'animaux.

de son, de froment, de mauve, la dissolution
de gomme arabique, édulcorées avec du miel
ou de la mélasse, et légèrement nitrées. On
gargarisera souvent la bouche avec ces mêmes
décoctions (*voyez Gargarismes*). On aura le plus
grand soin de tourmenter, le moins possible,
les animaux, surtout ceux d'un tempérament
irritable ; il vaudrait mieux, dans ce cas-là, ne
pas leur donner de breuvages et se contenter de
gargarismes souvent répétés. On pourrait essayer
de remplacer les breuvages par des électuaires,
composés de miel, de gomme arabique en
poudre, de poudres de guimauve, de réglisse.

On fera, autant que possible, sous le nez
des animaux malades, des vaporisations d'eau
chaude, de son bouilli.

Dans les cas ou la difficulté de respirer est
très-grande, on obtient souvent un mieux assez
prompt par l'application d'un vésicatoire au
gosier, dont il faut raser ou couper auparavant le poil. Cette application ne peut avoir
lieu que dans les grands animaux.

Si l'inflammation se calme, on ajoutera, aux
breuvages, un peu de vinaigre, ou bien on
remplacera le miel par de l'oximel ; on fera de
même pour les gargarismes.

Le régime, dans le commencement de la
maladie, doit être très-sévère ; il consistera

seulement en eau blanche tiède, dont on aura extrait le son ; on essayera aussi d'édulcorer cette eau avec du miel. Si l'animal voulait en prendre en boisson, on éviterait de le tourmenter, en cessant de lui faire prendre des breuvages.

Lorsque la difficulté de respirer est moindre, on peut alors donner quelques alimens solides. L'eau blanche se fera avec de la farine d'orge, et l'on pourra donner des carottes, des pommes de terre, des navets cuits ; enfin, on augmentera successivement la nourriture, à mesure que le mieux se manifestera.

Le cochon est assez sujet à l'angine, et chez lui, elle est toujours très-dangereuse : il est difficile de lui faire prendre des médicamens : c'est donc le régime diététique qui fera la base du traitement, et, pour peu que le mal paraisse intense, on aura raison de le sacrifier : sa chair sera au moins utilisée.

L'angine ne se termine ordinairement par gangrène, que lorsqu'il y a une prédisposition particulière, et, dans ce cas-là, elle est presque toujours épizootique, des causes générales agissant alors sur tous les bestiaux de contrées plus ou moins étendues ; les propriétaires de bestiaux, dans ces circonstances, doivent employer tous les moyens qui pourront mettre leurs animaux à l'abri du fléau dévastateur. Les soins hygiéniques et le traitement préservatif, dans cette circonstance , sont les mêmes que ceux indiqués dans les différentes épizooties. *(Voyez ce mot.)*

APHTES. Ce sont de petites ulcérations superficielles qui se présentent dans la bouche des animaux , sur la langue et ses bords , la face interne des lèvres , les gencives , et qui , quelquefois , s'étendent au larynx , au pharynx , et même sur la face interne de l'œsophage et de la trachée-artère.

Les aphtes commencent par de petites élévations rougeâtres , qui se transforment en vésicules , qui , en s'ouvrant, donnent lieu aux ulcérations. Dans le principe , la langue et la bouche sont rouges , enflammées et la maladie s'annonce ordinairement par une bave plus ou moins forte qui s'échappe de la bouche , et par la difficulté que les animaux ont à saisir et à broyer leurs alimens.

Cette maladie dure un certain temps. Les aphtes , après avoir subi les différentes phases de l'inflammation , de l'ulcération , se cicatrisent et d'autres surviennent.

Rarement les accidens sont graves , surtout lorsque la maladie est simple et occasionnée par de légères affections des muqueuses du tube intestinal ; car les apthes ne sont ordinairement que symptomatiques ; mais souvent cette affection

est épizootique, et alors accompagnée de symptômes et d'accidens plus graves.

Dans ces cas, les aphtes sont plus nombreux,
s'étendent sur la trachée - artère, l'œsophage et
même l'estomac. Il s'écoule par la bouche et
les naseaux, une matière visqueuse, ayant une
odeur fétide ; il se forme aussi quelquefois des
ulcères entre les onglons.

Les aphtes affectent le bœuf, le mouton, la
chèvre, le porc. C'est chez ce dernier animal
que cette maladie est plus grave et plus dangereuse, chez les autres, rarement elle a des
suites fatales.

J'ai eu occasion de traiter cette affection,
qui était épizootique, sur les bestiaux de quelques villages en Autriche, dans lesquels nous
étions cantonnés. Les aphtes affectaient surtout
les gencives, et leur dessèchement formait une
croûte très-dure ; le bord de la mâchoire supérieure, dénuée de dents, présentait un bour-
relet corné.

Le traitement des aphtes est très-simple : le
régime, peu de nourriture, de l'eau blanche
nîtrée pour boisson, suffisent presque toujours.

Dans les cas plus graves, on fera des gargarismes avec de l'eau d'orge, à laquelle on
peut ajouter du miel et quelques gouttes de
vinaigre, ou même d'acide sulfurique, si les
ulcères présentent un mauvais caractère ; dans

ce cas, on râclera les aphtes avec un instrument approprié. C'est ce que j'ai fait faire en Allemagne, dans la maladie aphteuse que j'ai traitée.

Intérieurement, on peut donner quelques breuvages composés, comme le gargarisme, d'une décoction d'orge avec addition de miel ou de mélasse.

Dans le peu d'animaux qui meurent de cette maladie, on trouve, à leur ouverture, des aphtes jusque dans le canal intestinal.

APOPLEXIE, COUP DE SANG. Maladie causée par l'engorgement, souvent subit, des vaisseaux sanguins du cerveau, et qui amène une mort très-prompte par la compression qui est exercée sur cet organe. Les animaux qui en sont attaqués, tombent comme frappés par la foudre, et la vie est bientôt anéantie.

Cependant toutes les apoplexies ne sont pas aussi foudroyantes ; quelques-unes ont des signes précurseurs qui réclament l'emploi des moyens qui peuvent sauver l'animal. Ces symptômes précurseurs sont, la tête basse de l'animal, son défaut d'appétit, son abattement, la lenteur de ses mouvemens, la couleur rouge de la conjonctive, l'injection des vaisseaux de la face.

Les causes qui peuvent donner lieu à l'apoplexie, sont : le travail pendant une forte chaleur, l'exposition au soleil, surtout si quelques nuages viennent rassembler les rayons lumineux qui les traversent.

Une nourriture trop abondante, un état d'embonpoint qui ralentit le cours de la circulation, disposent à l'apoplexie.

Les animaux qui nous occupent ne sont pas autant exposés à cette maladie que le cheval. Cependant, les bœufs qui travaillent, ou ceux engraissés que l'on fait voyager par la grande chaleur ; les moutons qui se trouvent dans le même cas ; les cochons gras, que l'on conduit à des foires plus ou moins éloignées, peuvent être frappés d'apoplexie.

La saignée est le remède le plus efficace que l'on puisse employer, et il faut la faire très-copieuse et à un gros vaisseau, tel que la jugulaire. Pendant que le sang coulera, on fera des douches d'eau froide sur la tête ; si ces premiers soins sont suivis de quelque succès, on placera les animaux dans un endroit frais et sombre, on ne leur donnera aucun aliment solide, mais seulement de l'eau blanchie, dont on aura extrait le son, et dans laquelle on jettera de l'émétique ou de la crème de tartre. La première de ces substances est préférable ; elle agira plus efficacement sur le tube intestinal, et en l'excitant, elle favorisera la sortie des matières fécales. On peut mettre trois gros d'émétique par seau d'eau blanche.

5*

S'il était nécessaire de saigner de nouveau, on tirerait alors du sang des veines du plat des cuisses, ou en coupant quelques nœuds de la queue.

On fera des frictions stimulantes avec l'essence de térébenthine, et on appliquera les vésicatoires aux fesses.

On administrera de fréquens lavemens stimulans, soit avec une décoction de tabac, soit avec une dissolution d'aloès, et dans les premiers momens, pour ne pas perdre de temps, on pourra faire dissoudre une forte poignée de sel de cuisine dans de l'eau.

Si le mieux se soutient, on continuera le traitement, dont la principale indication est de maintenir le ventre libre ; c'est ce que l'on obtiendra en donnant, pendant quelques jours, des breuvages purgatifs, composés, pour les grands animaux, de trente-deux à quarante-huit grammes (une once à une once et demie) d'aloès, dissous dans de l'eau, ou dans une infusion de séné, ou dans du cidre ; on y joindra, avec avantage, soixante-deux à quatre-vingt-seize grammes (deux à trois onces) de sel de Duobus *(sulfate de potasse)*.

Ce traitement sera continué jusqu'à ce que l'appétit se fasse sentir, et que l'animal paraisse plus vif. Alors on le maintiendra long-temps à un régime austère, en ne lui donnant, d'abord et en petite quantité, que des alimens de facile digestion.

On emploiera à peu près le même traitement pour les animaux chez lesquels on peut prévoir l'apoplexie ; on aura seulement l'attention, dans ceux-ci, de saigner de suite aux veines du plat de la cuisse, ou de couper un nœud de la queue.

Comme les animaux qui ont été affectés de cette maladie, conservent toujours des dispositions à une rechûte, on fera bien, lorsqu'ils seront rétablis, de les engraisser pour les livrer à la boucherie.

On conçoit aussi que ce traitement ne peut être mis en usage que pour le bœuf et la vache, et que les autres animaux doivent être saignés, c'est-à-dire tués, pour en tirer parti.

Asphyxie. C'est la suspension des phénomènes de la vie, par des causes qui agissent sur les organes de la respiration.

Plusieurs causes peuvent donner lieu à l'asphyxie, et les symptômes présentent quelques différences, suivant les causes. Ces causes sont la strangulation, la submersion, les gaz non respirables, la fumée et quelques autres causes particulières.

La strangulation est fort rare dans les animaux qui nous occupent. Dans le cheval, elle a quelquefois lieu par l'entortillement des longes

autour du cou. Les bœufs, les vaches, attachés
par une longe, pourraient également s'étrangler,
surtout lorsque ce n'est pas à leurs cornes que
la longe est fixée, mais bien à un collier.

Dans l'asphyxie par strangulation, on remarque
que les membranes de la bouche et du nez deviennent livides, noires, la langue est gonflée
et sort au dehors, la bouche se remplit d'écume,
les vaisseaux de la tête, du cou, sont injectés.
On remarque des échymoses aux parties sur lesquelles ont porté les cordes ou courroies.

Par submersion : cet accident est fort rare
dans les bestiaux qui ne sont pas attachés plusieurs ensemble lorsqu'on les conduit aux rivières
pour s'abreuver ; et c'est l'accouplement de plusieurs chevaux ensemble, lorsqu'on les mène
boire, qui cause souvent leur perte.

Par des gaz délétères : il est très-rare que les
animaux périssent ainsi : cette espèce d'asphyxie
est plus ou moins prompte, suivant la nature
des gaz.

Par la fumée : c'est une des espèces d'asphyxie
les plus fréquentes parmi les bestiaux, à cause
des incendies qui se déclarent fréquemment chez
les cultivateurs. Dans ces cas, les animaux périssent, non seulement par la privation d'air respirable, mais encore par l'irritation que produit la fumée sur les organes de la respiration.

Le feu , en atteignant plus ou moins les parties du corps , excite une inflammation générale qui fait périr les animaux dans des douleurs atroces.

Souvent les jeunes sujets , à leur naissance , ont la bouche et les nasaux remplis de matière muqueuse , qui empêche l'air de pénétrer dans les poumons. Si l'on ne débarrasse pas promptement ces jeunes animaux de ces matières, ils périssent par asphyxie.

Il peut encore arriver qu'en donnant un breuvage à un animal , les efforts qu'il fait pour se défendre , font passer une partie du liquide dans la trachée-artère , surtout si l'on élève beaucoup la tête. La toux qui survient , le mucus de la trachée qui se mêle à l'eau , empêchent l'air de parvenir au poumon , et l'animal périt asphyxié. Cet accident n'est pas rare dans le cheval , qui est l'animal auquel il est le plus difficile de faire prendre des breuvages.

Le traitement , tout en présentant des moyens généraux à employer , varie suivant les différentes causes qui ont produit l'asphyxie , mais rarement il est couronné de succès.

Le traitement général consiste à placer les malades dans un lieu aéré , à donner des lavemens stimulans , soit d'eau salée , soit avec une décoction de tabac ; à introduire dans le rectum , la fumée de cette plante et d'autres plantes irritantes; à faire des frictions sur le corps : à

appliquer des linimens volatils (l'alkali volatil
uni à l'huile) sur les fesses, et à saigner lorsque
l'animal revient à lui-même.

Dans le cas de strangulation, lorsque l'on a
débarrassé l'animal des liens qui l'étranglaient,
il faut saigner de suite et abondamment ; la
saignée devra même être répétée, et alors à la
queue ou au plat des cuisses, s'il reste quelques
symptômes de congestion sanguine à la tête.

On saigne aussi, promptement, dans l'asphyxie
par la fumée, et l'on administrera intérieurement des breuvages adoucissans.

Dans le cas d'un breuvage mal administré,
la saignée calme la toux, souvent convulsive,
qui a lieu.

Si un corps étranger ou du mucus très-épais,
comme cela a quelquefois lieu, au moment de
la naissance, empêchait l'air de pénétrer dans
les poumons, on lui frayerait un chemin en pratiquant la trachéotomie, ce qui donne le temps
de débarrasser les premiers conduits aériens des
corps qui les obstruent.

On maintiendra chaudement les animaux asphyxiés par submersion, et l'on ne les saignera
que lorsqu'il donneront quelques signes d'exis-
tance.

Assoupissement. C'est plutôt un signe précur-
seur ou un symptôme de maladie qu'une maladie

réelle. Les animaux assoupis ont la tête basse, les mouvemens lents, ils mangent lentement.

Les maladies qui peuvent suivre l'assoupissement sont : le vertige, l'apoplexie. Des coups sur la tête, le mal de taupe peuvent y donner lieu.

AVANT-CŒUR, ANTI-CŒUR. On appelle ainsi une tumeur qui s'établit au poitrail des grosses bêtes à cornes. Très-souvent cette tumeur est un phlegmon simple, déterminé par un coup, un heurt de cette partie, contre un corps dur, d'autres fois c'est une tumeur critique qui se forme dans les maladies charbonneuses.

Dans le premier cas, la tumeur se forme assez lentement, elle est accompagnée de chaleur et est peu sensible. Dans le second cas, cette tumeur fait, en peu de temps, des progrès rapides, et elle est très-sensible à son début; sa chaleur n'est pas très-grande, le poil est hérissé, elle est ordinairement précédée et accompagnée de frisson.

L'avant-cœur simple doit être traité comme les tumeurs inflammatoires ; on y fera d'abord quelques onctions d'onguent populeum, et si elle paraît devoir abcéder, on emploiera l'onguent basilicum. L'abcès formé, on l'ouvrira et on le pansera avec des étoupes, d'abord enduites d'onguent basilicum, ensuite sèches, que l'on introduira dans la plaie.

Quelquefois cette espèce d'avant-cœur se termine par induration. On cherchera à faire résoudre cette tumeur, en appliquant dessus de l'onguent vésicatoire et même quelques pointes de feu, si l'on n'obtenait pas l'effet désiré par l'application de l'onguent vésicatoire.

Cette tumeur est assez rare; mais celle de l'espèce charbonneuse est assez fréquente dans les maladies épizootiques. Pour son traitement il faut voir au mot CHARBON.

AVORTEMENT. C'est l'accouchement avant terme. La vache est, parmi les animaux domestiques, la femelle qui est le plus sujet à l'avortement; et cela n'étonnera pas, si l'on considère que c'est une de celle qui est la plus exposée aux écarts des lois de l'hygiène. La truie et surtout la chèvre, y sont encore moins sujettes que la brebis.

L'avortement est presque toujours sporadique, étant l'effet de causes particulières sur telle femelle; cependant des causes générales peuvent y donner lieu, et alors il est épizootique ou enzootique. Pour le faire cesser, il faudra rechercher quelles sont les causes déterminantes, et ne pas croire surtout, que des *charmes*, des *sorts*, jetés par des ennemis, peuvent déterminer l'avortement.

Beaucoup de causes peuvent donner lieu à l'avortement ; elles tendent toutes à diminuer la vitalité du fœtus., et par conséquent à provoquer son expulsion comme corps étranger.

Les principales causes sont le jeune âge et le peu de développement physique de quelques femelles, la faiblesse de leur constitution, des chûtes, des coups en se battant, des heurts, lorsqu'elles se pressent pour rentrer dans les étables ou bergeries, à travers des portes trop étroites ; des frayeurs occasionnées par la poursuite de chiens méchans, une nourriture trop abondante ou trop chétive, des alimens de mauvaise qualité, des indigestions avec météorisation de la panse ; la pâture dans des lieux marécageux où les animaux enfoncent et où ils sont obligés de faire des efforts considérables à chaque pas ; les brouillards, les intempéries, etc.

Ce sont surtout ces dernières causes qui, agissant à la fois sur toutes les femelles d'un même canton, donnent lieu à l'avortement épizootique ou enzootique.

L'avortement est souvent précédé de quelques signes précurseurs qui le font pressentir ; d'autres fois, il est spontané, sans que l'on ait rien remarqué qui l'ait fait craindre.

Les principaux signes que l'on observe, sont la perte de l'appétit, la fièvre, le ventre tombe, l'animal est inquiet, se tourmente, fait des efforts ; les mamelles diminuent de volume ; il s'écoule par la vulve une matière visqueuse, plus ou moins fétide. L'écoulement de cette matière et sa mauvaise odeur amènent ordinairement la mort du fœtus.

S'il est besoin d'aider la femelle qui avorte, on emploiera les même manœuvres que dans la parturition naturelle. *(Voyez ce mot)*.

Les accidens qui suivent l'avortement, sont plus graves que ceux de l'accouchement naturel ; rien n'a été préparé par la nature pour cette opération, et les différens organes souffrent par conséquent davantage. L'inflammation de la matrice en est une des suites ordinaires ; c'est vers le milieu de la gestation que l'avortement est le plus dangereux.

Les femelles qui ont avorté une première fois , sont sujettes à avorter les années suivantes ; mais on a remarqué que, chaque année, l'avortement retardait successivement et se rapprochait du terme naturel du part.

Lorsque l'on a pu prévoir les causes qui peuvent donner lieu à l'avortement, ou que l'on remarque quelques signes précurseurs qui l'indiquent, on doit chercher à le prévenir.

Si une femelle pleine a reçu un coup violent dans le ventre ; si elle a fait une chute grave, ou bien si l'on- remarque le début d'une maladie inflammatoire, on doit faire une abondante saignée, et ordonner un régime diététique jusqu'à ce que le danger paraisse passé.

Lorsque l'avortement est occasionné par les mauvaises qualités des fourrages, par la nature des prés ou marais dans lesquels on les fait pâturer, il est difficile d'empêcher qu'il ait lieu. Dans ces cas, il survient à toutes les femelles placées sous les mêmes influences; et l'on ne peut que tenter de l'arrêter, en donnant de meilleurs fourrages, et n'envoyant pas à la pâture dans les prés marécageux.

Ainsi que nous l'avons dit plus haut, les femelles qui ont avorté, sont sujettes à avorter de nouveau. On emploiera tous les moyens possibles pour prévenir un nouvel avortement, en écartant tout ce qui peut avoir occasionné le premier.

La nourriture sera très-réglée; on ne les sortira pas lorsqu'il tombera de l'eau, qu'il fera de ces brouillards malsains; on aura toujours le soin de ne les envoyer à la pâture que lorsque le soleil aura dissipé la rosée. On écartera les chiens méchans, et tout ce qui peut produire la frayeur. On évitera de les faire pâturer dans les prairies marécageuses.

On aura soin, lorsqu'elles seront de nouveau

pleines, de les surveiller plus attentivement à l'époque de leur avortement, pour tâcher d'en prévenir un nouveau.

Voyez, pour tous les accidens qui peuvent accompagner et suivre l'avortement, le mot PARTURITION.

BARBILLONS. Ce sont les replis que forme la membrane buccale sous la langue. Lorsqu'un animal témoigne du dégoût, le vulgaire pense que c'est-là la cause du défaut d'appétit, et l'ignorance conseille de couper les barbillons avec des ciseaux. Il faut se garder de suivre une pareille méthode et rechercher la cause du défaut d'appétit.

BISTOURNAGE. Voyez CASTRATION.

BOUCLE. Le bœuf et le cochon sont sujets à cette maladie, qui consiste dans une espèce de petite tumeur, d'un caractère charbonneux, qui se forme dans la bouche. La tristesse, le mouvement des mâchoires, le défaut d'appétit, en sont les symptômes. Il faut percer promptement cette tumeur et la toucher avec de l'eau de Rabel. On fera ensuite des gargarismes fréquens avec une décoction d'orge miellée et acidulée avec du vinaigre; quelquefois le mal est assez grave pour se terminer par la mort.

BOUFFISSURE , BOURSOUFLURE. C'est une augmentation générale ou partielle du corps , occasionnée par la présence de l'air ou de sérosités
sous la peau. (Voyez les mots *Emphysème* et
OEdème).

BOUQUET. Voyez NOIR MUSEAU.

BOUTONS. Mot généralement employé pour désigner les affections cutanées , qui consistent dans
des petites tumeurs plus ou moins nombreuses.

BREUVAGES. Il est généralement difficile de
faire prendre des breuvages aux animaux , et
il est nécessaire de les leur donner avec précaution , pour prévenir les accidens graves qui
peuvent survenir. Ces accidens sont le passage
du breuvage dans le larynx et la trachée-artère , et par conséquent la suffocation.

Pour donner un breuvage au bœuf, à la
vache , on les saisit d'une main , par les cornes,
et de l'autre par les naseaux , et l'on maintient
la tête dans une certaine élévation. Une seconde
personne leur verse le breuvage , soit avec une
corne , soit avec une bouteille ou un pot. Ces
animaux prennent assez facilement les breuvages.

On saisit la tête du mouton ou de la chèvre
entre les jambes , et avec les mains, on l'incline

de côté, et en même temps, on écarte la lèvre inférieure, en lui faisant faire une espèce de poche dans laquelle on verse peu à peu le breuvage. Ces animaux demandent que l'on agisse avec précaution, pour éviter les accidens que leurs mouvemens de défense peuvent occasionner.

Voici la formule de quelques breuvages, les plus utiles et les plus faciles à préparer. Je les prends de la matière médicale de Bourgelat, qui, jusqu'à ce moment, a été consultée par tous les écrivains sur pareille matière.

Breuvage purgatif pour le bœuf.

Prenez séné............ 6 décagrammes ou 2 onces.

Eau bouillante.......... 1 litre.

Laissez infuser quelques heures, et ajoutez aloès en poudre, 6 décagrammes ou 2 onces.

On donne le matin, l'animal étant à jeun, et on ne le fera manger qu'une heure après l'administration du breuvage.

Dans les pays à cidre, cette boisson, surtout lorsqu'elle est encore douce, est un excellent excipient pour les breuvages purgatifs.

Pour les moutons, on diminuera des trois quarts les doses ci-dessus.

Electuaire ou opiat pour le bœuf.

'Prenez aloès en poudre..) de chaque 6 decag.
Manne grasse. . . . .)   ou 2 onces.
Miel, suffisante quantité, donnez avec une spatule.

On peut joindre, à ces purgatifs, des sels neutres, comme le sulfate de soude, *sel de Glauber*, le sulfate de potasse, *sel de Duobus ;* on les donne à la dose de six à neuf décag., pour les grands animaux, et on diminue alors la dose de l'aloès.

Dans certains cas, les breuvages purgatifs doivent être rendus toniques, et on se sert alors, pour véhicule, d'une infusion de plantes aromatiques et amères, telles que l'absinthe, la valériane, la sauge, etc.

Breuvages adoucissans pour le bœuf.

Poudre de guimauve. . . . . 6 déc., 2 onces.
Graine de lin . . . . 3 déc., 1 once.
Son de froment. . . . . 2 poignées.
Miel. . . . . 3 hect., 9 onces.
Faire bouillir le tout dans
eau. . . . . 3 litres.
Passez et donnez à l'animal en trois doses.

Autre.

Prenez gomme arabique, faites dissoudre dans eau chaude, suffisante quantité pour que celle-ci soit légèrement mucilagineuse, donnez un litre à chaque fois.

Autre.

Orge mondée............ 2 poignées.
Faites bouillir dans eau... 3 litres.
Ajoutez miel. .... 3 hect., 9 onces.
Donnez-en deux breuvages.

Si l'on n'a pas d'orge mondée, on peut se servir d'orge ordinaire, en la faisant bouillir dans plusieurs eaux et se servant de la troisième décoction.

Les décoctions des fleurs et feuilles de mauve, de la racine de guimauve et des autres plantes adoucissantes, forment d'excellens breuvages adoucissans. On les rend calmans en y ajoutant des têtes de pavots, des fleurs de coquelicot.

Pour les petits animaux, les mêmes doses sont prescrites, seulement on ne donne que des verrées de ces breuvages.

Electuaires.

La gomme arabique en poudre, la racine

de guimauve pulvérisée et incorporées dans du miel, sont les meilleurs adoucissans à donner.

Breuvages et électuaires adoucissans et incisifs.

Aux breuvages et électuaires précédens, on remplace le miel par l'oximel simple, ou l'oximel scillitique, à la dose de 8 à 12 décag., 2 à 4 onc.

On donne encore les poudres d'aunée, de réglisse, en électuaire.

Breuvages incisifs.

Gomme ammoniaque,..... 6 déc., 2 onces.
Dissolvez dans un mortier
avec vin blanc. ..,........., ½ litre.
Donnez pour un bœuf.

Électuaire pour le bœuf.

Soufre sublimé ....:...... ⎫ ana. 3 décag.,
Gomme ammoniaque...... ⎭   1 once.
Miel, suffisante quantité.
Donnez en une fois.

Pour les petits animaux, il faut diminuer les doses.

6

Breuvages diurétiques adoucissans pour le bœuf.

Prenez nitrate de potasse (sel
de nitre)..................... 3 déc., 1 once.
Faites dissoudre dans une
décoction de graine de lin, ou
d'oseille, ou d'alléluia. .... 1 litre.

Prenez pariétaire........... 1 poignée
Graine de lin. .... 2 pincées.
Faites bouillir dans eau.... 1 litre.
Donnez.

Diurétiques fortifians.

Prenez racine de bardane, en
poudre .... 3 déc., 1 once.
Vin blanc................. ½ litre.
Laissez macérer pendant six heures; donnez
en une dose.

Prenez colophane en poudre.. 6 déc., 2 onc.
Vin blanc................. 1 litre.
Jetez la colophane dans le vin, remuez et
donnez en deux doses.
Pour les petits animaux, diminuez considéra-
blement les doses.

Électuaires.

Prenez colophane en poudre.. } ana.   3 hect. ,
Nitrate de potasse. .... }   9 onces.

Mêlez bien exactement et divisez en dix paquets ; en donner un tous les matins dans suffisante quantité de miel.

Prenez térébenthine de Venise, 3 déc. , 1 once.
Délayez dans un jaune d'œuf , et donnez dans suffisante quantité de miel.

Breuvages dépuratoires , diaphorétiques et alexitères.

Prenez racine de raifort sauvage..................... ½ kil., 1 livre.

De bardane. .... 2 hect., 6 onc.

Feuilles de cresson ou de fumeterre. .... 2 poignées.

Lavez, faites égoutter et pilez , et mettez dans une cruche de grès ;

Ajoutez vin rouge, cidre ou bière. .... 15 litres.

Laissez infuser pendant douze heures, au bain-marie , la cruche étant bouchée par un

linge et du parchemin; laissez refroidir, passez
à froid.

Ajoutez muriate d'ammoniaque, 6 déc., 2 onc.

Le sel fondu, mettez dans des bouteilles à la
cave et gardez.

La dose est d'un demi‑litre tous les matins
à jeun.

_____

Prenez gayac en copeaux... 6 déc., 2 onc.
Faites bouillir dans eau ... 1 litre ½.
Réduire à moitié, jetez alors
fleurs de sureau. . . . . 1 poignée.
Retirez du feu , ajoutez mu‑
riate d'ammoniaque. . . . . 16 gr., ½ once.
Laissez infuser, passez et donnez tiède.

_____

Prenez thériaque. . . . . 6 déc., 2 onces.
Délayez dans vin vieux. . . . . ½ litre.
Ajoutez , en triturant dans
un mortier, camphre. . . . . . . 16 gr., ½ once.
Donnez.

_____

Prenez gomme ammoniaque. }
Assa-fœtida. . . . . }ana. 16 gr.
                                       ½ once.
Faites bouillir dans vinaigre. ½ litre.
Après la dissolution, donnez tiède.

_____

Prenez extrait de genièvre.. 6 déc., 2 onc.

Thériaque................ 16 gr., ½ once.
Vin vieux............... 1 litre.
Donnez en une dose.

Diminuez considérablement toutes ces doses
pour les petits animaux.

Breuvages carminatifs.

Prenez éther sulfurique..... 3 déc., 1 once.
Donnez dans une infusion
froide de menthe, de feuilles de
sauge, ou autres plantes aromatiques, ou mieux encore dans
eau de savon................ 1 litre.

———————

Prenez cendres de bois neuf, 1 poignée.
Faites bouillir quelques mi-
nutes dans eau. .. .. 2 litres.
Passez et donnez tiède.

BRULURE. Lorsque le feu prend à une étable,
une bergerie, on a beaucoup de peine à faire
sortir les animaux, et très-souvent plusieurs
parties de leurs corps sont atteintes par des
corps en ignition. Le mal est plus ou moins
grave, suivant l'étendue des parties atteintes
par le feu, et la profondeur où le calorique
aura pénétré.

Si le feu n'a fait qu'effleurer la peau, il s'élèvera une petite vésicule que l'on percera, et le mal sera guéri ; mais si une épaisseur considérable est atteinte, il se formera une escarre, plus ou moins épaisse, dont il faudra favoriser la chûte.

L'eau, les huiles et autres corps gras bouillans, occasionnent des brûlures plus profondes que les substances métalliques, ou les autres corps liquides en ignition.

La première indication est de faire avorter, s'il est possible, l'inflammation ; si la brûlure ou les brûlures sont étendues et profondes, il faut faire une forte saignée, et lotionner longtemps les parties malades avec de l'eau très-froide, glacée s'il est possible ; on appliquera, de suite, après ces lotions, de l'éther sulfurique, de l'esprit de vin, de l'eau-de-vie, etc. Enfin, on finira par fixer, sur les brûlures, des espèces de cataplasmes froids, faits avec des pommes de terre râpées, on renouvellera plusieurs fois dans la journée ces cataplasmes.

Si l'on n'a pu arrêter, par ces moyens, l'inflammation, on pansera avec des cataplasmes émoliens ; on oindra la partie avec de l'huile ou de l'onguent populeum camphré. S'il se forme une simple phlyctène ou vésicule, on la percera, et la plaie légère sera pansée avec du cérat ; mais lorsqu'il se forme des escarres larges et profondes, on continuera le même traiteme nt pour en faciliter la chûte. Quelquefois, lorsqu'elles sont très-étendues, il faut pratiquer, sur leur surface, quelques scarifications profondes, qui laissent passage au pus qui se forme sous l'escarre, et qui, sans cette précaution, établirait une plaie profonde.

L'escarre tombée, on panse la plaie comme les plaies ordinaires, et dans ce cas, le cérat simple, d'abord, puis celui de saturne, est ce qu'il y a de mieux à employer.

Bubon. (Voyez Fièvre.)

Cachexie. (Voyez Pourriture.)

Calculs. Les bêtes à cornes et les bêtes à laine sont rarement exposées aux maladies graves que font naître la présence des concrétions pierreuses dans quelques parties du corps. L'espèce bovine, cependant, est quelquefois affectée de calculs rénaux et vésicaux, surtout lorsqu'elle est soumise à une nourriture entièrement sèche, et ces calculs sont souvent expulsés au printemps, lorsque les animaux qui en sont affectés, reprennent une nourriture verte, qui donne lieu à une plus grande sécrétion de l'urine ; cette liqueur excrémentitielle sert alors de véhicule qui les entraîne

au dehors. Les bœufs sont beaucoup plus exposés
aux calculs que les vaches ; ceux du midi de
la France y sont plus exposés que ceux du
nord.

Lorsque le mal se borne à ces petits calculs,
rarement on s'aperçoit de leur existence ; ce
n'est que lorsque ces calculs, par leur volume,
ne peuvent sortir des reins où ils ont été formés,
ou de la vessie, ou qu'ils restent engagés dans
le canal de l'urèthre, qu'ils causent alors du
trouble dans l'économie animale.

On peut soupçonner l'existence des calculs
rénaux, lorsque les animaux urinent avec peine,
que leur urine est sédimenteuse et chargée quelquefois de graviers. Souvent même il s'y trouve
quelques teintes de sang. Dans ce cas, on donnera des breuvages diurétiques adoucissans, tels,
surtout, que la décoction de graine de lin, dans
laquelle on mettra du sel de nitre. On aura
soin aussi de donner des lavemens.

La nourriture doit alors être des plantes vertes,
et l'on choisira, de préférence, celles qui ont
le pius d'eau de végétation.

Les calculs vésicaux, qui sont apportés
des reins, ou qui se forment dans la vessie, ne
font apercevoir leur existence que lorsqu'engagés et bouchant le col de la vessie, ils s'opposent
à l'émission de l'urine. Cette humeur, dont l'expulsion se fait souvent par jets interrompus, a

alors les mêmes caractères que dans le cas précédent.

Les coliques, la marche embarrassée de l'animal, qui souvent cherche à frapper des pieds
de derrière le pénis, sont encore des symptômes qui annoncent l'existence des calculs. On
peut s'en convaincre en introduisant la main
dans le rectum, et en explorant l'état de la
vessie.

Les soins et les opérations nécessaires alors,
demandent la présence d'un homme de l'art.

Quelquefois ces calculs peuvent s'introduire
dans l'urèthre, parcourir une certaine étendue
de ce canal et s'arrêter dans son trajet. Ils s'opposent alors à la sortie de l'urine, qui coule
quelquefois goutte à goutte, et toujours avec des
efforts considérables que fait l'animal malade.
Le gonflement que présente le canal de l'urèthre
par la présence de l'urine au-dessus du point
ou est fixé le calcul, les souffrances très-vives
que l'animal témoigne éprouver, sont les signes
qui font penser qu'il existe un calcul arrêté
dans l'urèthre, et l'on reconnaît cette concrétion
en passant la main tout le long du canal.
Dans ce cas, en abattant l'animal sur une litière
épaisse et molle, on le soulage de suite en incisant la peau et le canal sur le calcul, qui sort
par cette ouverture. La plaie n'a pas besoin
d'être pansée; d'abord une partie des urines

6*

s'échappe par elle , mais à mesure qu'elle • se cicatrise , les urines reprennent leur cours naturel.

Un régime adoucissant convient aux bêtes affectées de calculs, mais il est plus prudent de chercher à engraisser celles qui paraissent sujettes aux récidives de ce mal, pour les livrer à la boucherie.

CASTRATION. C'est l'opération par laquelle on prive les animaux, mâles ou femelles, des organes essentiels de la reproduction.

On se propose plusieurs buts en châtrant les animaux : 1°. De rendre dociles et propices au travail les mâles, tels que le taureau, dont le caractère indocile, et souvent féroce, serait un obstacle à leur emploi ; 2°. de leur procurer une chair plus tendre et de les disposer à l'engraissement. C'est pour remplir ce dernier but, que les animaux domestiques, dont nous parlons, et quelques-unes de leurs femelles sont châtrées ; mais cette opération est beaucoup plus dangereuse pour les femelles, et on n'y soumet ordinairement que la truie, sur laquelle elle réussit assez bien, lorsqu'elle est opérée très-jeune. A l'exception de cette femelle, qui est multipare, et dont, par conséquent, un petit nombre suffit pour donner la quantité d'animaux nécessaires pour la consommation, les autres

unipares ne sont sacrifiées ordinairement que
lorsqu'elles ont donné plusieurs productions.
On ne pourrait donc les opérer que dans un
âge où cette opération serait presque toujours
mortelle.

La castration a beaucoup d'influence sur les
animaux, et particulièrement sur les mâles. Les
changemens qui s'opèrent chez eux, à la suite de
cette opération, sont plus ou moins considérables, suivant l'âge auquel ces animaux l'ont
subie. En général, les mâles perdent la hardiesse,
la force, le courage, qui sont le type de leur
sexe ; leur col diminue d'épaisseur, les membres ne présentent plus le même degré de force,
leur voix devient faible ; les cornes du taureau
châtré sont plus longues, se contournent et
perdent cet aspect menaçant qu'elles avaient
auparavant.

Les animaux châtrés, tant mâles que femelles,
sont en outre plus disposés à engraisser et
acquièrent une chair plus tendre et plus sa-
voureuse.

C'est toujours dans leur jeunesse qu'il faut
soumettre les animaux à cette opération, ils
en souffrent moins, et leur développement d'a-
dulte n'ayant pas encore eu lieu, les différens
buts que l'on se propose sont mieux remplis.

Suivant moi, le moment opportun est celui
où la nature semble se reposer des efforts qu'elle

a eu à faire dans le premier développement , et
où les formes restent stationnaires. L'animal ,
dans cette période, ne prend pas un grand accroissement ; il semble que ses forces doivent se
réparer pour résister quelque temps plus tard
aux douleurs de la dernière dentition , et à l'é-
puisement qu'occasionne souvent le développement d'adulte. Lorsque ce développement commence , comme il ne se fait pas uniformément,
la castration venant à l'interrompre, beaucoup
des animaux opérés acquièrent des formes dé-
cousues. Si l'on veut bien jeter un coup-d'œil
comparatif sur les chevaux normands d'Alençon
et sur ceux de la plaine de Caën, dont les premiers sont châtrés à l'âge de 18 à 30 mois,
et les seconds à celui de 4 ans, on sera convaincu de ma proposition. Les chevaux d'Alençon
ont acquis les formes de chevaux de selle ; la
tête, l'encolure, le poitrail, la croupe, sont en
rapports proportionnels ; l'épaule est plate, le
garot est sorti. Dans les chevaux de la plaine
de Caën, chez lesquels le développement d'adulte
a commencé , la tête est chargée, l'encolure
épaisse, le poitrail très-large, les épaules rondes.
Dans ces animaux, la castration a souvent pour
résultat de disproportionner toutes les formes,
et l'on n'a, pour la plupart du temps, que des
animaux lourds pour la selle et sujets à butter,
à tomber ; quelquefois ils grandissent extraor-

dinairement, leur dos devient ensellé. Les organes de la reproduction qu'ils ont conservés plus
long-temps, ne leur ont pas communiqué plus
de force, et l'on voit, au contraire, le cheval
d'Alençon bien plus vigoureux que celui de la
plaine de Caën.

On peut regarder que, par le moyen de la
castration, on forme des animaux d'une nouvelle
espèce, pour ainsi dire, et l'on doit s'attacher
à ce que cette nouvelle espèce ait toutes les
qualités dont on a besoin, sans retenir rien des
inconvéniens qui empêchent de se servir de
l'animal non mutilé.

Je pense que l'on peut obtenir ce but, en
pratiquant la castration à l'époque que j'indique.
C'est surtout pour ceux que l'on destine au
travail, que cette considération est importante.

L'on châtre les animaux de plusieurs manières :
par les unes, on enlève les organes essentiels
de la reproduction ; par les autres, on ne fait
que détruire la vie de ces organes, sans les enlever ; dans la castration des femelles, on enlève
toujours les organes reproducteurs. Je n'entrerai
pas dans des détails étendus sur le manuel opé-
ratoire de chacune de ces opérations, qui demandent toujours la main adroite d'un homme
de l'art; je dois observer cependant que, dans
beaucoup d'endroits, ce sont des hommes qui,
sans autre instruction que l'habitude, pratiquent

la castration des mâles ou des femelles; quelques-uns y sont très-adroits.

De la castration du taureau.

Les méthodes employées le plus ordinairement
pour châtrer cet animal, sont celles par les
casseaux ou par le bistournage; quelquefois aussi
par le feu.

Par les casseaux et par le feu, on enlève les
testicules.

Par les casseaux, le point essentiel est que
la compression soit parfaitement faite, afin de
détruire totalement la sensibilité dans les parties
qui doivent être retranchées.

Dans le bistournage, les testicules ne sont pas
enlevés, on se contente de tordre les cordons
spermatiques, et de maintenir les testicules fixés
contre le ventre, en liant la partie inférieure
du scrotum. Cette torsion opérée sur les cordons,
intercepte la circulation dans les testicules, qui
s'atrophient et deviennent incapables de sécréter
la liqueur séminale.

Il est encore un autre mode de priver les animaux de la faculté de reproduire, c'est le mar-
telage, qui s'opère en froissant les testicules
entre deux corps durs; mais cette méthode doit
être bannie, par les grandes douleurs qu'elle
cause.

Pour opérer le taureau, on est obligé de l'a-
battre, surtout lorsque l'on châtre par les casseaux ou par le feu. On peut faire l'opération,
l'animal étant debout, lorsque l'on bistourne;
on a soin alors de fixer solidement la tête de
l'animal contre un poteau, ou à un joug, et
de relever, au moyen d'une plate-longe, une
des extrémités postérieures.

Cette méthode, qui demande de la dextérité,
est presque la seule employée dans les pays où
l'on élève beaucoup de bœufs.

De la castration des béliers.

Cette opération se fait ordinairement dans le
mois de la naissance des agneaux. Le mode généralement employé est celui de l'arrachement,
qui se pratique de cette manière : l'agneau,
tenu par un aide, de manière à ce qu'il présente les parties génitales, l'opérateur excise la
partie inférieure du scrotum ; puis, au moyen
de la pression opérée par les doigts, fait successivement sortir les testicules, qu'il arrache l'un
après l'autre, soit avec les dents, soit avec la
main. Cette opération est rarement suivie d'accident.

Cette opération, dans les jeunes agneaux, est
ordinairement accompagnée du retranchement
d'une partie de la queue.

Lorsque l'on pratique cette opération sur des béliers déjà âgés, c'est au moyen des casseaux ou du fouettage, qui est la ligature des bourses au-dessus des testicules , ce qui est alors la castration par la ligature. Il faut avoir soin de serrer, autant que possible ; mais comme cette précaution est rarement remplie, la castration par le fouettage est souvent accompagnée d'accidens.

On ne châtre pas ordinairement les boucs ; les jeunes chevreaux mâles, qui ne sont pas destinés à la reproduction , sont sacrifiés de bonne heure ; en les laissant grandir , leur viande acquiert une saveur désagréable , que la castration ne leur fait pas entièrement perdre.

De la castration des porcs.

Les porcs sont châtrés très-jeunes , ordinairement six semaines après leur naissance, quelquefois cependant à trois mois. L'opération est simple, elle se fait par arrachement ou par torsion du cordon jusqu'à ce qu'il se casse. Pour les vieux verrats , on les châtre avec les casseaux ou par la ligature de chaque cordon, après avoir incisé les bourses pour en faire sortir les testicules.

De la castration des femelles.

Cette opération ne se pratique ordinairement que sur la truie ; les essais tentés sur les autres femelles n'ont pas été généralement heureux. Cependant l'on dit que, dans l'Angleterre et dans l'Italie, on châtre aussi les brebis, qui alors prennent le nom de *Moutonnes*.

On châtre les truies à l'âge de six semaines, quelquefois cependant dans un âge plus avancé, lorsqu'ayant eu plusieurs portées, on veut les mettre à l'engraissement.

La castration des femelles consiste dans l'extirpation des ovaires, qu'il faut aller chercher dans l'abdomen.

Pour cela, la truie est placée et fixée sur le côté droit, tournant le dos à l'opérateur, qui fixe la tête, au moyen de son pied droit, tandis que le gauche, placé sous le flanc droit, fait ressortir le flanc gauche ; un aide maintient ses pieds postérieurs, qu'il allonge en arrière. L'opérateur, ordinairement assis sur une chaise, fait une incision verticale au milieu du flanc gauche ; cette incision est plus ou moins profonde, suivant que l'opérateur pénètre de suite dans l'abdomen par son incision, ou qu'il divise les muscles avec les doigts, procédé préférable, pour prévenir une grande effusion de sang. Avec

le doigt indicateur de la main droite, l'opérateur cherche vers l'os sacrum l'ovaire gauche; lorsqu'il le tient, il l'amène à l'ouverture, suit la
corne de la matrice pour saisir l'autre et porter
au dehors le second ovaire; alors il coupe ou
arrache les ovaires. On prétend que, dans les très-
jeunes femelles, on peut encore, sans grand
danger, arracher la matrice en entier.

L'ablation des ovaires terminée, on réunit
la plaie par une suture à points continus.

Lorsque l'on opère des porcs ou des truies
âgés, il faut avoir soin de les museler, pour
éviter leurs morsures.

Il y a quelques précautions à prendre avant
de soumettre les animaux à l'opération, surtout
à l'égard de ceux qui sont déjà âgés. On leur
donnera une nourriture moins abondante et plus
aqueuse, et la veille, on leur donnera très-peu
à manger. Le matin, ils ne doivent pas avoir à
déjeûner; les animaux très-irritables seront saignés un ou deux jours auparavant.

L'opération faite, si l'animal a été très-irri-
table, il sera saigné (on pense bien que j'en-
tends parler des grands animaux). La marche
paraît être favorable : on fera donc promener,
tous les jours, les animaux châtrés.

On les tiendra, pendant quelque temps, à
un régime austère, et on ne les remettra graduellement à la nourriture habituelle, que lorsque

l'on n'aura plus à craindre les accidens qui suivent quelquefois la castration.

La castration est plus rarement suivie d'accidens fâcheux dans les bestiaux que dans le cheval ; cependant il peut en survenir quelques-uns. Les plus redoutables sont l'inflammation du cordon, qui se propage aux viscères abdominaux, et le tétanos ; encore ce dernier est-il très-rare parmi eux. Des saignées, des breuvages calmans et adoucissans sont les moyens à employer pour calmer l'inflammation. On appliquera des sachets de son bouilli sur les reins et on administrera de fréquens lavemens.

Le tétanos est très-difficile à guérir. (*Voyez ce mot.*)

Quelquefois, lorsque l'incision des bourses n'a pas été assez prolongée, la suppuration n'est pas assez abondante, l'engorgement est considérable et peut présenter du danger. Il faut alors débrider, avec le bistouri, et panser les plaies avec le digestif simple.

Lorsque l'on châtre par les casseaux ou la ligature, si la compression n'est pas exactement faite, ou si le point de compression n'a pas été placé assez haut, il peut survenir des champignons ou tuméfaction de la partie inférieure du cordon ; il faut alors en venir à une seconde opération, dont le manuel est le même que la

première, et que l'on peut faire le plus ordinairement par la ligature.

CHARBON. (Voyez FIÈVRES.)

CHARLATANS. Un des fléaux les plus redoutables pour les cultivateurs peu instruits de nos
campagnes, est cette foule d'hommes, connus
sous le nom de devins, maiges, guérisseurs, etc.,
et qui, connaissant l'empire que tout ce qui
paraît merveilleux a sur le vulgaire, promettent
des cures assurées avec des moyens extraordinaires, tels que des amulettes, des paroles, des
prières, des charmes, qui font disparaître les
sorts que des voisins jaloux ont jetés sur les
bestiaux ; car c'est toujours à des causes sur-
naturelles qu'ils attribuent les maladies qui
viennent décimer les animaux d'une ferme.
C'est surtout dans les épizooties que ces hommes
causent autant de mal que la maladie elle-même,
en inspirant aux cultivateurs de la méfiance sur les
traitemens curatifs prescrits par les hommes
de l'art, et sur les moyens préservatifs que le
Gouvernement fait exécuter, pour arrêter la
marche de ces maladies. Généralement ils leur
conseillent de soustraire leurs bestiaux aux visites
des gens de l'art, et leur promettent un succès
assuré de l'emploi de leurs prétendus secrets ;

mais les charmes, les paroles qu'ils prodiguent dans ces occasions, ne seraient nuisibles qu'aux hommes qui ont la faiblesse d'avoir une confiance aveugle dans ces charlatans, si en même temps leurs conseils n'étaient propres à propager au loin les maladies. C'est ainsi que presque toujours, sur des motifs dénués de raison, ils font enterrer dans l'étable, et à une petite profondeur, les animaux qui ont succombé; qu'ils empêchent la séparation des animaux sains des malades.

Mais les maux que ces hommes causent ne se bornent pas là : en cherchant à persuader que la plupart des maladies des bestiaux sont le résultat de sorts ou maléfices employés par des voisins jaloux, ils donnent lieu à des actes de vengeance, qui souvent font comparaître devant la justice les malheureux qui ont eu la faiblesse de croire à la science de ces charlatans.

Ces exemples, qui se renouvellent de nos jours, font sentir combien il est nécessaire que les hommes instruits qui vivent au milieu des cultivateurs, détruisent, parmi eux, des croyances qui leur sont si funestes, et qui entretiennent la discorde.

CHUTE DE LA MATRICE. (Voyez PARTURITION.)

CLAVEAU , CLAVELÉE. Ces deux mots ont été
long-temps employés pour désigner une maladie
particulière aux bêtes à laine. M. Hurtrel d'Arboval leur donne , avec raison , une signification
différente. Il assigne le nom de *Claveau*, à
la matière des boutons qui peut transmettre
la maladie aux autres animaux , et celui de *Clavelée* à la maladie elle-même. On nomme *Clavelisation ,* l'inoculation de la clavelée au moyen
de l'insertion du claveau.

La clavelée est une maladie qui consiste dans
l'éruption de boutons arrondis , plus ou moins
saillans , présentant d'abord un état inflammatoire , sécrétant un fluide particulier (le claveau) et finissant par se dessécher et tomber par
écailles. Ils paraissent et se développent en plus
grand nombre aux parties qui sont dénuées de
laine , comme les ars , la face interne des cuisses,
des avant-bras , le ventre , les mamelles , le
dessous de la queue , et ils s'étendent quelquefois
au pourtour des yeux , des lèvres et des naseaux.

On a trouvé beaucoup d'analogie entre cette
maladie et la petite vérole de l'homme. Toutes
deux consistent dans une éruption de boutons ,
présentant les même caractères , sécrétant une
matière particulière qui en transmet le germe
aux autres individus de la même espèce ; elles
sont toutes deux très-contagieuses, et les individus,

dans les deux espèces, qui en ont été affectés, les contractent rarement une seconde fois.

La gravité plus ou moins grande que présente, dans certaines circonstances, la clavelée, lui a fait adjoindre plusieurs épithètes qui désignent l'espèce de clavelée dont les animaux sont affectés.

On nomme clavelée *discrète* ou *bénigne*, celle qui n'est point accompagnée d'accidens fâcheux, dans laquelle les boutons, peu nombreux, espacés, ne se montrent qu'aux ars et autres parties dénuées de laine.

Clavelée *cristalline*. Dans cette espèce, l'éruption est toujours précédée de symptômes de tristesse, de dégoût, d'abattement ; les boutons sont plus nombreux, s'étendent sur une plus grande partie du corps, et ont une couleur blanchâtre, opaque, d'où son nom est tiré.

Clavelée *maligne* ou *confluente*. C'est la plus dangereuse et celle qui fait un plus grand nombre de victimes. Cette espèce est irrégulière dans sa marche; les symptômes de mal-aise qui précèdent, sont très-graves.

Il y a une fièvre très-forte, beaucoup d'anxiété, la rumination est suspendue, les boutons sont très-nombreux et très-rapprochés les uns des autres, il s'en manifeste un grand nombre autour des yeux, de la bouche, des naseaux. Il

se forme des pustules dans la bouche, la respiration devient difficile, l'haleine exhale une
mauvaise odeur ; l'animal maigrit beaucoup, ses
yeux, dont souvent les cornées sont ulcérées,
se ferment, et la mort arrive promptement.

La succession des différens symptômes de la
clavelée forme quatre temps, connus sous les
noms, d'*invasion*, d'*éruption*, de *suppuration* et
d'*exsiccation*.

L'*invasion* est le moment de mal-aise qui
précède l'éruption. Ce mal-aise est plus ou moins
grave, suivant la nature de la clavelée. Souvent, à peine si on le reconnait, lorsque c'est
d'une clavelée *bénigne* dont les animaux sont
atteints ; mais il est accompagné de symptômes
graves, lorsque la clavelée doit être *confluente* ;
la rumination est suspendue, et l'animal témoigne de grandes souffrances par son anxiété.

Le second temps, ou *éruption*, est annoncé
par la présence des boutons. Tant que dure
cette éruption, les symptômes précédens augmentent d'intensité, suivant l'espèce de clavelée ;
la chaleur du corps est plus forte, la bouche
est sèche, la soif plus ou moins ardente, la
respiration laborieuse ; les boutons sont rares,
ou plus ou moins rapprochés, et n'occupent que
quelques parties du corps, ou tout le corps.
Ils ont aussi un aspect différent dans la clavelée

confluente, ils sont rouges, violacés et indiquent
une tendance à la gangrène.

A l'éruption succède la *suppuration*, ou troisième temps. Dans les clavelées bénignes, la suppuration est annoncée par la diminution de la
gravité des symptômes; mais dans les clavelées
malignes, il n'existe pas de véritable suppuration, il y a tendance à la gangrène, et les
pustules deviennent de véritables ulcères qui
détruisent les cornées, les paupières, les lèvres, etc.

L'*exsiccation* est le quatrième et dernier
temps; l'humeur des pustules se dessèche, devient écailleuse et tombe. C'est, suivant l'avis
général, l'époque où la clavelée est le plus susceptible de se communiquer, sa matière contagieuse étant transportée par les petites écailles.

Tous les animaux qui composent un troupeau ne sont pas affectés en même temps de
la clavelée; en général, on a remarqué que
c'était sur un tiers du troupeau que la maladie commençait, et qu'elle attaquait ensuite
successivement les deux autres tiers, et, comme
la durée de la clavelée est de quinze à vingt-
cinq jours, ce qui fait à peu près le mois lu-
naire, on a dit que la clavelée durait trois
lunes. On a observé aussi que cette maladie
était plus grave pour les animaux affectés dans

7

la seconde lune : c'est l'époque où il y a un plus grand nombre d'animaux malades.

Abstraction faite de l'espèce de clavelée régnante, la mortalité sera plus grande dans les troupeaux qui sont mal tenus, mal logés, mal nourris, ou qui déjà sont en proie à quelques maladies, comme la *pourriture*. Les brebis pleines sont sujettes à l'avortement, qui complique singulièrement cette maladie.

On a cherché à connaître l'origine et les causes de la clavelée, et il est difficile de savoir si elle a toujours régné en Europe.

Elle est presque toujours due à la contagion et est beaucoup plus commune dans les pays où passent les troupeaux qui se rendent aux foires ou aux marchés, destinés à l'approvisionnement des grandes villes. Dans beaucoup de contrées, elle ne se montre qu'à des intervalles éloignés.

Le traitement de la clavelée est relatif à l'espèce régnante ; mais il est difficile de traiter séparément chaque bête d'un grand troupeau, et ce sont surtout les moyens diététiques et hygiéniques généraux que l'on doit employer.

Cependant, dans les troupeaux composés de bêtes d'un grand prix, et surtout pour les béliers, il devient urgent de déployer toutes les ressources de l'art pour conserver ces précieux animaux.

Fidèle au plan de cet ouvrage, je ne ferai qu'indiquer en grand les bases du traitement, soit interne ou externe ; mais je chercherai à pénétrer les cultivateurs, propriétaires de troupeaux, de la nécessité d'employer les moyens préservatifs de cette terrible maladie, qui sont la *clavelisation* ou son inoculation, et l'observation des réglemens sanitaires prescrits, tant par le Gouvernement que par les résultats de l'expérience.

Lorsque la clavelée a une marche régulière et qu'elle est du genre benin, il n'y a absolument aucun traitement à faire ; c'est sur le régime seul que l'on doit porter les yeux. Ce régime consistera à diminuer un peu la nourriture, si elle est bonne, et à la changer, si les alimens dont les moutons ont été jusque-là nourris, ne sont pas d'une excellente qualité. On fera bien, s'il est possible, de composer en grande partie la nourriture de racines fraîches, telles que les carottes, les betteraves que l'on coupe par tranches.

Si le troupeau était généralement dans un état de faiblesse, il faudrait donner une nourriture un peu plus tonique, et on trouve cette condition dans l'usage de la luzerne bien récoltée.

Dans le cas où la clavelée est irrégulière, on observera s'il y a un état inflammatoire aigu, ce qui ne se rencontre que sur les bêtes qui étaient fortes et bien nourries, ou s'il y a disposition à un état cachétique, ce qui se rencontre souvent dans les troupeaux mal nourris, et qui paissent dans des prairies basses et humides.

Dans le premier cas, le régime doit être antiphlogistique. On saignera, si cette opération est urgente, on fera boire de l'eau d'orge miellée, on pourra même l'aciduler très-légèrement avec du vinaigre. On ne donnera que très-peu de nourriture.

Dans le second cas, on donnera quelques légers sudorifiques, comme l'infusion de sureau, du vin tiède, miellé et coupé avec beaucoup d'eau.

On aura soin de laver, avec de l'eau de mauve, les boutons qui se rencontrent aux yeux, à la bouche et aux naseaux. On enlèvera, au moyen de ces lotions, la matière qui obstrue les cavités nasales et qui gêne la respiration.

Tous les praticiens recommandent de ne pas prodiguer l'usage du séton, dont l'utilité est manifeste pour détourner l'humeur qui se porte sur quelques organes essentiels, mais qui, très-souvent, est accompagné d'accidens funestes, tels que la gangrène.

Mais quels que soient les soins bien dirigés, employés pour combattre cette maladie, la

mortalité est toujours très-grande, et les cultivateurs font d'énormes pertes pour peu que la
clavelée ait un caractère un peu sérieux ; il est
donc instant que les cultivateurs soient convaincus de la nécessité de recourir aux moyens
qui, seuls, peuvent conserver leurs troupeaux.

La *clavelisation*, ou inoculation de la clavelée,
est le plus puissant. Les résultats heureux et bien
constatés des nombreux essais et expériences faits
par des médecins et des vétérinaires, ne laissent
plus de doute sur l'efficacité de cette opération,
qui procure toujours une clavelée régulière et
bénigne, lorsqu'elle a été faite avec prudence.

L'inoculation de la petite vérole est, sans
doute, ce qui a fait penser aux résultats avantageux de la clavelisation ; mais l'une et l'autre,
malgré leur grande utilité, ont trouvé de nombreux antagonistes. Pour mieux éclairer les cultivateurs, je vais faire connaître quels pouvaient
être les inconvéniens de l'inoculation de la petite
vérole, inconvéniens qui n'étaient que particuliers, et qui cessent de l'être pour l'inoculation
de la clavelée.

Un père, en faisant inoculer son enfant, cou-
rait les risques de lui faire contracter une petite
vérole maligne, qui quelquefois l'emportait,
tandis qu'il avait toujours pour lui la chance
que son enfant pourrait n'avoir jamais cette
maladie, ou qu'il l'aurait naturellement bénigne,

et le calcul que la mortalité était très-minime
dans les enfans inoculés, en comparaison de ceux
qui avaient naturellement la petite vérole, ne
pouvait l'engager à courir des chances aussi ha-
sardeuses.

Cette mesure, qui présentait tant d'incertitude
aux parens, ne pouvait pas être, par conséquent,
forcée par le Gouvernement, et l'inoculation ne
pouvant être générale sur tous les enfans d'un
même endroit, d'une même maison; il arrivait
souvent que des enfans inoculés propageaient
autour d'eux la petite vérole, accompagnée de
tous ses ravages.

Mais ces motifs doivent cesser pour les propriétaires de troupeaux; ils n'ont point d'affection particulière pour telle ou telle bête, et
leur intérêt personnel est de faire le moins de
perte possible. La clavelisation est le moyen
unique qui puisse remplir ce but, et maintenant que des faits nombreux en ont attesté l'efficacité, les cultivateurs doivent être persuadés
que si, par des circonstances particulières, les
pertes qu'ils éprouveraient par la clavelisation,
dépassaient les probabilités, ils en auraient alors
éprouvé d'énormes, si la clavelée naturelle
s'était répandue sur leurs troupeaux.

La clavelisation ou inoculation du claveau, c'est-
à-dire, selon le sens que nous attribuons à ce mot,
de la matière contagieuse de la clavelée, se pra-

tique comme l'inoculation de la petite vérole,
comme l'insertion de la vaccine. Cependant,
avant d'être fixé sur la méthode reconnue la
meilleure pour inoculer le virus de la claveléc,
on a fait plusieurs expériences, dont quelques-
unes, par les accidens qui en ont été les suites,
ont pendant quelque temps discrédité cette
opération. Ces accidens ont été parfois occasionnés par la méthode employée pour l'insertion du claveau ; dans d'autres circonstances,
par la mauvaise qualité du claveau, pris sur des
animaux affectés d'une clavelée très-maligne.

Pour obvier à ces accidens, on aura donc soin
de choisir le claveau sur des bêtes qui seront
affectées de la clavelée bénigne, et de pratiquer
la clavelisation par une méthode qui, en assu-
rant l'absorption du virus, ne puisse cependant
produire de phénomènes fâcheux.

Il est prouvé, par une multitude d'expériences,
que les matières animales en putréfaction, ou
celles produites par une sécrétion particulière,
comme les *virus*, les *venins*, introduits sous
la peau, au moyen de plaies plus ou moins
profondes, donnent lieu à des tumeurs ou
plaies gangréneuses, qui causent souvent la
mort ; et il est à observer que, dans les cas où
la clavelisation a produit de pareilles accidens,
c'est que cette opération avait été pratiquée

au moyen de piqûres profondes qui avaient traversé toute l'épaisseur de la peau.

L'insertion du virus au moyen d'un fil imbibé, et passé sous la peau avec une aiguille, a le même inconvénient.

On doit donc se borner à mettre en contact le virus de la clavelée avec les vaisseaux absorbans de la peau.

C'est ce que l'on obtient en chargeant une lancette, ou une aiguille à vacciner, du virus contenu dans les boutons. On insère ces instrumens obliquement dans l'épaisseur de la peau, ayant soin de peu dépasser l'épiderme, afin de ne pas passer outre la peau, et de ne pas faire saigner, le sang entraînant avec lui le virus. On maintient quelque temps la lancette dans la petite plaie, pour favoriser l'insertion du virus. Souvent cette méthode est insuffisante, et l'on a obtenu plus de succès en faisant, avec la lancette, de petites incisions superficielles; on charge ensuite la lancette de claveau, et on la passe, en l'appuyant légèrement, sur ces petites incisions.

On doit claveliser préférablement aux parties dénuées de laine, tels que les ars, le plat des cuisses, le ventre; mais comme il est survenu quelquefois des accidens à la suite des piqûres trop rapprochées ou trop profondes sur ces

parties, quelques praticiens ont adopté la clavelisation à la face inférieure de la queue,
d'autres à la partie postérieure du coude, à la face
interne du grasset, ou sur les côtés de la poitrine.
Ces parties n'étant pas garnies de filets nerveux nombreux, la gangrène ne peut avoir lieu,
ainsi qu'elle est survenue aux places, telles
que la face interne des cuisses, qui en sont abondamment pourvues. Trois ou quatre piqûres
suffisent ordinairement.

Il est nécessaire que l'opérateur, ou les opé-
rateurs, aient un nombre suffisant d'aides, dont
les uns tiennent et présentent l'animal à claveliser, d'autres l'animal sur lequel on prend
le claveau, et enfin des derniers qui chargent
les lancettes de virus.

Le claveau doit être pris sur des individus
chez lesquels la clavelée a un caractère benin.
L'opérateur indique les boutons sur lesquels on
doit prendre le virus, et l'on doit faire attention que ce n'est pas l'espèce de pus qui existe
au milieu du bouton, dont il faut charger la
lancette, mais bien la sérosité limpide exsudée
de la partie dénudée. On doit la recueillir aussi
pure que possible, et lorsque le sang commence
à se mêler avec, il faut chercher un autre
bouton.

Quatre jours après l'opération, quelques fois
plutôt, d'autres fois plus tard, les effets ont lieu.

7*

Les piqûres s'enflamment et des boutons clave-
leux naissent autour de ces piqûres, quelquesfois
aussi aux autres parties du corps. Ces boutons
parcourent les périodes accoutumées. On a fait
la remarque qu'ils étaient moins propres que
ceux naturels a fournir du claveau capable de
reproduire la maladie.

On a aussi essayé de se servir du vaccin pour
préserver les moutons de la clavelée. Quelques expériences ont paru favorables; mais le
plus grand nombre des essais tentés ayant été
infructueux, on a dû renoncer aux premières
espérances; et cette méthode a été abandonnée.

La clavelisation opérée avec soin, et le virus
choisi sur des sujets chez lesquels la clavelée
n'est pas compliquée d'accidens, est presque
toujours couronnée de succès. Il n'y a point
de traitement à faire suivre; on soumettra seulement le troupeau clavelisé à un régime diététique; la nourriture sera diminuée, on aura
soin de ne pas laisser exposés, les animaux cla-
velisés, à la pluie, au froid; mais si le temps
est doux et beau, on pourra les sortir et même
les maintenir au parc.

Lorsque le claveau se déclare sur un troupeau, le premier soin du propriétaire doit être
de retirer les premiers animaux malades, surtout si la maladie présente un caractère malin.
Il doit assainir les bergeries, en faire sortir les

fumiers, et faire des aspersions de la liqueur du pharmacien Labaraque. Il doit éviter l'entassement des moutons dans des bergeries trop étroites et tirer partie, pour cela, des localités autant que possible.

Ces premières précautions prises, il faut se hâter de claveliser la partie encore saine du troupeau. Les cultivateurs qui sont au milieu de troupeaux infectés, et dont les bêtes à laine sont encore saines, doivent recourir de suite à ce moyen préservatif.

Le propriétaire d'un troupeau affecté du claveau, en outre des moyens préservatifs qu'il peut mettre en usage lui-même, est de plus obligé de se soumettre aux lois qui protègent la fortune particulière de chacun, et qui, dans ce cas, ont pour objet d'empêcher le mal de se propager.

Ces lois obligent les fermiers ou propriétaires de troupeaux affectés du claveau, d'en faire de suite la déclaration aux autorités municipales de l'endroit, qui dicteront alors la conduite que doivent tenir ces propriétaires.

Les moyens indiqués par les lois, sont la séquestration du troupeau affecté, il ne doit pas communiquer avec les autres; et suivant les localités, l'autorité du lieu assignera un pâturage particulier, et désignera le chemin par lequel le troupeau s'y rendra. Le lieu désigné doit, autant que possible, être au-dessous du vent régnant habituellement dans le pays.

Le temps jugé nécessaire pour la séquestration d'un troupeau affecté de la clavelée, est de trois mois ou trois lunes ; mais lorsque la clavelée est le résultat de l'inoculation, ce terme peut être considérablement diminué, puisque la maladie existant chez tous les animaux en même temps, sa durée est tout au plus de vingt-cinq à trente jours.

COLIQUE. Les ruminans sont peu exposés aux coliques, c'est-à-dire aux maladies qui s'annoncent par des mouvemens désordonnés, et dont la cause est dans l'affection de l'intestin *colon*. Ces animaux ne sont ordinairement affectés que d'indigestion. (Voyez ce mot.)

CONTAGION. C'est la transmission, par un contact médiat ou immédiat, d'une maladie particulière d'un animal à un autre de la même espèce, ou presque toujours de la même espèce. Les maladies qui se propagent par cette voie, sont dites *contagieuses*. On ne connaît pas très-bien la manière dont s'opère la contagion, mais il est présumable qu'elle a lieu par un agent matériel, nommé *virus*. La rage, les maladies vénériennes dans l'homme, ne se communiquent que par voies immédiates. Le claveau, la gale, etc., peuvent se communiquer par voies médiates.

Il est plus essentiel que l'on peut le croire, que les cultivateurs soient bien au fait sur les maladies réellement contagieuses et sur celles qui ne le sont pas, quoiqu'affectant en même temps un grand nombre d'animaux de la même espèce.

Les maladies contagieuses ne réclament d'autres soins principaux que la séquestration des animaux affectés, et souvent, par ce moyen seul, elles peuvent être complètement arrêtées. L'état actuel atmosphérique, les qualités que les alimens ont acquis par le beau ou le mauvais temps, lors de leur récolte, ne réclament que quelques additions particulières, mais non essentielles dans le traitement à suivre.

L'assommement, tant préconisé par quelques écrivains, peut être utile dans quelques maladies contagieuses, telles que la rage, mais le sera-t-il lorsqu'une maladie épizootique n'est pas due à la contagion proprement dite.

La croyance aveugle à un virus contagieux dans toutes les maladies qui affectent, à la fois, un grand nombre d'animaux de la même espèce, est, au contraire, un aggravement au mal existant, puisque l'esprit fasciné par cette hypothèse, ne va pas rechercher alors les causes de la maladie là où elles sont réellement, et cependant il est souvent facile de détruire ces causes, et par conséquent d'arrêter le fléau dévastateur. On

peut même, jusqu'à un certain point, prévenir
ces maladies. En effet, si l'on a reconnu pour
cause d'une maladie épizootique, les influences
produites par les vicissitudes atmosphériques, par
des fourrages mal récoltés, etc., le cultivateur
instruit et prévoyant, ne pourra-t-il pas, lorsque
les mêmes circonstances se représenteront, employer des moyens hygiéniques capables de neu-
traliser ces influences funestes.

La morve est un exemple des effets funestes
de la croyance à la contagion. Cette maladie,
très-grave et qu'il est très-difficile de guérir,
parce que c'est une affection organique, est
toujours le résultat d'erreurs dans le régime,
le travail, le choix, la qualité et la quantité
des alimens, compliquées souvent par la constitution atmosphérique. Tout le temps que l'on
a regardé cette maladie comme le produit essentiel de la contagion, a-t-on pu la faire disparaître par le sacrifice des animaux affectés,
par le brûlement et la destruction totale des
harnois, des ustensiles d'écurie, par le blanchiment, à la chaux, des rateliers, des mangeoires,
des murs, etc. Un grand nombre de fermiers et
de maîtres de postes n'ont-ils pas continué à
perdre des chevaux nonobstant ces précautions
qui auraient été victorieuses, si la propagation
de la morve était le résultat de la contagion;
mais ce n'est que depuis que cette croyance à

la contagion est ébranlée , que l'on arrête cette maladie en détruisant les causes. Et je n'hésite pas à affirmer que , si des régimens de cavalerie , des fermiers , etc. , sont encore en proie à ce fléau , c'est qu'il est alors très-difficile ou impossible de détruire entièrement les causes existantes.

Comme je l'ai dit , la contagion a lieu par contact immédiat ou médiat ; quelques-unes des maladies contagieuses ont besoin d'un contact immédiat pour se propager. Celles-ci reconnaissant un virus ou venin bien connu ; telle est la rage, dont l'agent vénéneux a besoin d'être introduit dans une plaie ou déposé sur une surface dénudée de peau ; d'autres maladies contagieuses n'ont pas besoin de ce contact immédiat ; ainsi , pour qu'un troupeau de moutons contracte la clavelée , il suffit qu'il se trouve sous le vent d'un troupeau déjà affecté , ou qu'il suive le même chemin qu'aura parcouru ce troupeau. Au mot Epizootie , nous reviendrons sur la contagion.

CONTUSION. C'est une lésion produite par le choc d'un corps , ayant une large surface. Cette lésion n'est pas accompagnée de solution de continuité apparente. Les bestiaux sont souvent en proie à la brutalité des hommes qui en ont soin , et qui souvent se vengent sur eux , par des coups, des reproches que leur ont attiré leur paresse, leur peu de soin, etc.

Les animaux, en tombant, en se battant en-tr'eux, recoivent aussi des contusions plus ou moins graves.

Les contusions ne sont graves que relative-ment aux parties qui sont contuses et au degré de force du corps contondant ; mais malheureu-sement ce sont les contusions les plus graves qui peuvent souvent le moins se reconnaître. Ainsi, les contusions très-fortes sur les muscles abdominaux, sur la poitrine, peuvent blesser dangereusement les organes contenus dans ces cavités, sans que l'on puisse s'en douter aux parties externes sur lesquelles la contusion a eu lieu.

Les contusions sur les os, occasionnent sou-vent leur fêlure ou leur fracture.

Celles qui ont lieu sur les muscles, sont ra-rement accompagnées d'accident graves ; quel-quefois le tissu cellulaire sous-cutané, où les muscles, peuvent être meurtris et même déchirés, alors il en résulte des abcès que l'on traite ainsi qu'il a été indiqué.

Au lieu d'abcès, il se forme quelquefois, dans ces contusions, une tumeur soudaine, contenant une sérosité rousseâtre. Lorsque cette espèce de tumeur n'est pas accompagnée de signes d'inflam-

mation, si elle résiste aux topiques résolutifs que
l'on doit appliquer de suite dessus, il faut en faire
promptement l'ouverture à sa partie déclive
On panse en introduisant, dans la tumeur, des
tentes de filasse, sur lesquelles on aura étendu
de l'onguent basilicum ou du digestif, pour
solliciter une suppuration de bonne nature. La
cure en est prompte.

Les restrinctifs et les résolutifs sont les topiques que l'on doit appliquer de suite sur les
contusions. L'eau froide, fortement salée,
l'eau-de-vie et le savon conviennent en pareil
cas.

Si l'on a pu être instruit à temps des fortes
contusions sur la poitrine, sur le ventre, il sera
prudent de faire une forte saignée.

Lorsque les contusions sont compliquées de
fêlures, de fractures ou autres accidens, on se
conduira comme il est dit à chacun de ces articles.

CONVALESCENCE. C'est l'espace de temps qui
s'écoule de la cessation de la maladie au retour
complet des forces, et de l'aptitude des animaux
qui ont été malades, à reprendre leur régime
habituel.

Les cultivateurs sont trop souvent poussés par
l'intérêt particulier, et ils regardent quelques
jours accordés à la convalescence de leurs ani-

maux, comme une perte considérable. Dès le
moment que leurs animaux paraissent délivrés
de la maladie qui les avait mis sur la litière,
ils s'empressent de les remettre au travail. Ces
animaux, qui n'ont pu reprendre encore leurs
forces, sont promptement épuisés, et souvent
alors, la maladie reparaît avec beaucoup plus
de force, et emporte l'animal qui avait résisté
à une première attaque.

Ces exemples ne sont que trop fréquens,
comme aussi il arrive que, sans considération
pour la faiblesse des organes digestifs, à la suite
d'une maladie un peu grave, les cultivateurs,
toujours dans le même but de retirer plutôt du
bénéfice de leurs animaux, leur donnent de suite
une nourriture trop forte et trop abondante,
qui occasionne souvent des indigestions mortelles.

L'homme prudent suivra donc les conseils
sages du vétérinaire qui aura guéri une maladie
grave, et donnera tout le temps nécessaire à la
convalescence, pour réparer entièrement les forces
de l'animal malade. On donnera d'abord des
alimens faciles à digérer, en petite quantité,
puis on les augmentera graduellement. On le
soumettra à un exercice doux, que l'on augmentera successivement jusqu'à ce que l'on puisse
le remettre au travail.

Si, par ces précautions, le cultivateur ne retire
pas aussi promptement le bénéfice qu'il attend

du travail de ses animaux, il est au moins sûr
de les conserver, et le travail de quelques années subséquentes, le récompensera de quelques
jours de retard.

Cor. C'est le dessèchement, la mortification
d'une portion de peau sur laquelle un corps dur
a opéré une compression plus ou moins longue.
Ce sont, en général, les harnois mal conformés,
qui occasionnent ces accidens, en comprimant
inégalement les parties sur lesquelles ils reposent.

Le bœuf, le seul animal de ceux dont nous
traitons, qui soit employé au travail, est le
seul aussi chez lequel on peut voir des cors,
qui sont alors le produit de l'espèce particulière
de joug qui s'applique sur le garot.

Lorsque l'on reconnaît, à l'état de la peau
qui est tuméfiée, et dont le poil est hérissé,
qu'un cor va se former, on fera de suite, sur
la partie malade, des lotions avec de l'eau salée,
ou bien des onctions d'eau-de-vie et de savon.

Si, par ces moyens, on n'a pu prévenir la formation du cor; on en favorisera la chûte, en
appliquant dessus et au pourtour de l'onguent
populeum, s'il y a engorgement, puis de l'onguent basilicum. A mesure que les bords du
cor se détachent, il faut les couper avec des
ciseaux et finir par arracher le cor, lorsqu'il
ne tient plus que par son centre.

Suivant les progrès que le mal a fait, la plaie
est plus ou moins profonde; dans ce cas,
on la pansera avec le digestif simple, et lorsque le fond de la plaie sera au niveau des
parties environnantes, on appliquera dessus un
peu d'alun calciné, réduit en poudre. Ce médicament agit comme dessicatif, et empêche
la végétation des chairs, qui souvent a lieu dans
ces cas.

Il ne suffit pas d'avoir guéri le mal, il faut
en empêcher la récidive, en réformant, dans
la pièce du harnois, ce qu'elle peut avoir de
défectueux.

Corps étrangers. Ce sont tous les corps, soit
introduits du dehors, ou formés et développés
intérieurement, qui ne peuvent faire partie de
l'organisation du corps, et qui souvent y portent
un trouble notable.

Les vers, les diverses concrétions, etc., qui
prennent naissance et se développent dans le
corps, les altérations organiques des organes,
sont des corps étrangers dont nous nous occuperons à leur place. Nous ne considérerons ici
que les différens corps étrangers qui peuvent
survenir du dehors.

Le bœuf et les autres animaux qui sont les
compagnons ordinaires du fermier, ne sont pas
admis comme le cheval, à partager également

et les travaux paisibles des champs, et ceux
tout aussi pénibles, mais plus éclatans de la
guerre. Ils ne sont donc pas exposés à une infinité de blessures, surtout celles des armes à
feu, causées toujours par un corps dur, qui
pénétrant plus ou moins avant, devient corps
étranger, et dont les résultats sont en raison de sa
matière, de sa forme régulière ou irrégulière,
et des parties qu'il traverse et dans lesquelles
il se fixe.

Mais les animaux dont nous traitons, soumis
la plupart du temps à un régime éloigné des
lois de la nature, sont souvent portés, par des
goûts dépravés, à avaler des substances bien
étrangères à la nourriture. C'est ainsi que l'on a vu
des bœufs, mais plus particulièrement des vaches,
avaler des morceaux d'étoffes, de linge, d'un
volume considérable, d'autrefois des ciseaux,
des aiguilles, des épingles, etc. Souvent quelques-uns de ces corps durs deviennent, dans
les intestins, le noyau autour duquel viennent
se concréter des substances terreuses qui recouvrent les alimens et forment des boules d'un diamètre plus ou moins considérable. Souvent ces
corps sont formés par des couches de poil, de
laine, que les animaux avalent en se léchant
les uns les autres.

Ces corps étrangers produisent différens accidens suivant leur forme, leur volume, les parties où ils pénètrent et où ils s'arrêtent.

Les corps volumineux, comme des portions d'étoffes, de vêtemens, s'arrêtent dans le pharynx ou dans l'œsophage, et peuvent déterminer promptement la mort par la compression qu'ils forment sur les vaisseaux sanguins et sur le tube aérien, si l'animal n'est pas secouru à temps. Si le morceau est petit, qu'il n'en sorte pas au dehors, et qu'il soit assez profondément situé pour ne pas être retiré par la bouche, au moyen de pinces ou autres instumens, on cherchera à le faire parvenir dans l'estomac, au moyen d'une longue baguette, bien souple et dont le bout, par lequel on l'introduit, sera garni d'étoupe ou de linge bien' huilé ou graissé. A cet effet, on élève le plus que l'on peut la tête de l'animal, et on introduit alors la baguette.

On employera le même procédé pour faire descendre les pommes de terre, ou les racines, telles que les carottes, les grosses portions de betteraves, que les bœufs, les vaches avalent quelquefois sans les avoir triturées.

Les corps étrangers, tels que des aiguilles, des épingles, des portions de lames tranchantes ou piquantes, produisent des effets particuliers sur les organes où ils sont fixés; ils déterminent,

en général, un point d'irritation qui s'étend
plus ou moins loin ; souvent il s'établit un foyer
de suppuration qui est promptement mortel,
lorsqu'il est considérable et que son siége est
sur un organe essentiel.

Mais on voit souvent ces corps étrangers, quoiqu'introduits dans l'estomac, se frayer différentes
routes et se présenter au-dehors, et indiquer
ainsi les causes inconnues d'affections extraordinaires.

Les épines, les éclats de bois qui peuvent,
par différentes causes, s'introduire dans les muscles, sont aussi de véritables corps étrangers,
qui sortent par la voie de la suppuration, lorsqu'ils n'ont pas été retirés au moment même
de leur entrée. Ces corps produisent une douleur considérable, lorsqu'ils ont déchiré quelques nerfs, ou qu'ils touchent les tendons, ou
les enveloppes articulaires. Alors, ils faut en
opérer de suite l'extraction.

Les portions d'os fracturés sont aussi de
véritables corps étrangers.

Les cataplasmes émoliens, rendus calmans par
des décoctions de têtes de pavots, les onctions
d'onguent populeum ou d'huile camphrée, sont
les meilleurs topiques à appliquer dans ces circonstances, jusqu'au moment ou la suppuration
est établie.

Pour le complément de cet article, voyez les mots, ÉGAGROPILE, VERS.

CRAPAUD. (Voyez FOURCHETTE, PIÉTAIN.)

DARTRES. Elles consistent dans une multitude de petits boutons devenant farineux, formant des plaques assez étendues, et dont le siège est sur les parties qui recouvrent presqu'immédiatement les os. Elles sont accompagnées d'une démangeaison toujours assez forte.

Les bêtes à laine y sont beaucoup plus sujettes que le bœuf, la vache et la chèvre, et l'on donne des noms particuliers aux dartres des moutons, suivant les parties affectées. Celles qui ont leur siège à la nuque, autour des oreilles, se nomment *teigne*, *lézard*, et l'on a donné le nom de *noir museau*, de *givrogne*, aux dartres qui s'établissent aux lèvres et aux naseaux.

L'âge, les mauvais soins, les alimens malsains, sont les causes ordinaires des dartres. Quelques auteurs les croyent contagieuses, parce qu'elles attaquent ordinairement une plus ou moins grande quantité d'animaux soumis aux mêmes causes.

Le premier soin consiste à éloigner les causes qui ont pu les produire. On maintiendra, dans

un état de propreté, les étables ou bergeries
mal tenues, on remplacera les alimens malsains
par d'autres de bonne qualité.

Le traitement, qui n'est absolument que
local, consistera, 1°. dans des lotions avec des
décoctions émollientes de mauve ou de graine
de lin, sur les parties affectées. Lorsque ces
lotions auront calmé l'inflammation et la démangeaison qui existaient, on les remplacera
par d'autres lotions faites avec une dissolution
de sulfure de potasse, *foie de soufre*.

On peut aussi, si cela est plus commode,
faire un onguent avec la même substance, en
la mélangeant avec du saindoux ou du beurre.

On peut encore faire un onguent avec du
soufre sublimé, *fleurs de soufre*, incorporé
avec les mêmes corps gras. Mais le foie de
soufre est la substance qui a le plus d'efficacité.

Comme je l'ai dit, cette maladie est toujours
le résultat de l'infraction des lois hygiéniques,
et on les guérit avec des moyens très-simples;
tels que ceux que j'ai indiqués. Il est dangereux de mettre en usage les médicamens dans
lesquels entrent des substances âcres et vénéneuses, les animaux en se léchant peuvent s'em-
poisonner.

DÉGOUT. Cet état, qui consiste dans le peu d'ap-
pétance que les animaux témoignent pour leurs

8

alimens, est quelquefois le premier symptôme
de maladies graves ; quelquefois aussi il n'est déterminé que par des digestions languissantes,
une grande fatigue, des alimens ayant une mauvaise odeur.

Dans tous les cas, il ne faut pas chercher
à stimuler, par des moyens excitans, un appétit factice et momentané, qui ne ferait qu'aggraver le mal. Au contraire, on retranchera à
l'animal dégoûté, la plus grande partie de ses
alimens, et on lui donnera de l'eau blanche.
On aura le soin d'examiner si le dégoût ou
défaut d'appétit est dû à la malpropreté des
auges, mangeoires ou rateliers, ou à la mauvaise qualité des alimens.

Dans tous les cas, en soumettant les animaux
à un régime très-sévère, on guérira la maladie,
si elle ne consiste que dans une légère affection
des organes de la digestion, et, si elle est d'une
nature plus grave, on ne l'aura pas aggravée
en sollicitant l'estomac à se charger d'alimens.

DÉLIVRANCE. DÉLIVRE. (Voyez PARTURITION.)

DÉSINFECTION. Les lieux qu'habitent les animaux, sont presque toujours trop petits pour
la quantité de ceux que l'on y renferme ; la
masse d'air n'est pas assez considérable, ne s'y
renouvelle pas assez pour jouir des qualités né-

cessaires à la respiration ; de plus, le volume insuffisant d'air est encore altéré par les émanations nuisibles, produites par la transpiration cutanée, par les vapeurs des fumiers. Les murs et le sol, qui sont imbus de ces matières infectantes, et salis par les matières stercorales, exhalent une odeur infecte, lors des chaleurs humides. Dans d'autres circonstances, l'air est vicié par des substances non-percevables à nos sens, que l'on appelle miasmes, et que l'on regarde comme les causes de certaines maladies épizootiques.

Les harnois sont infectés par la sueur des animaux, il s'y forme une crasse plus ou moins épaisse, qui est âcre et qui peut produire les dartres, la gale. L'épaisseur inégale qu'acquiert cette crasse, contribue souvent aussi à occasionner des blessures aux parties sur lesquelles reposent les harnois.

Les anciens, ayant peu de connaissances en chimie, possédaient peu de moyens désinfectans. Dans les circonstances de maladies épidémiques, dont ils rapportaient les causes aux mauvaises qualités de l'air, ils allumaient, dans les places publiques, de grands feu pour le purifier. En admettant que le feu pouvait détruire les miasmes pestilentiels, il absorbait en même temps la partie respirable de l'air, le gaz oxigène, ainsi les feux allumés n'ont pas une qualité réelle désinfectante. Cependant ils peuvent avoir de l'utilité, en favorisant le mouvement de l'air atmosphérique, et en procurant son renouvellement.

La combustion de substances aromatiques, souvent mise en usage pour désinfecter les étables, etc., bien loin de produire des effets avantageux, est plutôt nuisible par la fumée toujours âcre qui en est le produit, et qui irrite les organes de la respiration.

Les progrès de la chimie ont permis de mieux connaître les effets des différens corps, les uns sur les autres, et l'on doit à Guyton de Morveau, un procédé, lequel, jusqu'ici, est celui qui est reconnu comme le meilleur. C'est le dégagement du chlore. On l'emploie avec avantage dans tous les lieux que l'on veut désinfecter.

Le chlore s'obtient en versant sur un mélange de sel de cuisine et d'oxide de manganèse, auxquels on a ajouté un peu d'eau, de l'acide sulfurique. Le chlore se dégage alors sous la forme de vapeurs abondantes. Cette opération se fait, soit à froid, soit à chaud; dans ce dernier cas, on place sur un réchaud le vase qui contient les substances.

On a soin de maintenir fermé le lieu que l'on désinfecte, et on ne l'ouvre que quelques

heures après ; on aura renfermé , dans ce lieu , les
différens harnois et autres effets imprégnés de
matières contagieuses.

Les effets de cette opération seront plus efficaces lorsque l'on aura eu le soin de laver
à l'eau bouillante et de ratisser ensuite les objets à désinfecter.

Dans cette opération, il faut nécessairement
faire sortir les animaux , à cause de la grande
quantité de gaz qui se dégage ; mais on peut
se procurer un dégagement continuel de chlore ,
sans que les animaux en souffrent. A cet effet ,
on verse sur de l'oxide de manganèse , une
certaine quantité d'acide hydrochlorique , *acide
muriatique*.

Depuis quelque temps , M. Labaraque , pharmacien à Paris , a découvert, dans le chlorure
d'oxide de chaux , la propriété d'arrêter la décomposition des corps organisés , et de détruire
sur-le-champ la mauvaise odeur qui s'en exhale.
Des expériences et des faits nombreux prouvent
l'efficacité de cette substance. Il propose aussi
le chlorure de sodium , *soude* , pour assainir les
lieux infectés.

Dans le premier cas , on verse la dissolution
du chlorure de chaux sur les corps en putréfaction ; dans le second , on lave avec la dissolution du chlorure de soude les lieux infectés.

Les lavages et les blanchimens faits avec le

lait de chaux, n'ont pas, à beaucoup près,
les vertus que l'on leur a attribuées. La chaux ne
fait que masquer la bave visqueuse déposée sur
les auges, les rateliers, les murs, par les animaux ; mais elle tombe bientôt par écailles, et
laisse à nu ces mêmes matières dont les caractères pernicieux n'ont pas été changés.

On pense facilement que si la masse de l'atmosphère est altérée par des miasmes, par des
brouillards persistans et de mauvaise odeur,
les moyens cités ont peu ou pas d'influence sur
son assainissement, mais cependant qu'ils peuvent être utiles en formant, autour des animaux,
une atmosphère particulière, corrigée en partie
de ses qualités pernicieuses.

L'ouverture des corps étant le flambeau auprès
duquel l'homme de l'art doit venir s'éclairer,
l'emploi du chlorure de chaux est indispensable,
lorsque le corps est dans un commencement de
putréfaction, ou qu'il a succombé à une maladie
épidémique.

DIABÈTE. Maladie assez rare dans les animaux
et qui consiste dans une sécrétion abondante
d'urine pâle, d'un goût sucré. Les animaux qui
en sont affectés maigrissent, ont beaucoup d'appétit et sont dévorés d'une soif ardente ; les
excrémens sont ordinairement durs et desséchés.

Le régime approprié est le seul traitement à

mettre en usage. On donnera des alimens sains
et un peu toniques, tels que les gerbées, la
luzerne, quelques grains. La boisson sera diminuée, et on l'appropriera à la maladie en la
rendant ferrugineuse.

DIARRHÉE. C'est un écoulement plus abondant,
beaucoup plus liquide et plus souvent répété des
matières stercorales, que dans l'état de santé. La
diarrhée est toujours le symptôme des affections
du canal intestinal, et on doit toujours rechercher la nature de l'affection pour diriger le
traitement qui peut faire disparaître l'effet.

Tous les animaux domestiques sont sujets à la
diarrhée, et les jeunes animaux en sont fréquemment affectés.

Une indigestion, le passage de la nourriture
sèche à la verte, le premier lait de la mère,
l'inflammation ou le défaut d'action du canal
intestinal, la mauvaise qualité des alimens, le
passage brusque du chaud au froid, les vers
sont autant de causes qui peuvent donner lieu
à la diarrhée.

Il serait imprudent, dans beaucoup de ces cas,
de vouloir arrêter ce flux copieux des matières
stercorales, et l'on ne doit agir avec des moyens
médicamenteux que lorsque, la diarrhée conti-
nuant, les animaux en souffrent et en maigrissent.

Dans le principe, la diarrhée est toujours le

résultat d'une inflammation du canal intestinal ;
on mettra donc en usage les moyens de calmer
cette inflammation. Une nourriture peu abondante, des boissons avec l'eau blanche, des
breuvages adoucissans, faits avec la décoction
de graine de lin, de feuilles de mauves, de
son, etc. ; des lavemens avec ces mêmes décoctions suffisent pour les diarrhées qui ne sont
dues qu'à une legère irritation.

Si la diarrhée continue, l'inflammation de la
membrane muqueuse du canal intestinal passe
à l'état chronique, et alors on sollicitera légèrement son action par des breuvages faits avec
des infusions légères de plantes aromatiques,
telles que la camomille, la sauge, etc. Le vin
miellé, étendu d'eau, convient parfaitement
dans ce cas ; la racine de gentiane réduite en
poudre, ou son extrait seront aussi donnés avec
beaucoup d'avantage.

Pour les jeunes animaux qui sont affectés de
la diarrhée, on mettra en usage le même traitement, et dans le cas où elle devient chronique,
on les nourrira en parti avec des fécules, celles
de pommes de terre, de froment, dont on fera
des gelées auxquels on ajoutera des jaunes
d'œufs.

Mais il faut bien s'assurer si la diarrhée ne
reconnaît pas de causes plus graves, comme les
vers, les maladies épizootiques. Dans ces cas,

c'est en traitant ces différentes maladies, que l'on peut faire cesser la diarrhée, qui n'en est qu'un symptôme. (Voyez *Vers*, *Fièvre*.)

DYSSENTERIE. Cette affection, comme la précédente, est toujours le symptôme des affections du canal intestinal. Quelquefois l'affection du canal est essentielle, d'autres fois elle n'est que symptomatique, et alors la dyssenterie est toujours un symptôme très-grave de fièvres charbonneuses, etc. Nous ne considérons ici que la dyssenterie provenant d'une irritation intense, mais simple, de la membrane muqueuse du canal intestinal. La dyssenterie n'est alors qu'une diarrhée très-forte, dans laquelle les matières stercorales sont sanglantes. Souvent aussi, les efforts que l'animal fait pour expulser les excrémens, ne sont que factices et déterminés par la seule irritation des intestins ; c'est ce que l'on nomme tenesmes, épreintes. Ces efforts ne donnent lieu qu'à la sortie de matières glaireuses et sanglantes.

Le traitement précédent, c'est-à-dire un régime sévère, des boissons blanches, des breuvages et des lavemens adoucissans, que l'on rendra calmans en joignant, à ces décoctions, des têtes de pavot.

A ces breuvages, on joindra des opiats calmans, composés de camphre dissous par des

8*

jaunes d'œuf, de poudre de guimauve et de miel.

Lorsque les caractères d'inflammation et de spasmes qui accompagnent la dyssenterie dans son principe seront dissipés, le traitement sera changé graduellement, et on mettra en usage celui indiqué pour le second temps de la diarrhée. (Voyez *Fièvre*, etc.)

ÉBULLITION. ÉCHAUBOULURES. Éruption d'une multitude de petits boutons sur la surface totale ou partielle du corps. Cette éruption est quelquefois, mais rarement, accompagnée de fièvre. Le traitement en est très-simple : de l'eau blanche, et lorsque la fièvre est un peu forte, une saignée suffisent pour mettre fin à cette affection. Les animaux seront tenus dans leurs habitations pendant quelques jours. On aura soin de leur éviter les courans d'air.

EFFORT. (Voyez ENTORSE.)

EGAGROPILES. On donne ce nom à des corps étrangers, à peu près sphériques, et d'un diamètre plus ou moins grand, que l'on trouve fréquemment dans les estomacs des ruminans, et quelquefois même dans celui du cochon. Ces corps sont formés par de la laine, des poils ou

des soies agglutinés et comme feutrés. La forme
ronde est due au mouvement de rotation qu'ils
éprouvent dans l'estomac qui les recèlent.

On a donné vulgairement le nom de gobbe
aux égagropiles du mouton, et celui de bézoard
aux corps étrangers que l'on trouve également
dans les estomacs ou les intestins, mais qui
sont formés par des couches d'une matière dure.

Des affections particulières de l'estomac, et
qui occasionnent ce que l'on appelle des appétits
dépravés, sont les causes probables qui donnent
lieu à la formation de ces corps étrangers, en
déterminant les animaux à se lécher mutuelle-
ment et à avaler ainsi de la laine, des poils
et autres substances non susceptibles d'être di-
gérées.

On évitera donc la formation de ces corps,
qui peuvent devenir dangereux par leur volume,
en nourrissant les animaux avec des alimens de
bonne qualité et en quantité suffisante ; les
affections de l'estomac qui sollicitent les goûts
dépravés, n'étant que l'effet de la mauvaise
qualité ou de la trop petite quantité des alimens.

Sous le rapport médical, ces corps étrangers
ne peuvent intéresser beaucoup les cultivateurs,
car ce n'est guère qu'à la boucherie que l'on
s'aperçoit de leur existence. Mais il est beaucoup de circonstances où la malveillance, la

crédulité s'emparent de cette espèce de maladie ,
pour accuser des voisins des pertes qu'éprou--
vent les troupeaux.

Les moutons sont les animaux dans lesquels
on rencontre le plus fréquemment des égagropiles ,
et surtout dans les troupeaux qui sont mal nourris
et conséquemment dont les animaux sont les
plus sujets aux appétits dépravés.

Il est vrai que les égagropiles des bêtes à laine ,
qui sont noirâtres et recouverts d'une substance-
tenace , formant croûte , peuvent assez ressem-
bler à des boulettes plus ou moins sphéroïdes ,
fabriquées par la main de l'homme. Leur volume égal à une noisette , à une noix , peut
faire croire aussi qu'ils ont été donnés exprès.
Aussi , dans les campagnes , les désigne-t-on
sous le nom de *gobbes*.

Il n'est donc pas étonnant que le cultivateur
sans instruction , ne voye dans les égagropiles
que l'on trouve dans la caillette des moutons
qu'il perd , une composition empoisonnée , préparée et semée dans ses prairies , par quelque
mauvais voisin. Les charlatans qu'il consulte ,
connaissant l'inimitié qui malheureusement existe
fréquemment entre les cultivateurs , ne manquent pas de fortifier cette opinion , et désignent même telle personne comme coupable. Il
en résulte des plaintes devant les tribunaux ,
et des témoins assurent que l'accusé a été vu

s'occupant à la fabrication de ces gobbes, à les répandre en divers lieu; on a l'exemple de plusieurs faits semblables, où l'accusé, bien innocent, a été reconnu d'abord coupable, les juges s'étant laissés tromper par la clameur publique et ayant négligé de faire faire les expériences convenables pour reconnaître s'il existait réellement des substances vénéneuses dans ces gobbes. Heureusement que l'appel à d'autres tribunaux a fait triompher l'innocence, l'analyse de ces corps ayant prouvé qu'ils ne recélaient aucuns poisons, et qu'ils n'étaient pas formés par la main de l'homme.

Il a été de même prouvé que des pelottes, formées avec différentes substances, telles que la farine, des graisses, du goudron et des substances vénéneuses, étaient délaissées par les moutons, et qu'il faudrait employer la force pour leur en faire avaler.

Quels maux ne produit donc pas l'ignorance d'une partie des cultivateurs de la France ! Elle entretient l'inimitié entre eux, et trop souvent des procès, et les frais retombent encore sur le malheureux dont la fortune est déjà attaquée par la perte de ses bestiaux. Cette ignorance les soumet encore à l'influence des prétendus sorciers, des charlatans de toute espèce, qui les maintiennent dans leur incurie pour les soins hygiéniques qu'ils donneraient à leur bes-

tiaux, et qui en écarteraient la foule de maladies qui les assiégent.

EMPHYSÈME. Tuméfaction partielle ou générale,
produite par le dégagement de gaz sous la peau.
La météorisation de la panse, des intestins,
sont des emphysèmes d'une nature particulière,
et dont il sera parlé au mot *indigestion*.

L'emphysème est souvent occasionné par une
plaie pénétrant dans la poitrine, accident assez
rare dans les bestiaux, qui laisse échapper
de l'air des poumons, et qui se répand dans
le tissu cellulaire environnant la plaie. Cet emphysème disparaît naturellement si l'on parvient
à guérir le mal essentiel.

Dans certains cas, et sans causes bien connues,
il se forme sous la peau des tumeurs, plus ou
moins étendues, qui sont produites par un dégagement de gaz. Ces tumeurs se reconnaissent
à un bruit particulier, semblable à celui du
parchemin, lorsque l'on les touche. Quelques
fois ces tumeurs ne se montrent que dans le
cas de maladies graves, et cessent alors avec ces
maladies; mais lorsqu'elles existent sans être
accompagnées d'autres symptômes fâcheux, quelques incisions pratiquées sur la tumeur, pour
donner issue à l'air, et des frictions d'eau-de-
vie camphrée sont les moyens à employer.

EMPOISONNEMENT. L'instinct guide les animaux
dans le choix des alimens qui leur sont propres,
et quoique la servitude des animaux domestiques altère beaucoup cette qualité conservatrice,
on a cependant beaucoup de peine, même en
les excitant par la faim, à leur faire prendre
des substances qui leur sont nuisibles, lors
même que l'on les mélange, sous un petit
volume, avec des substances qu'ils appètent le
plus. L'empoisonnement est donc un cas très-
rare dans les animaux, soit par erreur de l'instinct naturel, soit par l'introduction forcée de
substances vénéneuses. Les préparatifs et le
temps nécessaire dans ce dernier cas, effraient
les personnes assez mal intentionnées pour
tenter ce crime.

Les poisons produisent des effets différens,
suivant leur nature. Les uns causent une inflammation plus ou moins intense, tels que les
acides et quelques oxides minéraux ; les autres
sont narcotiques, stupéfians, comme plusieurs
espèces de végétaux.

Pour les poisons âcres et irritans, la première indication à remplir serait de les expulser par des vomitifs, si l'on était appelé au
début de l'empoisonnement, et si l'animal était
susceptible de vomir; mais les ruminans ne
jouissent pas de cette faculté. On doit donc se
borner à administrer des adoucissans et des

calmans, pour diminuer l'inflammation , puis les purgatifs doux pour accélérer la sortie des substances vénéneuses.

Les poisons narcotiques demanderaient également à être expulsés par les vomitifs , si cela était possible ; mais on ne peut donner également que des correctifs.

Les breuvages indiqués, sont composés d'une décoction de substances adoucissantes , à laquelle on ajoutera un peu de vinaigre pour l'aciduler. On doit aussi terminer par l'emploi des purgatifs doux.

ENCLOUURE. (Voyez PLAIE.)

ENGRAVÉE. Les ruminans et le porc sont sujets, dans les marches qu'ils sont obligés de faire , à avoir leurs onglons contus, meurtris par un sol dur et souvent caillouteux. Si la route est longue, et s'ils sont à l'état de graisse, cet accident est encore plus fréquent, la sole ou partie plantaire de leur onglon s'usant ; souvent les graviers, de petits cailloux se fixent dans cette partie, ou entre les onglons, et augmentent le mal. Le sang qui coule des parties sensibles, mises à nu par l'usure de la corne, indique souvent le passage des troupeaux de porcs que l'on conduit aux foires. Quelquefois il survient

une inflammation générale ; les animaux en-
gravés ne mangent plus, et arrivent maigres
et souffrans au lieu de leur destination.

Le meilleur moyen pour les bœufs, d'arrêter
les effets de cette maladie, est de les faire
ferrer aussitôt qu'ils paraissent être *mal à pied.*
C'est le terme dont se servent les bouviers pour
indiquer l'état de souffrance des animaux qu'ils
conduisent. Arrivés au gîte, il faut envelopper
les pieds avec un cataplasme émollient, ou tout
simplement de la bouse de vache.

On n'a pas le secours de la ferrure pour les
moutons ni pour les porcs ; les conducteurs de
ces animaux doivent être munis de morceaux
de linge dont ils envelopperont les pieds des
animaux qui souffrent de la marche. Ils appliqueront également, arrivés au gîte, des substances adoucissantes sur les onglons, et auront
eu soin de les nettoyer auparavant et de les
débarasser du sable ou gravier qui se serait introduit pendant la marche.

Les bergers, les porchers doivent mener leurs
animaux à un pas plus lent, lorsqu'ils s'aperçoivent qu'ils commencent à être mal à pied.

Beaucoup de porcs gras ne peuvent marcher
et ils faut les conduire en voiture. (Voyez
Fourbure.)

ENTORSE. EFFORT. On donne ce nom à toutes

les distensions forcées des ligamens et autres
tissus fibreux qui entourent et consolident les
articulations. Selon le degré auquel la distension a été portée, les accidens qui en résultent
sont plus ou moins graves. L'entorse diffère de
la luxation, en ce que, dans celle-ci, il y a
déplacement des surfaces articulaires, ce qui
n'existe pas dans les simples entorses.

Les animaux qui nous occupent sont moins
exposés aux entorses que le cheval, dont la
marche plus vive et souvent forcée, a lieu,
la plupart du temps, sur un terrain dur et
inégal. Néanmoins, ils s'en montre quelques
exemples, surtout dans les bœufs qui sont soumis
au travail, et chez eux comme chez le cheval,
l'entorse du boulet est toujours la plus fréquente.
Ces animaux, ainsi que les bêtes à laine, sont
également exposés aux efforts de reins, soit en
se battant entre eux, soit en cherchant à fran-
chir ou à pénétrer au travers des barrières
qui ferment les prairies où ils sont renfermés.

Les entorses dans les articulations de membres se reconnaissent à la boîterie, et le siége
au gonflement, à la chaleur et à la sensibilité de
la partie malade.

Lorsque ce sont les reins qui ont subi une
distension, cette région est douloureuse, et l'animal a peine à changer de place et à mouvoir
ses extrémités postérieures; et si la distension

a été assez forte pour que la moelle épinière ait été affectée, il y a alors souvent paralysie, l'animal reste couché et ne peut se relever.

Au moment même de l'entorse, il faut s'opposer à l'inflammation, et l'on y parvient si la distension n'a pas été trop violente, par les saignées locales, que l'on pratique en faisant des incisions sur le pourtour de la couronne des onglons, surtout vers le talon. On met en même temps le membre malade dans un seau d'eau froide, et avec une éponge on fait des ablutions sur tout le membre. Si l'on est à proximité d'une rivière, d'un ruisseau, on y conduit l'animal et on prolonge ce bain pendant au moins une heure. Au sortir du bain, on appliquera sur l'articulation affectée un cataplasme restrinctif que l'on peut composer avec des blancs d'œufs et de la suie de cheminée, ou du vinaigre. On peut employer aussi des compresses trempées dans de l'eau fortement salée. Souvent ces moyens restrinctifs s'opposent à l'inflammation, et l'on peut les renouveler plusieurs jours de suite.

Mais si l'inflammation se développe, il faut faire usage de cataplasmes émolliens, tels que la farine de graine de lin avec addition d'eau bouillante pour en développer le mucilage, ou bien les feuilles de mauve, cuites dans l'eau et hachées. Le son bouilli peut encore servir de cataplasme.

Lorsque la douleur commence à se dissiper, et que la boiterie est moindre, on remplace les émolliens par les résolutifs. On délaye alors la farine de lin avec un infusion de fleurs de sureau, on peut y ajouter aussi de l'eau-de-vie ou un peu d'extrait de saturne. On se sert encore, avec avantage, d'un cataplasme fait avec la farine de seigle.

Si la claudication ne disparaît pas et que l'affection deviennent chronique, le meilleur résolutif est une très-légère lessive de cendre de bois neuf, dans laquelle on trempe des compresses dont on entoure l'articulation malade ; il faut avoir soin que l'eau ne soit pas trop chaude, ni trop chargée de sels, parce que le poil tomberait et la peau pourrait s'excorier.

Les entorses de l'articulation de l'épaule, celles de l'articulation de la cuisse, sont toujours très-longues à guérir. Il est difficile d'y maintenir des cataplasmes, et l'on est obligé de se borner à des applications d'onguent, ou à des frictions avec des liquides appropriés.

Au moment de l'accident, les lotions d'eau fortement salée, des frictions d'eau-de-vie camphrée, d'essence de térébenthine, peuvent empêcher le mal de faire des progrès. Dans le cas du développement d'inflammation, des onctions avec l'onguent populeum camphré ou l'huile camphrée, des lotions avec l'eau de mauve et de son peuvent la calmer. Comme résolutif, on emploiera l'infusion très-chaude de fleurs de sureau, les frictions spiritueuses, enfin l'application d'un vésicatoire ; mais il est rare que les animaux ne restent pas boiteux à la suite des efforts de ces articulations.

Pour les efforts de reins, on appliquera des sachets de son bouilli, que l'on renouvellera deux fois par jour. On administrera aussi de fréquens lavemens émolliens. On termine la cure par de larges cataplasmes résolutifs, auxquels on peut joindre des onctions de moutarde sur les reins.

Lorsque les efforts de reins sont tels, que l'animal ne peut se relever, il est plus avantageux de le livrer à la boucherie.

EPIZOOTIE. ENZOOTIE. On appelle maladies épizootiques celles qui attaquent en même temps une ou plusieurs espèces d'animaux d'une même contrée, quelquefois de tout un état. Ces maladies qui, dans toutes les circonstances, ne sont pas de même nature, et qui sont toujours extraordinaires au pays, diffèrent des enzooties, en ce que celles-ci, toujours à peu près de la même nature, règnent à peu près constamment dans une même contrée, plus ou moins circonscrite, ou y reparaissent à des époques fixes de saison. Les enzooties, particulières à chaque contrée, sont rarement, ou pour mieux dire, et jamais contagieuses, et sont toujours dues aux mêmes causes appartenant aux localités, tandis que les épizooties sont aussi diverses par les genres particuliers de maladies, que le sont les causes extraordinaires qui y donnent lieu.

Les pertes que les maladies épizootiques font éprouver aux cultivateurs, sont souvent immenses; non-seulement ils voyent périr tous les bestiaux qui, quelques jours auparavant, formaient leur richesse; mais les champs restés incultes ne peuvent soulager leur misère par leur produit.

En suivant l'esprit de cet ouvrage, nous ne considérerons pas ici les épizooties selon le caractère que peuvent présenter chaque espèce des maladies qui souvent sont épizootiques ; nous nous attacherons seulement à reconnaître les causes qui peuvent les occasionner, et enfin, les moyens qui peuvent, jusqu'à un certain point, les prévenir. Si le cultivateur peut prévoir de loin les fléaux dont il est menacé, ses pertes seront moins considérables, en employant à temps des correctifs capables d'annuler les effets de ces causes pernicieuses.

Les maladies épizootiques sont toujours précédées par quelques grandes perturbations qui en sont les causes, et qui ont pu être remarquées par les hommes intelligens. La constitu-

tion atmosphérique est une des causes principales de ces maladies ; ainsi, une année constamment pluvieuse , ou trop constamment sèche ;
des vicissitudes brusques de froid , de chaud ,
de froid humide ou de chaleur humide , doivent exercer une grande influence sur les différens organes des animaux, particulièrement
sur ceux de la respiration , de la digestion et
sur les fonctions de la peau.

Les fourrages se ressentent aussi de ces influences atmosphériques et , suivant la nature
de ces influences, ils se dessèchent sur pied et
ne contiennent plus qu'une partie ligneuse, contenant très-peu ou point de principes nutritifs;
ou bien, restés long-temps sur terre après avoir été
coupés, il se putréfient en partie , et se couvrent de terre , de moisissure , sont rouillés et
contractent un goût désagréable qui annonce
leur mauvaise qualité.

Des brouillards épais , d'une mauvaise odeur ,
et qui règnent pendant des saisons entières,
font développer sur les végétaux de petites
plantes parasites, qui se réduisent en poussière
noire , épaisse , et communiquent à ces plantes
des qualités vénéneuses.

La disette qui suit les mauvaises récoltes force
les cultivateurs à mal nourrir leurs bestiaux,
quel que soit le travail auquel ils sont soumis.

L'emploi des fourrages nouveaux , qui n'ont

pas encore jeté leur feu, est encore une source de si
fréquentes maladies épizootiques, surtout lors
des années de disette, où la plus grande partie
des cultivateurs sont obligés de les employer.

Des marches forcées, une mauvaise nourriture, l'exposition continuelle aux intempéries,
sont encore des causes fréquentes d'épizootie;
c'est ainsi que l'on voit fréquemment ces maladies
se déclarer dans les pays qui ont été le théâtre
de la guerre, où les bestiaux ont suivi leur
propriétaires, forcés de bivouaquer dans les
bois.

Enfin, l'air peut être chargé de substances délétères, que nos sens, ni les instrumens de
physique ne peuvent faire reconnaître, et auxquelles on a donné le nom de miasmes.

Les enzooties, ou maladies particulières à un
canton à une ferme, ou tout autre établissement, contenant un certain nombre d'animaux,
sont le résultat d'un voisinage d'étang, de
terrains bas et marécageux, d'où les corps organisés, en putréfaction, exhalent des gaz délétères; de l'exposition à certains vents, à des
pluies régnant régulièrement; à des habitations
trop basses, humides, environnées de ruisseaux
ou de mares, dans lesquelles l'eau est toujours
en état de décomposition, dont les murs ou le
sol sont putréfiés; à l'usage, pour boisson,
d'eau de puits, d'étangs et de mares.

Les causes qui entretiennent les maladies épizootiques sont la continuation de l'état atmosphérique qui les a fait développer ; l'élévation de certains vents , particulièrement de ceux du nord ou de l'est , qui aggravent la maladie régnante , en agissant fortement sur le système nerveux des animaux malades ; la difficulté ou l'impossibilité de procurer des alimens de bonne qualité , le défaut de soins , le séjour des animaux dans des lieux où l'air ne peut se renouveler et où ils sont en trop grand nombre ; la non séparation des animaux malades des sains , la crédulité et la confiance d'une partie des habitans de la campagne dans le pouvoir des sorciers , des guérisseurs de leur canton , qui leur font enfouir les corps des animaux morts dans les étables , et qui les engagent à repousser et à ne pas faire usage des conseils et des soins hygiéniques que le Gouvernement indique , pour préserver de la maladie ou en arrêter la marche ; enfin la contagion et l'infection.

Nous avons expliqué ce que c'était que la contagion ; l'infection est le résultat des effluves des marais , de la décomposition des corps organisés , des plaies gangréneuses , de l'ichore , de la matière sanieuse qui en découlent , de la suppuration mal élaborée des sétons , de la trans-

9

piration cutanée et pulmonaire des animaux malades, des émanations des fumiers.

Dans les maladies contagieuses, un animal malade répand, partout où on le conduit, la maladie dont il est attaqué : l'infection ne s'étend pas au-delà des lieux dont l'air est vicié par les causes énoncées. L'animal malade ne porte pas la maladie dans les lieux non infectés, mais les animaux sains subissent l'influence des lieux infectés.

La contagion a joué un grand rôle et a été long-temps regardée comme inhérente à toutes les maladies épizootiques. De bonnes observations, tant de médecins célèbres que de vétérinaires instruits, ont détruit en partie ce préjugé et, en faisant mieux connaître les causes réelles de ces maladies et celles qui pourraient les propager, ont rendu plus simples et plus efficaces les moyens de les prévenir et d'en borner les progrès.

En connaissant les causes qui peuvent donner lieu aux maladies épizootiques et celles qui les entretiennent, le cultivateur, un peu observateur, peut mettre en usage des moyens capables d'en exempter ses animaux, ou du moins de les rendre moins graves.

Il combattra les intempéries des saisons en ne donnant qu'un travail modéré, en faisant bien

bouchonner et sécher les animaux que les travaux de la culture forcent de rester exposés à
la pluie, au froid humide. Il les fera couvrir
à leur rentrée, et fera interposer, entre la cou-
verture et l'animal, une couche de paille sèche
qui leur communiquera une chaleur nécessaire
et maintiendra la circulation dans les derniers
rameaux des vaisseaux, ce qui prévient la pléthore ou l'accumulation du sang aux organes du
centre. Il donnera aussi une nourriture plus
tonique, en augmentant la ration des grains.

Les troupeaux ne sortiront que quand les
brouillards épais seront dissipés et que la rosée
sera évaporée.

Dans les temps où règne une sécheresse considérable, les animaux seront rentrés dans le
milieu du jour; et le matin et le soir, on les
conduira dans des lieux où ils peuvent trouver
le plus de fraîcheur. On peut arroser leurs alimens avec de l'eau, on les fera boire plus souvent et leur boisson sera rendue plus rafraîchissante, en y mettant un peu de son, un peu
de vinaigre.

Lorsque les fourrages auront été mal récoltés,
on les secouera pour en faire tomber la poussière, et on les aspergera avec de l'eau salée.
On tâchera de remédier encore aux effets de
ces fourrages altérés, en donnant des racines,
comme les carottes, les betteraves, les navets.

La cuisson des fourrages desséchés, ligneux, est encore un moyen de les rendre un peu plus nourrissans.

Dans aucun cas, il ne faut pas faire un usage prématuré des fourrages nouvellement récoltés, ou s'il y avait nécessité absolue, on les mouillerait fortement avec de l'eau salée.

Le fermier fera un examen attentif des animaux qu'il achète ; il observera avec attention si ces animaux ne sont pas fatigués par une longue route, faite à marches forcées ; s'ils ne sont pas affectés de quelques maladies contagieuses, et, dans tous les cas, il est très-prudent de les garder, pendant quelques temps, dans un local séparé avant de les réunir aux autres. Il redoublera encore d'attention, s'il sait qu'il règne aux environs, ou dans quelques départemens limitrophes, une maladie.

Lors de l'existence d'une maladie épizootique, le cultivateur doit séquestrer ses animaux ; il ne les laissera pas communiquer avec ceux du village, il les nourrira à l'étable ou à la bergerie, il empêchera ses valets d'aller visiter les autres fermes, il ne laissera pas introduire chez lui ceux des fermes étrangères, ni aucune espèce de ces prétendus sorciers, charlatans, guérisseurs, mercandiers, dont les uns lui donneront des spécifiques inutiles, et les autres lui conseilleront de se défaire, à bas prix, de ses bestiaux. Il suivra les conseils des hommes de l'art et obéira, sans réserve, aux réglemens du Gouvernement, intéressé à conserver, dans tous les temps, la fortune des particuliers.

Les soins pour la propreté des habitations et des animaux, doivent être portés à la minutie: les fumiers seront enlevés journellement et les fumigations indiquées à l'article désinfection, et dans celui des habitations, 1re. partie, seront très-utiles.

Si cependant la maladie régnante se déclare, il faut alors séparer de suite les malades (1), et employer les moyens désinfectans pour l'habitation où restent les autres animaux. Les domestiques destinés à avoir soin des infirmeries que l'on établit, ne doivent plus communiquer avec les autres, ni s'introduire parmi les animaux encore sains.

On maintiendra avec exactitude la propreté

_____

(1) Dans tous les ouvrages, l'on conseille de séparer les sains des malades, présumant, avec raison, que le lieu où la maladie s'est déclarée, peut être infecté; mais ce précepte est bien difficile à suivre, car il faudrait alors autant de bâtimens qu'il se présenterait de nouveaux animaux malades, et c'est ce qu'il est impossible de trouver, même dans les plus grandes fermes, le nombre des animaux se trouvant alors en proportion plus grand.

dans les infirmeries. Les fumiers en seront enlevés et mis à part et au-dessous des vents ré-
gnans. On fera les mêmes fumigations et on
lavera avec de l'eau, saturée de la liqueur du
pharmacien Labarraque, la bave et la matière
qui se trouvent à la bouche et aux naseaux des
animaux malades. On lavera, avec la même eau,
les sétons ou les plaies que porteront les animaux.

Les corps des animaux qui ont succombé
doivent être enterrés au loin et enfouis dans des
fosses assez profondes, pour être inaccessibles
aux chiens, aux loups dans les pays boisés.
L'ouverture et l'excoriation de ces corps doivent être pratiquées au bord de cette fosse,
qui sera immédiatement remplie; il serait même
bon d'y jeter de la chaux vive.

Des expériences ont prouvé que les cuirs
pouvaient, sans danger, servir dans le commerce, l'opération du tannage détruisant les
qualités pernicieuses dont ils peuvent être imprégnés. Les autorités doivent, dans ces cas,
prescrire les mesures qui concilient l'intérêt
public et l'intérêt particulier.

Il est inutile de faire mention ici de deux
moyens qui ont été préconisés comme préservatifs par excellence des épizooties, l'assommement
des bêtes malades et l'inoculation de la maladie à
celles qui ne sont pas encore atteintes du mal. L'as-

sommement ne peut être employé que pour quelques maladies essentiellement contagieuses, comme
la rage, qui, quelquefois, peut être regardée
comme épizootique ; mais dans toutes les autres
circonstances, cette mesure ne fait que porter
la désolation dans l'âme des propriétaires de
bestiaux, qui cherchent alors à les soustraire
à l'œil de l'autorité. L'inoculation ne peut que
contribuer au développement du mal.

Il est difficile de remédier aux enzooties qui
sont le résultat des effluves de lieux marécageux,
de pluies constantes, etc. Les administrations
seules peuvent faire les frais nécessaires pour
détruire quelques-unes de ces causes. Quant à
celles qui tiennent à des localités particulières,
les propriétaires sont toujours à même de les
détruire. (Voyez *Habitations*, 1re. *partie.*)

ESQUINANCIE, ESTRANGUILLONS. (Voyez ANGINE.)

FALÈRE. Maladie particulière aux bêtes à
laine, et dont le nom, d'étymologie catalane,
signifie, *promptitude*, *activité.* Cette maladie est
enzootique dans le midi de la France, et surtout dans le département des Pyrénées-Orientales.
Suivant M. Tessier, que cite M. Hurtrel-
d'Arboval, c'est une espèce d'indigestion putride,
avec une météorisation produite par la pâture
des moutons sur des prairies encore couvertes

de rosée. Néanmoins, quelques causes locales
doivent disposer les animaux à cette maladie,
qui épargne quelques cantons situés au milieu
de ceux où elle fait le plus de ravage.

Les animaux attaqués de la falère, sont de
suite abattus, portent la tête basse, tombent,
se relèvent et retombent de nouveau, le ventre
se tuméfie, la respiration devient laborieuse,
une bave écumeuse sort par la bouche, et la
mort ne tarde pas à survenir.

La promptitude avec laquelle marchent les
symptômes, ne permet pas de compter beaucoup sur la réussite d'un traitement, et comme
les chairs des moutons malades ne paraissent
pas perdre de leur qualité, on est dans l'habitude de les tuer de suite et de les livrer à
la boucherie. L'expérience prouve que cette
viande n'a contracté aucune qualité malfaisante.

Cependant, le traitement que l'on pourrait
mettre en usage serait celui indiqué pour les
indigestions putrides. La ponction de la panse
pour donner issue au gaz, qui paraît être l'hydrogène carboné, et puis des breuvages mucilagineux avec addition d'eau-de-vie, ou de toute
autre liqueur un peu stimulante.

Mais c'est par des soins hygiéniques que l'on
pourra prévenir les effets de la falère. On attendra, pour conduire les troupeaux aux pâturages, que la rosée soit dissipée, et on aura eu

le soin de leur donner avant, un peu à manger,
pour que la faim ne les force pas à charger
leur estomac d'une trop grande quantité de
plantes vertes.

Il est probable que le nom étranger donné
à cette maladie l'a, jusqu'ici, fait considérer
comme une maladie particulière au midi. Si
les bêtes à laine de nos contrées paraissent en
être exemptes, c'est que les cultivateurs plus
instruits, observent mieux les lois de l'hygiène.

Fièvres. La doctrine médicale nouvelle raye
ce nom de sa nomenclature, ne reconnaissant
pas de fièvres essentielles, c'est-à-dire de maladies qui n'aient point un siége fixe. Le but
de cet ouvrage ne nous permet pas de changer
le nom sous lequel sont connues la plupart des
maladies graves, qui sont presque toujours
épizootiques. Nous chercherons donc à traiter,
aussi simplement et aussi clairement que possible, ce qu'il est important aux cultivateurs
de savoir, pour les soins raisonnables qu'ils
peuvent apporter d'eux-mêmes dans ces circonstances désastreuses.

Les fièvres qui règnent épizootiquement sur
les animaux diffèrent entre elles, suivant les
causes et l'espace de temps que ces causes ont
agi, sur les organes qui sont le plus particulièrement affectés.

9*

Dans certains cas, elles consistent dans une
inflammation simple, générale ou partielle, dans
d'autres, cette inflammation est accompagnée
de caractères particuliers qui leur font donner
les noms de fièvres gangréneuses, charbonneuses,
ataxiques, typhoïdes, etc.

L'on a multiplié les noms de ces maladies,
quelle que soit leur ressemblance de caractère,
en les désignant sous celui de l'organe particulièrement malade. De là les noms d'angine,
de péripneumonie, de gastrite, d'entérite, de
gastro-entérite, avec l'épithète de simple, putride, etc.

Des Fièvres simples.

Ce sont celles qui sont purement inflammatoires, et qui réclament à peu près les
mêmes soins que les inflammations sporadiques
des mêmes viscères; mais comme les causes
premières de ces maladies ont toujours une
date un peu reculée, il y a toujours des symptômes plus graves, et la marche de ces maladies est toujours plus vive. Il ne faut donc
apporter aucun retardement dans le traitement,
et l'on doit soumettre à un régime préservatif,
les animaux qui se sont trouvés sous les mêmes
influences.

Le régime préservatif et le traitement doi-

vent être , dans le principe, entièrement anti-
phlogistiques.

Régime. On diminuera la nourriture des animaux encore sains en apparence , ils seront mis
à l'eau blanchie avec le son, ou un peu de
farine d'orge , on leur donnera des lavemens ;
on saignera ceux chez lesquels les membranes
de l'œil , des naseaux et de la bouche , seront
un peu plus rouges que dans l'état naturel.

Traitement. Saignée abondante au début de
la maladie , privation totale des alimens solides,
eau blanche tiède pour boisson. On donnera
en breuvage des décoctions légères de graines
de lin , d'orge , auxquelles on joindra du miel,
et mieux encore de l'oximel simple. On rendra
ces breuvages diurétiques en y faisant dissoudre
du sel de nitre , ou de la crème de tartre ; on
donnera aussi de fréquens lavemens.

Le traitement doit différer suivant les parties
affectées. Ainsi , dans les inflammations du tube
intestinal , les breuvages seront plus mucilagineux que dans les autres inflammations. Dans
les angines , comme il est difficile de faire
prendre des breuvages , on les remplacera par
des gargarismes fréquens des mêmes substances
que l'on aurait données en breuvage. On exposera
de plus la tête des animaux aux vaporisations
émollientes de son bouilli ou de feuilles de

mauves également bouillies. On appliquera, sur
le gosier, des cataplasmes émolliens, s'il se
forme une tumeur à l'extérieur ; ou bien un
vésicatoire sur la même partie, que l'on aura
rasée, pour changer le point d'irritation.

Lorsque l'on aperçoit du mieux, on donne
quelques alimens solides, on rend la boisson
plus nourrissante par l'addition de son ou de
farine d'orge, et l'on donne alors des breuvages
légèrement amers, tels que la décoction de la
racine de gentiane, ou cette racine réduite en
poudre et incorporée dans du miel.

Enfin, le mieux se soutenant, on remet peu
à peu les animaux au régime ordinaire.

Des Fièvres compliquées.

La marche extrêmement rapide de ces maladies, la stupeur dont les animaux sont frappés dès le début, la prompte terminaison gangréneuse des organes particulièrement affectés,
la disposition singulière à la putréfaction des
corps des animaux qui ont succombé, sont des
phénomènes qui doivent réclamer l'attention des
hommes de l'art, et leur faire penser, ce me
semble, que des causes simples d'irritation,
ne produiraient pas de pareils effets. Pour

moi, dans l'étude que j'ai été à portée de faire
de ces maladies, j'ai toujours été convaincu
que le système nerveux était particulièrement
affecté, et que l'affection particulière de ce système, était bien caractérisée par le défaut d'équilibre qui se manifeste dans l'accomplissement
de toutes les fonctions.

Ce ne peut être aussi que ce défaut d'action
du système nerveux sur l'ensemble de l'organisme animal, qui fait que toutes les fièvres
épizootiques compliquées, ont toutes, à peu
près, le même caractère, se comportent à peu
près de même, et réclament, en général, le
même traitement, sauf quelques exceptions particulières ; et je m'estime très-heureux, dans
cette occasion, de me trouver d'accord avec
M. Hurtrel d'Arboval, qui dit : « En y réflé-
chissant bien, on est très-porté à ne voir qu'une
seule et même affection dans toutes ces terribles
maladies ; elles peuvent bien offrir des différences dans leur marche et leurs symptômes,
mais elles n'en présentent pas de pathognomo-
niques dans leurs phénomènes essentiels ».

Les bêtes bovines sont les plus exposées à ces
terribles maladies, cependant les moutons, les
porcs en sont quelquefois atteints.

Symptômes généraux.

Presque toujours l'invasion des maladies épizootiques est précédée par quelques signes qui
ne devraient pas échapper à l'observation de ceux
qui en ont soin. Ces signes sont la tristesse,
l'inquiétude, un appétit moins grand, la lenteur de la mastication, une moindre aptitude
au travail, une fatigue plus prompte, moins
de gaieté dans les animaux qui vont pâturer,
la solitude qu'ils recherchent.

On remarque encore que le poil est hérissé,
que l'épine dorsale est très-sensible à la pression exercée par les doigts ; la peau est sèche,
adhérente aux os. Dans quelques cas', on rencontre de petites tumeurs sous la peau, etc.

Le début de ces maladies se montre par l'irrégularité du pouls, qui, quelquefois est dur
et plein, d'autres fois petit et très-vîte, ou
effacé, toujours intermittent. Les yeux sont ar-
dens, la conjonctive est fortement injectée et
souvent a une teinte jaune. Le mufle est sec,
la membrane pituitaire est rouge-brun, quelquefois blafarde. Souvent il s'écoule, par les
naseaux, une matière verdâtre, sanguinolente
et d'une odeur rebutante.

Les cornes et les extrémités sont alternativement chaudes ou froides ; on remarque aussi des frissons passagers , des sueurs partielles.

La rumination est interrompue , il y a faiblesse , chancellement, prostration des forces ; le thorax s'enfonce entre les épaules ; souvent il y a abolition de la vue.

L'animal témoigne de l'anxiété, la respiration est accélérée, le flanc est agité.

L'air expiré, tout le corps exhalent une mauvaise odeur.

Les urines sont crues ou fortement chargées, les excrémens sont presque toujours liquides, d'une odeur fétide, souvent ils sont sanguinolens.

Les articulations font entendre un cliquetis dans leurs mouvemens; on remarque des claudications qui passent d'un membre à l'autre.

Symptômes particuliers.

Ils varient suivant le caractère particulier de la maladie et suivant les organes qui sont les plus affectés.

Dans les fièvres ataxiques , c'est-à-dire lorsque le système nerveux est fortement affecté, les animaux se livrent à des mouvemens extraordinaires, on remarque quelquefois des convulsions, l'œil pirouette, l'animal se laisse tomber et est roide ; les symptômes varient à chaque

instant, la respiration et le mouvement du flanc
sont très-accélérés par momens, puis ils deviennent calmes.

Dans les fièvres putrides et typhodes, la
marche de la maladie est très-rapide, il y a
une propension marquée à la décomposition, le
sang que l'on tire se décompose très-promptement, il est toujours très - noir en sortant de
la veine.

Suivant les organes affectés, ces fièvres ont
reçu les noms d'angines, de péripneumonies,
d'entérites, de dyssenteries gangréneuses, de
glossanthrax, d'antrhax.

Dans les angines, la respiration est très-gênée,
et sifflante, l'animal s'agite, étend la tête, et la
suffoccation qui le menace sans relâche, le fait
agiter continuellement. Il y a souvent flux par
les naseaux, d'une matière noirâtre, verdâtre,
sanguinolente et très-fétide. L'animal a beaucoup de peine à déglutir les liquides, qui quelquefois reviennent par les naseaux. L'air expiré
est d'une odeur insupportable ; souvent les gencives, la langue, l'intérieur de la bouche sont
parsemés de petits ulcères, et lorsque la gangrène s'empare des parties enflammées, il s'échappe par la bouche des portions de membrane ; souvent les parotides se tuméfient, et
c'est ordinairement une terminaison heureuse
lorsqu'il se forme au dehors une tumeur critique.

La mort est très-prompte dans les angines gangréneuses, et il est rare que les animaux malades passent le quatrième ou le cinquième jour après l'invasion.

A l'ouverture, on trouve les parties de l'arrière-bouche dans un état complet de gangrène, des érosions et des ulcérations gangréneuses sur la membrane qui tapisse la bouche, celles du pharynx, du larynx. Ces ulcérations se continuent sur la membrane trachéale et sur celle des bronches. Les poumons présentent aussi de graves lésions. Tous les viscères sont plus ou moins affectés ; les muscles ont une teinte jaunâtre et se déchirent facilement.

Dans les péripneumonies, la respiration est accélérée, le mouvement des flancs est très-vite. L'air expiré d'abord très-chaud, devient froid et acquiert une odeur très-fétide, les orifices des naseaux sont très-dilatés, il y a toux fréquente et faible, les membres antérieurs sont écartés, l'animal ne peut se coucher, la trachée-artère se remplit d'un liquide écumeux qui forme obstacle à l'entrée et à la sortie de l'air, il y a flux, par les naseaux, d'une matière écumeuse, fétide. L'animal périt en peu de temps : quelquefois les symptômes ont paru se calmer instantanément lorsque la terminaison gangréneuse a lieu.

L'ouverture présente des lésions très-graves dans la cavité thorachique. Elle est ordinairement remplie d'un liquide rougeâtre , dans lequel nagent des portions de fausses membranes ; les plèvres sont détruites en partie ; ce qui en reste est recouvert de fausses membranes. Les lobes sont dans un état de gangrène , le parenchyme se divise facilement. On trouve souvent dans l'intérieur des lobes , des foyers de matière ichoreuse , dans laquelle se trouve des portions du parenchyme à l'état de décomposition. La trachée-artère , les bronches sont remplies par un fluide roussâtre écumeux , la membrane muqueuse qui les tapisse est semée de taches noirâtres , gangréneuses.

Le péricarde contient ordinairement beaucoup de sérosité roussâtre , le cœur est souvent ramolli , les fibres ont peu de consistance et se séparent facilement.

Lorsque le siége de la maladie se trouve dans l'appareil digestif , les symptômes se montrent sous une forme moins alarmante. En général, c'est l'affection de l'estomac , des intestins qui constitue presque toutes les maladies épizootiques , connues sous le nom de fièvres charbonneuses. Ces fièvres sont presque toujours compliquées de symptômes d'ataxie. Effectivement, le système nerveux y joue un grand rôle , et c'est à lui que l'on doit l'irrégularité que l'on remarque dans l'existence et la marche des symptômes.

Dans le début, il y a chancellement des extrémités, les postérieures surtout sont plus faibles et les reins sont comme paralysés.

La tête est basse, quelquefois elle se relève, se porte contre les murs, et l'on remarque quelques signes de vertige. L'œil est fixe et la vue trouble.

Des frissons sont suivis de sueurs froides, le poil est hérissé.

Le pouls est alternativement petit, quelquefois effacé, ou plein et dur, les pulsations sont très-accélérées.

L'animal se plaint, regarde son flanc, il gratte du pied, il se couche et se relève ; les flancs sont tendus.

La respiration, par instant, est laborieuse et accélérée, puis elle redevient calme.

Le museau est sec, la langue et la bouche sont sèches et chaudes, on remarque autour des gencives un cercle rougeâtre.

Il y a souvent constipation dans le principe, mais la diarrhée survient ordinairement, les troisième et quatrième jour. Quelquefois c'est la dyssenterie qui complique la maladie. Les excrémens sanguinolens ont une odeur insupportable.

La transpiration est presque nulle, le lait se tarit dans les femelles, ou bien il ne présente plus les mêmes proportions dans ses principes, il prend souvent une couleur bleue, il se tourne promptement.

Souvent le ventre devient ballonné et distendu par la météorisation de la panse et des intestins, et l'animal tombe mort comme étouffé.

A l'ouverture, les principaux désordres se remarquent dans la cavité abdominale; il y a quelquefois épanchement de sérosité sanguine. La surface extérieure des intestins est fortement injectée, et dans toute leur étendue, ou seulement sur quelques régions, elle offre des plaques gangréneuses; le foie est toujours affecté, il se déchire facilement, et quelquefois son parenchyme est réduit en bouillie ; les reins sont plus mous que dans l'état naturel.

La membrane muqueuse des intestins est épaissie, elle est gorgée d'un sang noir, elle s'enlève et se déchire facilement.

On trouve peu d'alimens dans le premier estomac et dans le quatrième, ceux qui sont contenus dans le feuillet sont desséchés, très-durs; ils sont enduits d'une humeur muqueuse, desséchée, que l'on prend souvent pour une des membranes de l'estomac.

Le cerveau est ordinairement ramolli, sou-

vent ses ventricules contiennent une grande quantité de sérosité. Les vaisseaux, surtout les
veineux, sont injectés et gorgés de sang.

Si l'on ouvre la colonne vertébrale, on remarque presque toujours des traces d'inflammation sur la membrane qui revet la moelle
allongée : c'est surtout à la région lombaire que
l'on trouve ces inflammations.

Le flux dyssentérique, regardé dans quelques cas
comme maladie particulière et épizootique, n'est
toujours que le résultat de l'affection du canal
intestinal , et les animaux qui en meurent
présentent, à l'ouverture, les mêmes désordres.

On doit avoir beaucoup de précaution pour
l'ouverture des corps des animaux morts à la suite
des maladies épizootiques. Ceux qui font cette
opération ne doivent pas avoir d'écorchures
aux doigts ou aux mains. Il n'y a que trop de
malheureux exemples de l'inoculation du charbon à ceux qui ont dépouillé ces animaux.
Des vétérinaires même ont été victimes de leur
zèle dans le traitement de ces maladies.

Il faut soigneusement écarter des ouvertures,
les chiens, la volaille, qui peuvent contracter
les maladies et les transmettre à d'autres animaux.

Les maladies charbonneuses diffèrent des précédentes par l'apparition de tumeurs particu-

lières sur quelques parties du corps ou sur quelques-uns des organes extérieurs. Ces tumeurs
ont reçues le nom d'anthrax. Elles se montrent
d'abord sous l'apparence d'un petit corps dur,
très-sensible et dont le volume augmente pro-
gressivement en quelques heures. Les parties
environnantes sont ordinairement affectées d'un
frisson très-marqué et qui s'étend suivant les
progrès de la tumeur qui, bientôt, perd sa
sensibilité. Ces tumeurs charbonneuses ont ordinairement leur siége au poitrail, aux ars ;
quelquefois c'est la tête, les yeux, les parties
inférieures des extrémités, qui sont affectés du
charbon ; dans ce cas, il ne paraît pas sous la
forme de tumeurs, mais les parties malades
prennent un volume énorme, comme à la tête,
sur le corps, les membres, ou bien des ulcères
se déclarent spontanément, comme à la langue,
aux yeux, aux pâturons, etc.

Les tumeurs charbonneuses ont peu ou point
de tendance à la suppuration.

Leur centre présente une congestion de sang
noirâtre, disposé à la putréfaction. Les parties
environnantes sont infiltrées d'une humeur géla-
tineuse et rougeâtre.

Quelquefois les tumeurs charbonneuses sont
le résultat d'une crise heureuse, et sont alors
un présage favorable ; mais dans presque tous
les cas, leur apparition est suivie assez promp-

tement de la mort. C'est dans l'espace de six
heures, douze heures, vingt-quatre heures au
plus, qu'elle a lieu.

Le glossanthrax est le charbon qui a son
siége à la langue ; elle augmente considérablement de volume, la bouche ne peut plus
la contenir, et il en sort une partie considérable. La masse de la langue est d'un rouge
violacé, la respiration ne s'exécute qu'avec peine,
il s'écoule de la bouche une humeur visqueuse,
infecte. Si l'on sépare les lèvres, on remarque,
au frein de la langue, une infiltration jaunâtre
et des ulcères gangréneux. Ces ulcères se propagent au loin, et le larynx, la trachée-artère
en sont bientôt couverts. Les phénomènes qui
surviennent ont beaucoup de rapport avec l'angine gangréneuse et l'ouverture des corps montre
les mêmes lésions. Il en est de même à l'ouverture des corps des animaux morts du charbon, on retrouve les mêmes altérations dans
les différens organes ; ce sont particulièrement
ceux de l'abdomen qui sont le plus affectés.

On a donné le nom de charbon blanc a une
variété des maladies charbonneuses, qui se ca-
ractérise par des tumeurs peu saillantes, mais
très-étendues, sous la peau, qui devient sèche
et crépitante dans cet endroit. Cette espèce de
charbon est rare et moins dangereux.

Aux articles Epizooties, Contagion, j'ai fait

connaître les principales causes qui donnaient
lieu aux maladies dont traite cet article.

Les propriétaires de bestiaux qui se pénétre-
ront bien de la réalité de ces causes, éprou-
veront nécessairement des pertes moins considérables que ceux qui, par ignorance ou insou-
ciance, ne savent rien prévoir, et qui, lorsque
le mal est arrivé, s'en rapportent aux charlatans de tout genre, qui s'enrichissent du mal.

J'ai aussi indiqué, aux mêmes articles, quels
sont les moyens préservatifs. Ici je vais faire
connaître sommairement les différens traitemens
qui sont indiqués suivant l'espèce de maladies,
les vétérinaires devant toujours être appelés
dans ces cas désastreux.

La saignée, employée dès les premiers symptômes, est ordinairement favorable. Si une première ne suffit pas, on peut encore saigner de
nouveau ; mais comme il ne faut pas trop diminuer les forces générales, on fera bien de
pratiquer les saignées subséquentes aux veines
sous-cutanées thorachiques, à celles des ars antérieurs, du plat des cuisses, à la queue, dont
on peut amputer une portion.

Les breuvages seront, dans le principe, composés de décoction de graine de lin, d'orge,
édulcorées avec du miel, de l'oximel ; on les
acidulera avec une legère dose de vinaigre,
d'acide nitrique ou d'acide sulfurique.

On donnera beaucoup de lavemens adoucissans ; la décoction de son est très-bonne dans ce cas.

L'expérience a prouvé que l'usage des masti-catoires était avantageux. On mettra donc, dans la bouche des gros animaux, un masticatoire, composé d'assa-fœtida réduit en pâte par le vinaigre ; on y ajoutera de l'ail, du poivre.

Suivant la disposition à l'existence des tumeurs charbonneuses et suivant les résultats de ces tu-meurs, on placera des sétons, ou bien il faut s'en abstenir.

Si l'apparition des tumeurs charbonneuses est suivie de l'exaspération des symptômes et de la mort, il faut éviter tout ce qui peut donner lieu à l'existence de ces tumeurs, et l'on a vu fréquemment que les sétons, les vésicatoires les excitaient, et que, dans ce cas, ils étaient suivis des plus funestes effets.

Dans le cas, au contraire, où les tumeurs paraissent annoncer un mieux et peuvent être regardées comme l'effet d'une crise favorable, on fera usage, dès le début de la maladie, des moyens qui peuvent favoriser l'existence de ces tumeurs. Dans l'espèce bovine, on fait précéder le séton d'un trochisque, que l'on introduit sous la peau, au fanon, près du poitrail, et lorsqu'il s'est formé un engorgèment assez considérable, on traverse alors la tumeur avec une aiguille, que quelquefois on a fait rougir ; on la retire

10

après y avoir fixé une mèche de toile ou un ruban de fil, enduit d'onguent suppuratif; ce séton reste dans la tumeur, et chaque jour on l'enduit, de nouveau, d'onguent suppuratif, après avoir enlevé la matière suppurée. Les trochisques sont composés, soit de sublimé corrosif que l'on enveloppe dans un peu de linge clair, soit d'un petit morceau de racine d'ellébore noir.

S'il survient du mieux à la suite de ces premiers secours, on administre avec avantage, en breuvage, les décoctions de plantes amères, telles que la gentiane, l'aunée, l'écorce de saule : cette dernière substance remplace assez bien l'usage du quinquina qui est toujours cher, et les vétérinaires doivent toujours bien se pénétrer que les dépenses que l'on fait pour le traitement des animaux ne doivent pas dépasser leur valeur.

Si quelques symptômes de terminaison gangréneuse se montrent, les breuvages composés d'une des décoctions amères indiquées, dans laquelle on aura ajouté l'assa-fœtida dissout dans le vinaigre, du camphre dissout dans l'éther ou le jaune d'œuf, de la térébenthine de Venise dissoute dans le jaune d'œuf sont parfaitement indiqués, et j'en ai retiré, dans pareilles circonstances, des effets très-avantageux.

S'il y a tendance bien marquée à la putridité, on ajoutera quelques gouttes d'un acide minéral,

comme l'acide nitrique ou l'acide sulfurique.
L'esprit de Mindererus a été préconisé en pareil
cas.

Lorsque les tumeurs charbonneuses ne se montrent que comme avant-coureurs de la mort ,
il reste bien peu d'espoir dans les moyens thé-
rapeutiques ; cependant on peut chercher à les
combattre en faisant de profondes incisions
qui doivent parvenir aux parties saines , et en
cautérisant avec le cautère rouge le fond de
ces incisions ; on les panse ensuite avec des
digestifs animés par le quinquina, l'essence de
térébenthine , etc.

Quant aux tumeurs qui annoncent une crise
favorable , on en excite la formation complète
par l'application de vésicatoires ou d'onguent
basilicum.

Ces tumeurs viennent plus facilement en suppuration ; souvent il se forme , dans leur intérieur , un abcès que l'on peut ouvrir avec le
fer chaud. On panse ensuite avec le digestif
animé.

Les engorgemens étendus , qui ont un caractère charbonneux et qui affectent souvent la
tête , les membres , sont combattus par des scarifications dans toute leur étendue, la cautérisation, le pansement avec le digestif animé.
On peut se servir , avec avantage, pour nettoyer
toutes les plaies de cette nature , de la liqueur

du pharmacien Labarraque, étendue dans de l'eau. Diverses expériences ont déjà prouvé l'efficacité de la solution du chlorure d'oxide de sodium, dans pareilles circonstances.

On pourra employer la même liqueur, étendue dans une plus grande étendue d'eau, pour laver la bouche des animaux affectés du glossanthrax.

Au début de cette maladie charbonneuse, on combattra l'engorgement de la langue par des scarifications profondes sur cet organe, dont on pourra retrancher même une portion pour obtenir une plus grande effusion de sang. On touchera avec l'alkali volatil, ou avec les acides nitrique ou sulfurique, les parties qui sont ulcérées et où se manifestent des points gangréneux. On fera de fréquens gargarismes, soit avec la seringue, soit avec un bâton entortillé d'un linge. Ces gargarismes se composeront d'une décoction de plantes amères, on y ajoutera du miel, un peu de vinaigre.

Lorsque les tumeurs charbonneuses présentent peu d'étendue, ou bien que c'est seulement un ulcère gangréneux qui se manifeste sur une partie quelconque du corps, on pourra en tenter l'extirpation et panser ensuite avec les moyens déjà indiqués.

Nous bornerons là l'aperçu du traitement à employer dans les maladies charbonneuses, ce traitement devant être modifié suivant l'espèce de

maladie et suivant tous les phénomènes qui peuvent survenir. Nous insisterons de nouveau sur
l'avantage qu'auront, dans ces cas désastreux, les
fermiers qui auront su pressentir l'existence de ces
maladies, et par conséquent sur la nécessité des
connaissances que doivent posséder les cultivateurs
sur les propriétés de l'air atmosphérique, l'influence de ses altérations ; sur les effets d'habitations trop grandes ou trop petites, leur
situation, leur exposition ; sur les effets des
différens vents ; sur ceux des alimens et des
altérations dont ils sont susceptibles.

Fourbure. Maladie particulière aux animaux
pourvus de sabots, et qui consiste dans l'inflammation des parties molles contenues entre
l'os du pied et la corne. La douleur que ressentent les animaux affectés de fourbure est
extrême, puisque les parties sensibles, siége
de l'inflammation, sont comprimées entre deux
corps durs qui ne se peuvent prêter à leur augmentation de volume, produit par l'afflux plus
considérable de sang qu'y détermine le point
d'irritation.

Le signe caractéristique de la fourbure se
reconnaît dans la marche des animaux, qui évitent
de former leur point d'appui sur la pince, région du pied plus particulièrement affectée,

c'est pourquoi ils portent toujours les membres
en avant pour s'appuyer sur les talons. Lorsque ce sont les membres postérieurs qui sont
malades, l'animal les avance, autant que possible,
sous le corps, pour obtenir le même appui.
Outre ce signe essentiel, la fourbure se reconnaît encore à la chaleur considérable des pieds,
à la tuméfaction des couronnes, à la roideur
des membres, à la voussure et la sensibilité
des reins, à la rétraction du flanc, enfin à l'accélération du pouls.

Lorsque les progrès de la fourbure ne sont
pas arrêtés dès le principe, il en résulte des
accidens très-graves, tels que la déformation
du sabot, et quelquefois sa chute. L'os du pied
se dévie, les feuillets de la pince augmentent
de volume et font porter ces os en bas, vers la
sole, qui se détache en pince.

Mais il est rare que chez les didactiles, la
fourbure en vienne à ce point. Rarement les
deux sabots dont chaque extrémité est pourvue
sont également affectés; de sorte que l'animal
peut toujours en soulager un, en formant son
point d'appui sur l'autre. La conformation de
l'ongle permet aussi un peu plus d'élasticité, et
la douleur est moins forte.

La fourbure affecte plus particulièrement les
bœufs, les moutons, les cochons qui sont gras
et auxquels on fait faire des journées trop fortes,

dans l'été, sur un terrain sec et caillouteux. Elle complique souvent la maladie du pied que l'on nomme *engravée*.

Les animaux fortement fourbus ont beaucoup de peine à marcher, ils se couchent si on les laisse arrêter, et ce n'est qu'avec beaucoup de peine que l'on peut les remettre en route ; souvent même on est obligé de les tuer avant d'arriver à la destination, ou ils perdraient beaucoup de leur valeur, par l'état d'appauvrissement dans lequel ils arriveraient.

Le traitement de la fourbure est simple ; dès le principe, il faut faire une forte saignée à la jugulaire, et en faire de locales, en scarifiant profondément les couronnes des pieds affectés. Si l'on est près d'une rivière, d'un ruisseau, on y fera entrer la bête malade, au moins jusqu'aux genoux. En sortant de l'eau, on enveloppera les pieds jusqu'aux boulets, d'un cataplasme restrictif que l'on peut composer facilement avec de la suie de cheminée et du vinaigre. Le blanc d'œuf avec la même suie est encore très-bon.

La diète sera sévère et on ne donnera, pour toute nourriture, que de l'eau blanche. On administrera de fréquens lavemens, et, si les reins sont douloureux, on appliquera dessus un sac rempli de son bouilli.

Les grosses bêtes bovines sont quelquefois

difficiles, et on est souvent obligé de se borner
à des frictions d'eau-de-vie camphrée, ou mieux,
d'essence de térébenthine sur les couronnes,
le paturon et le canon. Ces frictions sont encore
très-bonnes lorsque la fourbure est passée à l'état
de chronicité.

On peut encore maintenir les pieds dans de
la terre glaise, délayée avec de l'eau, du vinaigre, que l'on place dans un creux fait dans
l'étable, à l'endroit correspondant aux pieds
malades.

Les moutons, les cochons affectés de fourbure,
sont plus aisés à traiter ; mais comme il ne sont,
en général, pris de cette maladie que dans les
marches qu'ils font pour se rendre aux foires
ou à la boucherie, on les met dans les voi-
tures qui suivent ordinairement, ou, comme
je l'ai dit, on les sacrifia pour éviter une plus
grande perte.

FOURCHET. Maladie particulière aux moutons,
et que les chèvres pourraient avoir également,
puisque ces deux espèces d'animaux sont pourvus
des petites glandes et du canal nommé *biflexe*,
qui sont situés entre les deux doigts des pieds
de ces animaux, à l'endroit de leur séparation.
Ce canal présente une petite ouverture garnie
de poils et par laquelle s'écoule une humeur sébacée très-fétide.

L'inflammation de ce canal et du corps glanduleux, constitue la maladie nommée fourchet,
qui s'annonce par la claudication de l'extrémité
malade. Quelquefois les deux membres antérieurs,
ou les deux postérieurs, sont affectés à la fois,
et l'animal ne peut se traîner que sur les genoux.

L'inflammation se propage souvent aux parties
environnantes, et les symptômes sont alors beaucoup plus graves. Il y a fièvre, défaut d'appétit et quelquefois cessation de la rumination.

Les causes du fourchet sont l'amas de l'humeur sébacée dans le canal, l'irritation que cause
le séjour de cette humeur, l'entrée du sable,
de la terre, la marche sur un terrain sec et
échauffé par le soleil. Les moutons des pays
chauds y sont beaucoup plus exposés que ceux
du nord.

Lorsque le berger s'aperçoit qu'un de ses
moutons reste en arrière, qu'il ne marche qu'à
trois jambes, il doit examiner s'il n'est pas
affecté du fourchet. Il nettoiera bien l'entre-
deux des doigts, et il reconnaîtra si le canal
n'est pas rempli de corps étrangers ou d'humeur
sébacée, il cherchera à extraire ces corps étrangers ou l'humeur; s'il peut y parvenir, souvent
le mal n'a pas de suite. Dans le cas où l'inflammation a fait des progrès, s'il y a ulcération du canal, il faut en faire l'extirpation

10*

ainsi que du corps glanduleux. Cette opération
se fait en incisant verticalement la peau, et en
disséquant le canal et la glande que l'on enlève. L'opération terminée, on laisse saigner et
on panse avec des plumasseaux imbibés d'eau-
de-vie étendue d'eau. On entoure le membre
de compresses imbibées d'eau salée, vinaigrée.

Lorsque le mal s'est étendu jusqu'aux onglons,
on enlève les parties qui sont détachées et on
panse de même.

Dans les pansemens suivans, on se servira
d'onguent digestif, si la plaie est tuméfiée.
Lorsque la suppuration s'est établie, et qu'il
n'y a plus d'engorgement, on pansera avec des
étoupes sèches, ou imbibées de teinture d'aloès,
si l'on craint la mortification des parties.

Suivant le degré d'inflammation, on maintiendra les bêtes malades à une diète plus ou
moins sévère. On les laissera à la bergerie,
dont les fumiers doivent être enlevés, et garnie
d'une litière fraîche.

Malgré la conformation des pieds des chèvres,
en tout semblable à celle des pieds des moutons,
on n'a pas cependant remarqué cette maladie
chez elles.

Il ne faut pas confondre le fourchet avec
le piétain, autre maladie particulière au mouton.
(*Voyez ce mot.*)

Fracture. C'est la solution de continuité des os. Les bestiaux sont généralement peu sujets à ces accidens.

Les fractures sont plus ou moins graves, suivant les os fracturés et suivant les complications qui se montrent. Les os longs sont plus exposés à être fracturés que les os courts.

Les fractures les plus graves sont : 1°. celles des os supérieurs des membres, par la difficulté de replacer les deux bouts de l'os fracturé dans leur position naturelle, et par l'impossibilité de maintenir un bandage sur la partie du membre fracturé ; 2°. celles dans lesquelles l'os est fracturé en plusieurs morceaux, avec de nombreuses esquilles, et accompagnées de plaies, avec déchirement des muscles, ouvertures de gros vaisseaux.

Les fractures simples sont celles qui consistent dans une simple solution de continuité.

Les causes ordinaires des fractures sont des chocs violens par des corps durs, des coups de pieds que les animaux peuvent se donner entre eux, des chûtes, surtout lorsqu'elles ont lieu dans des lieux inégaux, dans des trous d'où les animaux ne se retirent que par des efforts violens. L'action des muscles peut opérer certaines fractures, surtout celle de la mâchoire inférieure.

Certaines maladies disposent aussi les os à

être plus facilement fracturés , mais ces maladies des os sont rares dans les animaux.

Dans le cas de fractures graves , il est plus avantageux de sacrifier de suite les animaux , leur chair a encore de la valeur, mais toutes les fois que l'on peut appliquer et maintenir un bandage , on peut tenter la cure des fractures.

Dans les fractures des os longs , il y a presque toujours changement de position des os , qui se chevauchent , surtout lorsque la fracture est en bec de flûte ; lorsqu'elle est transversale , souvent les pièces fracturées n'ont pas changé de position.

L'opérateur doit avoir préparé son appareil , qui consiste en des compresses , des étoupes, des attelles de bois mince , de carton , de tôle , et de grandeurs appropriées à la longueur de la région du membre ; en des bandes de toile , de ruban de fil , etc.

L'opérateur et ses aides réduisent la fracture , c'est-à-dire , qu'au moyen de l'extension et de la contre-extension , on replacera les abouts de l'os fracturé en contact exact, puis ils entourreront avec des compresses trempées dans de l'eau-de-vie étendue d'eau , la partie du membre fracturé ; ils pourront ainsi mettre plusieurs compresses l'une sur l'autre , de manière , toutefois , que la compression soit exacte partout. Les parties creuses seront remplies et mises au niveau par de l'étoupe. Alors on appliquera les attelles, que l'on aura garnies d'étoupe ou de linge pour qu'elles ne blessent pas. Ces attelles, qui doivent donner la solidité à l'appareil, pour que les os ne puissent se déranger, sont maintenues par des circonvolutions de bandes de toile ou de ruban de fil. On recouvre le tout d'une enveloppe de toile.

Le point essentiel dans l'application du bandage, est qu'il ne soit pas trop serré, afin que la circulation puisse s'exécuter. Il ne faut pas que l'on remarque d'engorgement au-dessus ou au-dessous du bandage. Les différentes pièces qui le composent ne doivent pas porter l'une plus que l'autre, ou il se formerait alors des plaies sur les parties qui seraient contuses.

Le bandage appliqué, il faut fixer, autant que possible, l'animal de manière à ce qu'il ne puisse exécuter de grands mouvemens. On le placera seul, le lieu sera peu éclairé et on ne le laissera visiter que par les personnes qui doivent le soigner.

Tant que les pièces du bandage ne se dérangent pas, et qu'il ne paraît pas survenir aucun accident, on ne doit pas y toucher. Cependant, pour l'ordinaire, les bandes se relâchent, et il est facile de les resserrer sans rien déranger au reste de l'appareil. Dans le cas où la tuméfaction des parties environnant le bandage,

annoncerait qu'il est trop serré, il faut le re-
lâcher un peu.

On s'aperçoit de la réussite de l'opération
par les symptômes généraux d'inflammation qui
diminuent graduellement. L'animal témoigne de
l'appétit ; enfin, il finit par s'appuyer légèrement sur son membre.

Les fractures se consolident au moyen du
cal, substance d'abord molle, qui prend ensuite
la consistance cartilagineuse, puis celle osseuse,
et qui entoure les abouts de la fracture. Le
cal se forme plus promptement dans les jeunes
sujets que dans les vieux. Il n'est bien consolidé
et l'on ne peut guère ôter l'appareil avant le
quarantième jour.

La fracture des os courts des membres, tels
que ceux du pâturon, de la couronne, sont
plus faciles à guérir ; le bandage que l'on applique se maintient bien mieux, il n'a pas
besoin d'être aussi compliqué. Des étoupes de
chanvre, disposées en longues mêches, et que
l'on enduit de térébenthine ou de poix fondue,
suffisent pour entourer la région du pâturon,
de la couronne. La substance agglutinative les
maintient et les fait adhérer fortement sur la
peau ; il suffit de recouvrir les étoupes d'une
bande de toile fixée par quelques points de
couture.

Les bœufs, les vaches, les moutons sont

exposés à avoir les os du crâne, ceux des mâchoires, fracturés, soit par des coups de pied,
soit par les coups violens qu'ils se donnent en
se battant entre eux. Plusieurs de ces fractures
réclament les soins d'un vétérinaire, l'application du trépan étant souvent nécessaire pour extraire des esquilles, ou pour relever des parties
d'os enfoncées.

Les fractures de l'os de la mâchoire inférieure,
se guérissent en arrêtant, autant que possible, le
mouvement de la mâchoire. On y parvient par des
tours de bande que l'on fait sur la tête et par des
éclisses que ces bandes maintiennent. Une espèce de têtière de bride, avec une muserolle
que l'on serre à volonté, peut parfaitement
servir à maintenir les pièces d'un appareil un
peu compliqué.

Les bœufs, les vaches, les béliers ont souvent leurs cornes fracturées; cet accident est
ordinairement peu grave, et le retranchement
de la partie cassée suffit : quelquefois la corne
est déracinée, et le cornillon est alors à découvert. Dans ce cas, on doit l'envelopper avec
des étoupes imbibées d'eau-de-vie étendue d'eau,
on les maintient par quelques tours d'une bande
de toile. L'accident est un peu plus grave, si
le cornillon est lui-même fracturé, mais le traitement est le même. J'ai eu à soigner une vache
dont le cornillon avait été fracturé à sa base,

les sinus frontaux étaient à découvert. J'ai coupé les parties de peau auxquelles étaient suspendu le cornillon, j'enlevai plusieurs petites esquilles, puis je pansai la plaie avec des étoupes hachées, en la lotionnant tous les jours avec de l'eau tiède aiguisée d'eau-de-vie; en peu de temps la peau s'est rapprochée et 'a recouvert la plaie.

La fracture des côtes, celle de l'os sacrum, très-saillant dans le bœuf, sont encore assez fréquentes; elles sont plus ou moins dangereuses, suivant leur complication.

Suivant la fièvre qui accompagne les fractures, on saignera l'animal malade, on le maintiendra à un régime plus ou moins sévère. Les animaux dont l'os de la mâchoire inférieure est fracturé, doivent être nourris d'eau dans laquelle on mettra de la farine d'orge; on donnera cette eau au moyen d'une seringue dont on fera pénétrer la canulle dans la bouche.

Souvent les os ne sont que fêlés, c'est-à-dire que la fracture n'est pas complète, et que les portions d'os sont encore adaptées les unes contre les autres. Il arrive fréquemment, surtout chez le cheval, qu'un coup violent, reçu sur un des [os d'un membre, principalement le tibia, n'a que simplement fêlé l'os. Lorsque les symptômes inflammatoires se calment, et que l'animal commence à se reposer sur *son*

extrémité, la fracture alors se complète, et
l'on est étonné d'être obligé de faire tuer un
animal que l'on regardait comme guéri.

GALE. Maladie de la peau, contagieuse, affectant tous les animaux domestiques, se com-
muniquant d'une espèce à une autre. Elle consiste dans une multitude de petites pustules,
très-rapprochées, accompagnées d'une démangeaison très-vive. Quoique toutes les régions du
corps soient sujettes à la gale, cependant elle
affecte plus particulièrement les parties où la
peau est plus lâche, et où elle recouvre plus
de graisse.

La gale s'annonce dans les animaux par une
légère inflammation de la peau, et une démangeaison considérable. Le poil, la laine
tombent et laissent les parties du corps affectées
à nu.

Dans les moutons qui en sont affectés, on
aperçoit des mèches de laine *pendantes,* qui se
détachent. On doit examiner avec attention les
bêtes à laine chez lesquelles on remarque ces
mèches pendantes, et en ouvrant la toison,
on trouvera souvent qu'elles sont affectées de la
gale. Les animaux malades se frottent contre
les corps durs, et quelquefois avec tant de force,
qu'ils s'écorchent.

La gale est très-contagieuse ; elle se transmet
facilement d'un animal à un autre , même d'espèces différentes. L'homme peut la contracter
des animaux qu'il panse.

On reconnaît plusieurs espèces de gale , l'une
qui est produite par la présence d'un petit insecte, nommé *acare* , l'autre par une affection
organique de la peau. Quelques fois la gale est
épizootique , et alors elle est encore regardée
comme une espèce particulière.

Depuis long-temps on soupçonnait la présence d'un insecte particulier , comme cause de
la gale ; les observations subséquentes ont démontré la réalité de cette assertion , et l'on a
communiqué la gale, en prenant un de ces insectes et le déposant sur la peau d'un autre individu. La gale par *acare* se guérit assez facilement.

La gale organique est beaucoup plus grave ;
dans cette espèce, la peau subit une altération
particulière dans son tissu , qui augmente d'é-
paisseur ; c'est surtout sur l'encolure que la gale
organique a lieu , il se forme des plis nombreux dans lesquels s'amasse la matière qui
suinte des pustules galeuses. Là , cette gale a
reçu le nom de rouvieux. Je pense que cette
espèce de gale est moins contagieuse que celle
par *acare*.

La gale épizootique, qui est presque toujouri par *acare*, ne reçoit ce nom que parce qu'elle affecte un grand nombre d'animaux à la fois.

Les causes qui donnent lieu à la gale, sont la malpropreté avec laquelle on tient les animaux, la mauvaise nourriture, la disette d'alimens, les intempéries, enfin la contagion.

La gale produite par la présence des acares, est assez facile à guérir, surtout lorsqu'elle est le résultat de la contagion et que les animaux sont du reste en bon état. Elle est plus grave, lorsque ce sont des mauvais alimens, long-temps continués; des mauvais soins prolongés qui ont fait développer ces insectes. Dans ce cas, outre le traitement curatif, il faut encore remettre les animaux à un régime qui puisse réparer le mal; et ce ne sera qu'avec précaution, et petit à petit, que l'on donnera une plus grande quantité d'alimens, et d'une qualité meilleure, aux animaux qui sont dans un état de faiblesse et de marasme.

Pour le traitement curatif, on emploiera d'abord les moyens capables de diminuer et faire cesser la démangeaison. Les lotions plusieurs fois répétées, par jour, avec des décoctions émollientes, rempliront très-bien ce but. On ne négligera pas non plus le pansement de la main sur les animaux qui en sont susceptibles.

Lorsque la peau est plus souple, que son

inflammation est calmée, on fera succéder aux
lotions émollientes, d'autres composées avec le
sulfure de potasse, *foie de soufre*, dissous dans
de l'eau tiède. On fait cette dissolution plus
ou moins forte, suivant le cas; c'est un des
meilleurs anti-sporiques.

On peut encore former un très-bon onguent,
en mélangeant ce sulfure avec du saindoux.

On se sert encore de plusieurs autres substances pour guérir la gale, telles que la décoction de tabac, les fleurs de soufre mélangées
avec du saindoux et une certaine quantité d'es-
cence de térébenthine; les onguens vésicatoires,
mercuriels, les acides minéraux étendus d'eau.
Mais la plupart de ses substances sont nuisibles,
et les animaux ayant de la propension à se
lécher, ou à lécher les autres, il peut résulter
des accidens de leur administration.

Il est encore important de ne pas se servir,
pour les bêtes à laine, de substances qui ta-
cheraient leur toison. L'huile empyreumatique,
conseillée par Chabert, pour guérir la gale des
moutons, pourrait avoir cet inconvénient; j'en
aï, du reste, éprouvé l'efficacité sur des chevaux galeux.

Les bergers doivent avoir l'attention, aussitôt
que la gale affecte leurs moutons, de les examiner soigneusement, d'ouvrir la toison aux
endroits où se trouvent des mêches pendantes,

pour découvrir les pustules galeuses. Ils les
gratteront avec un morceau de bois ou de fer,
et appliqueront dessus un peu de l'un des on-
guéns anti-sporiques.

La gale organique cède moins facilement, il
est même des cas ou elle est tout à fait rebelle
aux divers traitemens. Elle est rare heureusement sur les animaux dont nous traitons. Les
lotions émollientes dans le principe, et des applications d'onguent vésicatoire auquel on ajoute
de l'onguent mercuriel, sont les moyens qui
réussissent le mieux.

Les animaux affectés de la gale seront mis
à un régime rafraîchissant; on leur donnera de
l'eau blanche, des racines, etc.

GANGRÈNE. (Voyez PHLEGMON, PLAIE.)

GARGARISMES. Médicamens liquides, portés
dans la bouche au moyen d'une seringue, ou
d'un morceau de linge attaché à un petit bâton.
On les emploie dans les cas d'angine, de glossanthrax, d'aphtes, etc. Il se composent d'une
infusion ou d'une décoction de plantes adoucissantes, amères, dans lesquelles on ajoute du
miel, de l'eau-de-vie, des acides minéraux, etc.,
suivant l'indication qui se présente.

GASTRITE, ENTÉRITE, GASTRO-ENTÉRITE, sont
les différens noms que l'on a donnés (aux inflammations de l'estomac, des intestins, et de
l'estomac et des intestins. Il est souvent assez
difficile de reconnaître, dans les animaux, quel
est celui de ces organes le plus particulièrement
affecté ; mais comme le traitement pour combattre les diverses inflammations du canal intestinal est à peu près le même, cette ignorance
ne peut être bien funeste. Tous les animaux
domestiques sont sujets à ces affections qui, très-
souvent, sont épizootiques, et qui sont plus ou
moins graves, suivant les causes qui les font
développer. Sous ce rapport on peut consulter
l'article *Fièvre*.

L'inflammation simple d'une partie ou de la
totalité du canal intestinal, se fait reconnaître
par les symptômes suivans : la chaleur de la
bouche, la rougeur de la conjonctive, la soif ;
le pouls est accéléré et souvent serré, quelquefois dur, la rumination est suspendue, il y
a constipation et les excrémens sont recouverts
d'une couche visqueuse. Les urines sont rares
et colorées, le poil est hérissé, il y a frisson et souvent sueurs partielles. Les animaux grattent la terre avec leurs pieds, ils
ont des coliques. Ce dernier signe annonce
presque toujours qu'une seule portion d'un intestin est affectée, et il est plus ou moins

violent, suivant le degré d'inflammation qui
existe. Souvent la diarrhée survient, quelquefois la dyssenterie, le ventre est dur, sensible et météorisé.

Les passages subits du chaud au froid, de
mauvais alimens, des substances âcres, vénéneuses, la pénurie d'alimens à laquelle succède
une trop grande abondance, des coups violens
sur le ventre, la présence de corps étrangers,
sont les causes ordinaires de l'inflammation du
canal intestinal.

Le traitement consistera dans la saignée et
les adoucissans, tels que des breuvages avec les
décoctions d'orge, de mauve, de graine de
lin, édulcorés avec du miel. On donnera de
fréquens lavemens avec ces mêmes décoctions.

Si les douleurs sont violentes, s'il se manifeste de coliques, on joindra aux breuvages
indiqués, du camphre que l'on fera dissoudre
dans un ou deux jaunes d'œuf ou de l'huile
d'olive. L'inflammation calmée, on donnera
des breuvages faits avec une legère décoction amère, comme celle de gentiane, ou celle
d'aunée.

On fera observer aux animaux malades une
diète exacte, on ne leur donnera que de l'eau
blanche tiède, pour toute nourriture ; les alimens solides ne seront admis que lorsque la
convalescence sera déclarée. (Voyez pour le

complément de cet article, les mots *Fièvres*, *Indigestion*, *Colique*, *Mal-de-bois*, etc.

GESTATION. Etat de la femelle qui a conçu, et pendant lequel le germe qui a été fécondé se développe et prend un accroissement conti- nuel, jusqu'au moment où, assez fort pour supporter les influences des agens extérieurs, il est porté au dehors de l'organe qui le ren- fermait.

La durée de la gestation varie dans les ani- maux. La vache porte de onze à douze mois, la brebis et la chèvre cinq mois et la truie quatre mois. Des circonstances particulières avan- cent ou retardent quelquefois le terme de la gestation. Lorsque l'avancement du terme est tel que le fœtus n'est pas assez développé pour pouvoir exister, c'est ce que l'on appelle *avor- tement*. Voyez ce mot.

La gestation étant une fonction toute naturelle, on n'a rien à faire pour les femelles qui se portent bien ; quelques soins hygiéniques suffi- sent. Les femelles pleines seront logées d'une manière assez spacieuse pour qu'elles ne soient pas gênées dans leurs mouvemens. Elles auront assez de litière pour être couchées mollement, les portes des étables, des bergeries, doivent être assez larges pour n'être pas sujettes à s'y heurter le ventre. On éloignera d'elles les chiens hargneux et méchans, et toutes autres causes qui pourraient leur imprimer des terreurs soudaines.

On doit réunir les femelles pleines et les conduire à part aux pâturages. On ne les mènera pas pâturer sur des terrains dans lesquels se trouvent des trous, des ravins, qui peuvent leur occasionner des chutes.

Les femelles, dans l'état de gestation, ayant à fournir à l'existence d'un autre individu, leur nourriture doit être plus abondante. On l'augmentera successivement à mesure que l'état de gestation avance, le fœtus, par son accroissement, tirant davantage de sa mère. Il faut éviter avec soin les indigestions qui peuvent donner lieu à l'avortement. La distribution des alimens devient donc un soin important; si on laissait souffrir la faim à ces femelles, elles mangeraient avec trop d'avidité, et pourraient avoir des indigestions. Il faut encore avoir bien de l'attention à ce que celles qui vont à la pâture, n'y soient conduites que lorsque la rosée est évaporée. Elles doivent avoir eu un repas auparavant, pour n'être pas exposées à manger avec trop d'empressement.

Un repos trop absolu est aussi contraire à la gestation qu'un exercice ou un travail forcé.

Les maladies qui peuvent survenir pendant la gestation sont toujours plus graves.

11

L'habitude dans laquelle on est de saigner les femelles pleines, sous le prétexte de leur état pléthorique, amène souvent des accidens, à moins qu'il n'y ait indication précise.

La gestation, qui n'a pas de signes certains dans la plupart des femelles des animaux domestiques, se reconnaît en partie, cependant, à la cessation de leur chaleur, au refus qu'elles font du mâle, à plus de lenteur dans leurs mouvemens, à l'accroissement de leur ventre, conjointement avec les flancs creusés et la croupe qui prend une direction plus droite. Sur la ·fin, on peut sentir ou même apercevoir les mouvemens du fœtus ; les mamelles grossissent. Lorsque la gestation est près de se terminer, les mamelles contiennent du lait, et il s'écoule par la vulve une sérosité glaireuse, ce que l'on appelle *amouiller*. (Voyez *Parturition*.)

GLOSSANTHRAX. (Voyez FIÈVRES.)

HÉMATURIE. (Pissement de sang.) C'est la sortie, par les voies urinaires, du sang plus ou moins pur, par caillots, ou en dissolution dans les urines, et qui vient des reins ou de la vessie. Les bœufs y sont assez sujets ; il arrive parfois aux vaches et aux bêtes à laine.

Le pissement de sang est plus ou moins dangereux, suivant les causes qui le font naître.

Dans les fièvres épizootiques, il est toujours d'un très-mauvais présage.

Des efforts violens, l'urine conservée trop long-temps dans la vessie, des chûtes dans lesquelles les reins auront été violemment distendus, la présence de calculs, sont toutes causes physiques qui, en déchirant les vaisseaux des différens organes urinaires, peuvent donner lieu au pissement de sang, dont la gravité, dans ces cas, est en raison de l'organe affecté et de la force des lésions.

La pénurie de nourriture qu'éprouvent beaucoup de bestiaux dans l'hiver, leur fait manger avec avidité toutes les plantes vertes qui se trouvent dans les pâturages, lorsque l'on les y mène au printemps. Les colchiques, les tithymales, les renoncules, les nouvelles pousses de bois, etc., par leur âcreté, peuvent produire le pissement de sang.

Les bestiaux peuvent aussi avaler avec l'eau, aux abreuvoirs entourés de fresnes, des cantharides qui se réfugient sur les branches de cet arbre.

Quelquefois encore le pissement de sang est le résultat d'une pléthore.

Le traitement est en raison des causes qui ont amené cette maladie. Lorsqu'elle est le résultat de coups, de chutes; la saignée, des boissons rafraîchissantes, des lavemens, le repos, sont les moyens que l'on doit employer.

Lorsque le pissement de sang est le résultat de substances âcres prises à l'intérieur, la saignée, des breuvages mucilagineux et des lavemens, le calmeront.

HÉMORRAGIE. C'est un écoulement de sang des vaisseaux qui le contiennent, soit sans rupture, soit avec rupture de ces vaisseaux.

Des contusions, des plaies plus ou moins profondes, peuvent donner lieu à des hémorragies considérables, que l'on peut arrêter par la compression, la ligature des vaisseaux ou la cautérisation avec un fer chauffé à blanc.

Des maladies graves donnent lieu à des hémorragies qui, quelquefois, sont salutaires, mais qui, dans tous les cas, réclament les soins d'un homme de l'art.

Le bœuf est, parmi les bestiaux, l'animal qui est le plus exposé aux hémorragies nasales lorsqu'il est long-temps exposé au soleil pendant le travail, ou que les conducteurs brutaux lui donnent des coups violens sur la tête, les os du nez.

La saignée, des lotions d'eau fraîche sur la tête, des boissons rafraîchissantes nitrées composent le traitement nécessaire.

HÉRÉDITAIRE. On appelle maladies héréditaires, celles qui paraissent susceptibles de se transmettre des pères et mères à leurs reproductions. Ces maladies sont rares dans les bestiaux et ce sont plutôt les vices inhérens à quelques localités, les erreurs de régime, etc., qui font attribuer aux pères les maladies qui semblent héréditaires. C'est en corrigeant les vices de localité, les erreurs de régime, que l'on fera disparaître les maladies, si toutefois on choisit, pour reproducteurs, des mâles et des femelles dont les organes, surtout ceux de la respiration, sont sains.

HERNIES. On a donné le nom de hernie à tout déplacement d'un organe, et à sa sortie entière ou partielle du lieu où il était placé. Nous ne nous occuperons ici que des hernies des intestins.

Excepté l'espèce bovine, les bêtes à laine, le porc sont peu exposés aux hernies, mais le bœuf et la vache, en se battant dans les pâturages, se font avec leurs cornes des plaies plus ou moins graves sur les muscles abdominaux, par lesquelles les intestins s'échappent de la cavité. On a donné le nom d'éventration aux plaies qui ont divisé la peau et les muscles, et à travers lesquelles les intestins sortent au dehors. Dans les hernies simples, la peau n'est pas divisée et contient les intestins qui font hernie.

Les ouvertures naturelles de l'abdomen, telles que l'ombilic, l'arcade crurale, l'anneau inguinal, sont souvent distendus dans quelques cas d'efforts violens, et laissent échapper les intestins.

On a donné différens noms aux hernies, suivant la région où elles ont lieu et suivant les organes déplacés.

Suivant le lieu , on peut appeler *hernies ventrales,* toutes celles qui ont lieu à travers les muscles abdominaux ; *ombilicales,* par l'ombilic ; *inguinales,* celles qui sortent par l'anneau inguinal ; *scrotales*, celles qui descendent dans le scrotum ; *crurales,* celles qui ont lieu par l'arcade crurale.

Suivant l'organe déplacé, on appelle hernie intestinale ou *entérocèle,* celle des intestins ; hernie épiploïque ou *épiplocèle*, celle de l'épiploon.

On reconnaît les hernies à la présence d'une tumeur molle , plus ou moins étendue , sans chaleur , sans sensibilité, et que l'on peut faire rentrer , dans la plupart des cas, au moyen du *taxis* ou toucher, ou par la position convenable de l'animal.

Les hernies sont plus ou moins graves , suivant différentes circonstances.

orsqu'une seule portion d'intestin est comprise dans la hernie, il n'y a pas ordinairement de danger, surtout dans les ruminans, ou
c'est presque toujours une partie de la panse
qui se présente à l'ouverture ; mais si une portion entière de l'intestin, formant une espèce
d'anse, est sortie, cet accident est plus grave,
parce qu'il peut être suivi de l'arrêt des matières contenues dans l'intestin et de l'étranglement de celui-ci. Cet accident est plus à craindre
dans les hernies inguinales et crurales, qui heureusement sont très-rares chez les animaux.

Beaucoup de hernies ne réclament aucun
secours ; avec le temps, la plaie des muscles
abdominaux se cicatrise, et quelquefois il se
forme une adhérence des muscles avec le péri-
toine, ce qui empêche le mal d'augmenter.

Mais lorsque des coliques, l'anxiété, la cessation de la rumination viennent annoncer l'en-
gouement et l'étranglement des hernies, le
traitement et les opérations nécessaires réclament les soins d'un vétérinaire ; il en est de
même pour les éventrations ; cependant en attendant son arrivée, pour ne pas laisser aggraver le
mal, on maintiendra, au moyen d'un drap,
les intestins sortis, on lavera avec de l'eau
tiède, contenant un peu de vin, les intestins
qui auront trainé par terre ; on cherchera à les
faire rentrer pour éviter le contact de l'air.

Dans les cas ordinaires, c'est sur le régime
que les soins doivent porter ; les indigestions,
sont très à craindre, on doit donc éviter de
donner tous les alimens qui sont susceptibles
de les occasionner.

Il est des hernies qui n'empêchent pas les
vaches ou autres femelles de servir à la reproduction ; mais s'il y avait à craindre que la gestation augmentât la hernie, il faudrait engraisser
ces femelles pour les vendre à la boucherie.

Indigestion. C'est la suspension, le trouble,
plus ou moins long-temps continué, de l'acte de
la digestion. Les herbivores y sont plus sujets
que les carnivores, et à peine remarque-t-on
cette maladie dans le porc, animal omnivore.
Les ruminans y sont très-sujets, surtout ceux
que l'on laisse souffrir de la faim, avant de les
conduire aux pâturages.

Plusieurs causes donnent lieu aux indigestions,
et suivant ces causes, elles présentent des caractères particuliers. Chabert a classé, d'après
ces caractères, les indigestions ; c'est son ordre
que nous suivrons.

Indigestion méphitique. Cette espèce d'indigestion est occasionnée par des alimens verts que
l'animal a pris, soit en très-grande quantité,
soit couverts de rosée, et quelques-unes des
plantes vertes sont encore plus susceptibles de

produire l'indigestion. Le trèfle est la plante qui
y donne lieu plus souvent.

L'indigestion méphitique est *simple* ou *compliquée*. Simple, lorsqu'elle n'est occasionnée que
par un dégagement de gaz acide carbonique;
compliquée, lorsqu'en même temps, la panse
contient une très-grande quantité d'alimens. On
a encore donné à ces espèces d'indigestions, le
nom de météorisation, les effets et les symptômes qui se remarquent étant les résultats du
dégagement du gaz méphitique.

L'une et l'autre de ces indigestions présentent
les mêmes symptômes à-peu-près. Soulèvement
du flanc gauche par la dilatation de la panse,
gêne de la respiration. Si l'on apporte aucun
remède, la dilatation de la panse, par la formation continuelle du gaz méphitique, comprime et resserre la poitrine, le sang se porte
à la tête, dont les vaisseaux sont engorgés, le
pouls est plein, embarrassé; les yeux, fortement
injectés, paraissent sortir de leur orbite, la
bouche se remplit de bave, les naseaux se di-
latent, il sort par la bouche des vents; l'épine
dorsale est voûtée, la saillie de la panse augmente, et l'animal périt suffoqué.

On juge que l'indigestion méphitique est compliquée par la tumeur du flanc gauche, qui est
plus dure que dans le cas où il n'y a qu'un

11*

simple dégagement de gaz, avec peu d'alimens dans la panse.

Aussitôt que l'on reconnaît une indigestion, on doit administrer de suite des breuvages alcalins, tels que l'eau de savon, celle de chaux, de la lessive de cendres de bois neuf. L'ammoniaque liquide, dont tous le propriétaires de bestiaux devraient être pourvus, est le plus énergique des médicamens à donner en pareil cas. On le donne à la dose de deux ou trois gros pour les bœufs et les vaches, et de trente à quarante gouttes pour les moutons. On étend l'ammoniaque dans un breuvage d'infusion froide de plantes aromatiques, ou d'eau de savon, ou d'eau pure ; on répète les breuvages suivant l'effet que l'on obtient. Ordinairement il en résulte assez promptement la diminution du volume de la panse ; et par conséquent la cessation des symptômes alarmans qui s'étaient développés.

On ne doit pas négliger de donner en même temps des lavemens d'eau de savon, d'eau salée à une température très-basse.

Cependant si, malgré les breuvages, la météorisation fait toujours des progrès, ou si l'on n'est appelé qu'au moment où il y ait danger de suffocation, il faut donner une issue artificielle au gaz qui remplit la panse ; c'est ce que l'on fait en plongeant , au milieu du flanc gauche, un trois-quarts garni de sa canule. Lorsque cet instrument est parvenu dans la panse, on retire le trois-quarts , en laissant la canule par laquelle s'échappe l'air méphitique. Pour plus de facilité, on peut inciser préalablement la peau à l'endroit où l'on veut pénétrer le trois-quarts ; c'est à égale distance des dernières côtes, des apophises transverses des vertèbres lombaires et de la pointe de la hanche , que cette opération doit se pratiquer.

Souvent les matières contenues dans la panse s'introduisent dans la canule et l'obstrue ; on la débouche au moyen d'une sonde appropriée , ou bien d'une baguette.

Aussitôt l'opération faite, le flanc s'abaisse et les symptômes alarmans diminuent ; on peut introduire directement les breuvages dans la panse par la canule : on laisse celle-ci tant qu'il continue à se dégager de l'air.

Dans un cas pressant, on peut, à défaut de trois-quarts et de canule, se servir d'un long bistouri , d'un couteau pour faire la ponction de la panse , en ayant soin que les ouvertures de la peau, des muscles et de la panse, se correspondent parfaitement.

La plaie produite par cette opération se guérit d'elle-même, sans avoir besoin d'employer aucuns topiques.

Lorsque l'indigestion est compliquée et qu'il
y a dureté et plénitude de la panse, il ne
faut pas se contenter d'une simple ponction;
mais, au moyen d'un bistouri que l'on a plongé
dans le flanc et qui a pénétré dans la panse,
on fait une incision suivant l'axe vertical, ayant
soin que l'ouverture des muscles abdominaux
et de la peau, soit plus grande que celle de
la panse. Cette ouverture doit être assez grande
pour que l'on puisse introduire la main ou
une cuillère, afin de retirer la plus grande partie
des alimens. Il faut avoir le plus grand soin de
ne pas laisser pénétrer d'alimens dans l'abdomen. On administre aussi, par cette ouverture, les breuvages indiqués.

Les accidens cessés, on nettoie bien la plaie
avec de l'eau tiède, à laquelle on aura ajouté
un peu de vin ou d'eau-de-vie. On applique
sur la plaie un plumasseau enduit de térébenthine, et ce n'est que lorsqu'on n'aura plus à
craindre de récidive, que l'on réunira les bords
de la plaie, en n'y comprenant pas la panse, par
des points de suture.

Les bergers doivent être au fait de pratiquer
la ponction de la panse, car il arrive fréquemment, surtout s'ils ont l'imprudence de conduire leurs troupeaux dans les pâtures avant que
la rosée soit dissipée, que les bêtes sont sur-
le - champ affectées de météorisation, et les

secours que l'on attendrait du dehors seraient
trop tardifs pour les secourir.

On doit aux anglais l'invention d'un tube
élastique, formé par un fil de fer tourné
en spiral et recouvert en peau ; ce tube est
terminé, à une de ses extrémités, par une
olive en étain, percée de petits trous. On lui
donne à peu près deux mètres (6 pieds) de
longueur et huit millimètres (5 lignes) de
diamètre. Pour s'en servir, après avoir introduit dans le tube un stilet de fil de fer, pour
le maintenir ferme, on place dans la bouche
de l'animal un pas - d'âne pour la maintenir
ouverte, on élève autant que possible la tête
et on introduit le bout à olive dans le gosier, en
enfonçant le tube jusqu'à ce qu'il soit parvenu
dans la panse. Le gaz s'échappe par les trous de
l'olive et sort par le tube, que l'on peut laisser,
sans inconvénient, un assez grand espace de
temps. On fait de semblables tubes de dimension moitié moindre pour les moutons.

Les propriétaires de troupeau pourraient en
donner à leurs bergers, qui s'en serviraient avec
avantage dans les champs.

Depuis, en Angleterre aussi, on a remplacé
le tube par une cane dont un bout est terminé
par une olive ou un tampon de linge.

On ne remettra que graduellement les animaux à la nourriture ordinaire ; on les sou-

mettra les premiers jours à une diète sévère,
ne leur donnant que des alimens liquides, comme
de l'eau blanche avec la farine d'orge, le son,
des racines cuites.

Indigestion putride. Comme l'indigestion méphitique, cette espèce est *simple* ou *compliquée*,
et toutes les deux ne diffèrent, comme les précédentes, que par la plénitude de la panse dans
le second cas.

Les indigestions putrides ne se déclarent pas
aussi brusquement que les précédentes, elles
sont toujours le résultat d'une affection antérieure des organes de la digestion, et que quelques symptômes peuvent annoncer. Ces signes
sont la tristesse de l'animal, son peu d'appétit,
la rumination qui ne s'exécute plus aussi bien,
des rots ayant une odeur d'œufs pourris; les
excrémens sont plus foncés, ont une mauvaise
odeur.

Ces divers symptômes augmentent graduellement, le mufle est sec, les yeux enflammés,
le poil terne, la peau est sèche, l'épine dorsale est plus sensible; enfin, la météorisation
survient, les déjections cessent, la respiration
devient laborieuse, l'animal a une anxiété ex-
trème, il finit par succomber.

Dans l'indigestion putride compliquée, il y
a de plus dureté de la panse, à cause de la
grande quantité d'alimens qu'elle contient.

Les causes qui peuvent donner lieu aux indigestions putrides sont : des indigestions simples
répétées, des alimens de mauvaise qualité,
poudreux, moisis, qui occasionnent l'inflammation des estomacs, et plus particulièrement
peut-être, du feuillet. Aussi, à l'ouverture des
animaux morts à la suite de cette espèce d'indigestion, trouve-t-on, dans le feuillet ou troisième estomac, les alimens qu'il contient très-
desséchés, durs et recouverts d'une pellicule que
l'on prend quelquefois pour la membrane interne du feuillet ; on remarque, en outre, tant
à la face interne qu'à la face externe des estomacs et des intestins, des traces d'inflammation intense.

Le traitement de l'indigestion putride n'est
pas toujours heureux ; on donne bien issue à
l'air qui s'est dégagé dans les estomacs, mais il
est bien difficile de débarrasser le feuillet de la
masse desséchée et dure qu'il contient.

Si la météorisation est très-forte et qu'elle
fasse craindre la suffocation, on fera la ponction de la panse ; le gaz qui se dégage alors,
n'est pas le même que dans les indigestions
simples ; ici c'est du gaz hydrogène. Si la panse
était en même temps remplie d'alimens, on en
ferait l'extraction comme il a été dit plus haut.
Ensuite, soit par la bouche, soit par l'ouver-

lure faite au moyen de la ponction, on fait parvenir des breuvages capables d'humecter la masse alimentaire et de l'expulser. Ces breuvages seront composés d'une forte décoction de graine de lin, dans laquelle on ajoute des sels purgatifs, comme les sulfates de soude ou de potasse, *sel de glauber, sel de duobus*, à la dose de trois ou quatre onces, pour les grands animaux, dans deux pintes de liquide. On répétera fréquemment ces breuvages. On peut alterner ces breuvages avec d'autres décoctions de plantes amères, comme la gentiane, l'aunée, ou d'autres breuvages composés d'huile et d'eau-de-vie, deux verres de chaque dans deux pintes d'eau tiède. On donnera, en même temps, des lavemens émolliens, soit avec la décoction de graine de lin ou de son.

On s'apercevra du bon effet de ce traitement aux déjections qui reprendront leur cours, aux morceaux de matières dures qu'elles contiendront; alors on cessera l'emploi des sels purgatifs et l'on s'en tiendra aux breuvages amers et à des infusions de plantes aromatiques, comme la camomille, la sauge, la fleur de sureau, etc., auxquelles on ajoute un peu d'eau-de-vie.

L'eau blanche sera la première nourriture ; ensuite, on donnera graduellement des alimens verts, s'il est possible, ou des racines cuites,

et ce ne sera qu'avec beaucoup de précaution
que l'on remettra l'animal à sa nourriture habituelle.

Indigestion par irritation de la panse. Cette
espèce d'indigestion est ordinairement produite
par des plantes qui ont des qualités àcres et
vénéneuses, comme les renoncules, la colchique, etc., ou des formes incisives, piquantes
comme certains joncs, roseaux, carex, etc. Les
animaux affectés de cette espèce d'indigestion se
tourmentent, montrent de l'anxiété; les yeux
sont saillans, le pouls est dur et vif, les mâchoires sont serrées les unes contre les autres,
souvent les déjections sont sanguinolentes.

Les breuvages indiqués en pareil cas, sont
les fortes décoctions de graine de lin, le lait,
les huileux. La saignée sera utile dans le début
de la maladie, et calmera les symptômes inflammatoires.

Le porc est peut sujet aux indigestions; d'ailleurs, susceptible du vomissement, il se débarrasse des alimens qui surchargent son estomac.

JAVART. Inflammation du tissu cellulaire sous-
aponévrotique des extrémités, et qui a beaucoup de ressemblance avec le clou ou furoncle
de l'homme. Comme dans le furoncle, il y a
beaucoup de douleur et il se forme au centre

de la tumeur un bourbillon, espèce de corps particulier, filamenteux, véritable escharre des parties affectées du mal. On nomme javart *tendineux*, celui dont le siége est sur les tendons; *encorné*, celui dont le siége est près de l'onglon. Ces deux espèces de javarts sont les plus douloureuses.

Les bœufs sont assez exposés aux javarts, et la claudication est très-forte, aussitôt leur existence.

Quelquefois l'inflammation est si considérable qu'elle produit beaucoup de fièvre ; alors la saignée est indispensable. L'animal malade doit être mis à la diète et à l'eau blanche.

Le traitement local consiste dans des cataplasmes émolliens, faits avec la farine de graine de lin, la mie de pain, des feuilles de mauve cuites et hachées. Lorsque la suppuration commence, on applique des plumasseaux enduits d'onguent basilicum, ou de digestif, on les recouvre avec les mêmes cataplasmes.

L'inflammation et la douleur cessent ordinairement lorsque la suppuration a lieu.

On peut alors cesser les cataplasmes et panser avec les onguens indiqués jusqu'à la chute du bourbillon, qu'il faut laisser faire naturellement sans la hâter. Le bourbillon tombé, on pansera seulement avec le digestif, et lorsque la plaie sera belle, on favorisera la cicatrisation en employant seulement des étoupes hachées pour tout pansement.

Le javart encorné demande de plus grands soins. Il faut prévenir la chute de l'onglon, accident qui arrive quelquefois. A cet effet on amincit la corne et on taille même jusqu'au vif, au siége du mal, que l'on panse comme dans les autres cas, en ne prolongeant pas autant l'usage des cataplasmes.

Ladrerie. Maladie particulière aux porcs, espèce de cachexie dans laquelle se développent, en grande quantité, des vers d'une espèce particulière, auxquels on a donné le nom de *Cysticerque ladrique* (cysticercus cellusæ). Ces vers ont la forme de petites vésicules du volume au plus d'un pois; ils naissent dans le tissu cellulaire de toutes les parties. Ce sont ceux qui se trouvent en quantité à la langue, sur ses côtés et à son frein, qui forment le signe caractéristique de cette maladie. C'est sur leur existence que les langueyeurs, experts particuliers dans les marchés de porcs, prononcent l'existence de cette maladie, reconnue comme rédhibitoire, la viande des animaux qui en sont affectés, étant regardée comme malsaine. Cependant, il paraît, par l'expérience, que le cochon ladre ne cause pas de maladie à ceux qui en font usage, du moins modérément.

L'usage en est rejeté pour les salaisons de la marine, la chair du cochon ladre ne prenant pas bien le sel et ne pouvant pas se conserver long-temps.

Les symptômes extérieurs qui annoncent la ladrerie, sont très-obscurs. On remarque seulement qu'il est triste, lent, qu'il marche avec peine ; il est peu sensible aux coups. Sur la fin son corps enfle, il se forme quelques tumeurs sur le corps ; les extrémités antérieures s'écartent, les épaules sont très-fortes ; les soies tombent et s'arrachent facilement, leur bulbe est quelquefois sanguinolent ; l'air expiré est fade, la respiration difficile, le corps exhale une mauvaise odeur et l'animal finit par succomber.

A l'ouverture, on remarque à la langue, sur les viscères, dans le tisssu cellulaire inter-musculaire, et surtout aux membres, une multitude de petits grains blanchâtres qui ne sont autre chose que le ver vésiculaire, que nous avons indiqué. En outre, les chairs, les intestins sont blafards.

Les causes qui peuvent donner lieu à la ladrerie, sont la mauvaise nourriture, des habitations humides, le défaut de propreté, le passage d'une petite quantité d'alimens à une abondance de nourriture.

Les soins hygiéniques sont donc les seuls capables de s'opposer à l'invasion de cette maladie. Si la saison , les localités , le défaut d'une nourriture de bonne qualité, la font craindre, on diminuera les effets de ces causes par la propreté que l'on maintiendra dans leurs habitations, par une légère quantité de sel que l'on mélangera à leurs alimens, par un peu de sulfure d'antimoine (antimoine cru) , que l'on leur donnera de temps en temps.

Il n'y a point de traitement curatif à employer, il serait plus dispendieux qu'utile ; il vaut mieux sacrifier, de bonne heure, les animaux chez lesquels la maladie est déclarée.

LIMACE. (Voyez PIÉTIN.)

LUXATION. C'est le déplacement complet ou incomplet des extrémités articulaires des os ; elles sont le résultat de coups , de tiraillemens très-forts, de chutes, de la position à faux du membre.

Elles sont plus ou moins dangereuses, suivant que l'articulation est plus ou moins compliquée et qu'elles sont accompagnées de fractures, de déchirement de ligamens articulaires.

Les signes qui les annoncent sont : le mouvement de l'articulation annulé, des tumeurs contre nature qui se présentent à l'articulation luxée.

Pour réduire les luxations, il faut nécessairement bien connaître l'anatomie des articulations, pour être à même de reconnaître dans quel sens les os sont déplacés, et par conséquent quelles sont les manœuvres à employer pour les remettre en place, de sorte que la présence d'un vétérinaire est toujours nécessaire dans ces cas.

Les luxations des articulations inférieures des membres sont assez faciles à réduire, surtout dans les petits animaux, comme le mouton, la chèvre; l'extension et la contre-extension suffisent souvent pour replacer dans leurs positions naturelles les abouts articulaires, et on les maintient en place par un bandage pareil à celui indiqué dans les fractures.

MAIGREUR. (Voyez MARASME.)

MAL DE BOIS, MAL DE BROU, MALADIE DES BOIS. C'est une inflammation très-forte du canal intestinal, particulièrement de la membrane muqueuse, et qui survient aux ruminans, lorsqu'au printemps ils mangent en abondance les bourgeons et les jeunes pousses d'arbres dans les

bois où ils sont conduits aux pâturages ; ils en
sont d'autant plus affamés, que très-souvent il
n'ont été que faiblement nourris dans l'hiver.

Les bourgeons, les jeunes pousses, les feuilles
d'arbres, surtout du chêne, ont une saveur
acerbe et styptique, des qualités âcres et as-
tringentes qui produisent cette inflammation
d'une nature particulière, qui se termine souvent par la gangrène.

Les symptômes sont : la chaleur de la bouche,
la soif, la constipation ; la dureté des excrémens ; les urines sont rares, colorées et l'animal
éprouve de la difficulté à les rendre ; le pouls
est accéléré et dur, la rumination cesse, le lait
se tarit dans les vaches ; l'humeur sébacée des
ars est plus sèche dans les moutons, les flancs
sont retroussés, la peau est sèche, adhérente
aux os, le poil est piqué, les membres, les
cornes sont chauds et froids alternativement,
le frisson survient, les reins sont sensibles, la
démarche est vacillante.

Lorsque la maladie se termine par la gangrène, les symptômes s'arrêtent tout à coup et
la mort suit promptement ce mieux apparent.

A l'ouverture, on remarque l'inflammation
des estomacs et de tout le canal intestinal, les
alimens contenus dans la panse et surtout dans
le feuillet, sont desséchés et très-durs. La membrane muqueuse des intestins est rouge-brun,

souvent gangrénée; le foie, la rate se déchirent facilement, les reins sont ou desséchés, ou quelquefois très-volumineux ; on trouve des épanchemens sanguins dans l'abdomen.

Les viscères des autres cavités participent tous plus ou moins à cet état d'inflammation.

Le traitement doit consister, au principe, dans l'emploi des moyens qui peuvent calmer l'inflammation, et donner de la fluidité aux matières contenues dans les estomacs. On mettra donc en usage la saignée et on administrera de fréquens breuvages, des décoctions de graines et plantes émollientes, mucilagineuses, comme la graine de lin, les feuilles de mauve, on ajoutera, à ces breuvages, le sel de nitre, on donnera aussi de fréquens lavemens. On frictionnera avec force la peau des animaux malades et on les maintiendra couverts pour rétablir la transpiration.

Pendant le traitement, on ne donnera aucun aliment solide, simplement de l'eau blanche tiède. Seulement, lorsque les déjections seront bien rétablies, que les symptômes de la maladie auront disparu, on donnera, en petite quantité, une nourriture verte ou des racines cuites. Ce ne sera que par degrés que l'on remettra les animaux à la nourriture ordinaire.

Cette maladie fait souvent de nombreuses victimes. Il est donc dans l'intérêt des cultivaleurs qui, par les localités, sont sujets à la voir régner sur leur bestiaux, de la prévenir. C'est ce qu'ils feront facilement, en nourrissant bien pendant l'hiver leurs animaux; en leur donnant à manger avant de les envoyer au bois; de les y laisser peu de temps. A cette époque, il faut les tenir à un régime délayant. On les fera boire à l'eau blanche; on fera bouillir du son, des racines, des légumes; cette nourriture parera aux accidens que pourrait produire le *brou.*

MALADIE DE SANG; SANG DE RATE; MALADIE ROUGE; MALADIE DE SOLOGNE; tels sont les noms que l'on donne à une maladie des moutons, et fréquente sur ceux de la Sologne. Cependant, comme les causes prédisposantes ne sont pas les mêmes dans toutes les contrées où on la remarque habituellement, elle présente alors quelques différences qui l'ont fait regarder, par quelques auteurs, comme n'étant pas tout-à-fait la même maladie dans toutes les circonstances.

Dans la Sologne, pays pauvre, où se trouvent de grandes landes de bruyère, les bêtes à laine sont très-mal nourries dans l'hiver, elles maigrissent, deviennent faibles; au printemps elles trouvent une nourriture beaucoup plus abondante, elles mangent avec avidité, et il en résulte une

espèce de pléthore sanguine ; mais cette pléthore a , dans ce pays , des résultats pernicieux,
moins prompts que dans les contrées à pâturages plus riches et où l'on est dans l'habitude
de donner , en outre, des pois, des fèves, d'autres grains, qui produisent de même un état pléthorique. Dans ces contrées, rien n'annonce aucune disposition maladive, les moutons sont
gras , vifs, tandis que dans la Sologne , ces animaux passent assez subitement d'un état de maigreur, de dépérissement, à un embonpoint factice et qui n'est pas accompagné d'autres signes
de santé.

Les bergers s'aperçoivent de l'invasion de la
maladie par la tristesse de leurs animaux ; ils sont
moins vifs qu'à l'ordinaire, ils restent en place,
ils ont peine à suivre le troupeau. Les symptômes subséquens sont : le hérissement de la
laine, la chaleur et le froid alternatif des
oreilles , des extrémités. La bouche est chaude,
la rumination s'exécute mal. Quelques moutons
jettent par les naseaux une matière gluante ; ce
flux, lorsqu'il est abondant, est favorable. Souvent il sort du sang par les naseaux, par
l'anus. Les yeux sont rouges, les vaisseaux
de la conjonctive injectés, les urines sont d'une
couleur très-foncée.

Dans les pays où cette maladie règne et où
les moutons n'ont pas souffert de la faim, *les*

symptômes se suivent très-rapidement, et tel animal qui paraissait bien portant, est enlevé en quelques heures.

Dans les moutons des pays pauvres, tels que la Sologne, la maladie de sang a de l'analogie avec la pourriture, compliquée d'un état aigu.

L'ouverture des animaux morts de cette maladie présente des lésions qui diffèrent suivant leur état de santé antérieure. En général, la rate est augmentée de volume, les intestins présentent à la face externe et à la face interne des échymoses; toutes les membranes muqueuses sont d'un rouge foncé, et les vaisseaux sanguins sont injectés; des ruptures se font remarquer dans les poumons; les muscles sont colorés, et la putréfaction est très-prompte. Dans les animaux qui ont souffert de la faim, les muscles sont décolorés, les cavités thorachique, abdominale contiennent de l'eau. On remarque souvent des hydatides sur quelques viscères.

Le traitement curatif a peu de succès sur les bêtes affectées; la saignée peut convenir à celles qui ont toujours été bien nourries, et elle ne doit pas être pratiquée pour les autres. Pour les premières, le régime diététique, une nourriture rafraîchissante, peu abondante, du sel de nître dans leur boisson, forment le traitement convenable; pour les secondes, des boissons amères, camphrées, des alimens de bonne qualité, des fumigations aromatiques dans les bergeries sont indiquées.

Mais c'est surtout à prévenir cette maladie que l'on doit s'attacher. Dans les pays où les troupeaux sont nourris trop abondamment, on aura pour règle de leur donner une nourriture moins échauffante. On fera un fréquent usage de racines, comme celles de betteraves, de carottes; du son mouillé.

Dans les contrées stériles, telles que la Sologne, il faudra nourrir plus fortement que l'on ne le fait pendant l'hiver, les bêtes à laine, surtout les brebis mères. Les racines serviront très-bien à cette augmentation de nourriture; on peut en récolter partout. Les bergeries seront très-proprement tenues, on n'y laissera pas séjourner les fumiers trop long-temps, et l'on y fera des fumigations aromatiques; celles de chlore seraient préférables. On évitera de mener les troupeaux dans les pâturages de mauvaise qualité.

Les cultivateurs qui possèdent de nombreux troupeaux, doivent bien se persuader que la bonne nourriture, les soins hygiéniques bien entendus, sont les seuls moyens de conserver la santé des animaux.

MAMELLES (Maladies des). Les vaches sont,

de toutes les femelles des animaux domestiques,
celles qui sont les plus exposées aux maladies
de ces organes ; après elles les brebis.

Des coups, des meurtrissures, un refroidis-
sement subit, occasionnent l'inflammation des
mamelles ; la malpropreté, les ordures qui se
ramassent autour des mamelles, surtout dans
les brebis, y donnent aussi lieu ; la coutume
qu'ont les marchands de vaches de ne pas les
traire les jours qui précédent la vente, pour
leur procurer l'apparence de mamelles très-
fournies de lait, est encore une des causes très-
communes de leur inflammation. Cette inflammation est quelquefois portée à un tel point,
que l'engorgement s'étend aux parties environnantes, et qu'il y a fièvre assez forte et défaut
d'appétit.

Si l'inflammation est très-forte, une saignée
à la jugulaire est indiquée, et elle peut être
suivie de saignée locale, au moyen de sangsues
ou de l'ouverture des veines environnant les
mamelles, qui sont dans ce cas très-fortes. On
fera de fréquentes lotions avec les décoctions
de mauve ou de guimauve, ou de graines de
lin. On peut rendre ces décoctions plus cal-
mantes, en y joignant des têtes de pavot, du
laudanum ; la nuit, on peut appliquer un cataplasme de farine de graines de lin. Lorsque
les symptômes inflammatoires commencent à

diminuer, on se servira de substances un peu toniques pour favoriser la résolution. On joindra aux lotions et cataplasme précédens, l'infusion de fleurs de sureau, le gros vin rouge, quelques gouttes d'acétate de plomb liquide, (eau végéto-minérale); une dissolution de sel de cuisine. Un léger exercice favorisera ce traitement; les animaux seront tenus à un régime austère; on pourra essayer de tirer un peu de lait, pour dégorger, autant que possible, les mamelles.

Mais on n'obtient pas toujours la résolution, et l'inflammation peut se terminer par la suppuration, le squirre, la gangrène. Si la suppuration a lieu, on ouvrira l'abcès, que l'on pansera avec le digestif simple. Il faudra avoir l'attention de ne pas faire de plaies trop grandes.

Lorsque les mamelles deviennent squirreuses, les glandes sont alors surtout affectées. On appliquera dessus des substances qui puissent faire fondre ces glandes engorgées; des cataplasmes émolliens avec la farine de graines de lin, celle de seigle, sur lesquels on répand quelques gouttes d'alkali volatil, remplissent ce but. On peut encore se servir, avec avantage, du liniment volatil, composé d'huile d'olive et d'alkali volatil.

Si ces moyens n'opèrent pas la résolution des indurations squirreuses, il faut en venir

à l'opération , qui doit être faite par un homme
de l'art.

Souvent , à la suite de ces maladies , un ou
plusieurs trayons s'oblitèrent et ne donnent plus
de lait.

On doit prendre de grandes précautions pour
les femelles que l'on ne veut pas laisser allaiter.
On leur donnera peu à manger, on leur administrera quelques purgatifs doux, et on lotionnera les mamelles avec des infusions aromatiques. On pourra encore, au moyen d'une
pelle rougie au feu, faire sur les mamelles des
vaporisations de vinaigre.

MÉTRITE (Inflammation de la matrice). Les
vaches , dont la parturition est souvent difficile ,
sont les plus exposées à cette maladie, qui se
complique souvent de l'inflammation du péri-
toine et des intestins ; aussi présente-t-elle à
peu près les mêmes symptômes ; il y a de plus
voussure et sensibilité très-grande de l'épine
dorsale ; marche difficile , rétraction des flancs.

Cette maladie est toujours grave ; les femelles
qui en sont affectées ont beaucoup de peine
à se remettre.

Le traitement consiste dans les saignées que
l'on pratiquera d'abord à la jugulaire, et ensuite aux veines des plats des cuisses. Intérieurement on administrera les adoucissans, comme

les décoctions d'orge, de graines de lin, etc.
On mettra, sur les reins, un sac rempli de
son bouilli, et l'on donnera de fréquens lavemens.

Cette maladie est souvent mortelle, surtout
lorsqu'elle est compliquée de l'inflammation des
autres organes contenus dans le bas-ventre.

Morve des moutons. C'est une maladie qui
a quelque ressemblance avec la morve du cheval,
et qui affecte les bêtes à laine. Cette ressemblance ne consiste, toutefois, que dans le flux
qui s'écoule par les naseaux, qui est épais et
adhérent aux bords des narines. Du reste, c'est
un catarrhe nasal qui affecte ordinairement,
à-la-fois, toutes les bêtes d'un troupeau, et
pour lequel les propriétaires prennent peu de
soin.

La morve des moutons est le résultat des
intempéries, des bergeries tenues trop chaudement et dans lesquelles on laisse séjourner les
fumiers. Les soins hygiéniques sont les moyens
capables d'en empêcher le retour.

Néphrite (Inflammation des reins). Cette maladie affecte quelquefois les bœufs; elle complique souvent les maladies qui sont la suite
de la parturition. Les animaux qui en sont
affectés ont le pouls accéléré, l'épine dorsale

est voussée, et si l'on comprime la région lombaire, l'animal témoigne une très-grande sensibilité; sa marche est gênée et pénible, les
extrémités postérieures sont écartées, il a de la
peine à uriner, les urines sont colorées, quelquefois sanguinolentes; sur la fin de la maladie,
lorsque la terminaison est fatale, elle contiennent
du pus. Elles sont peu abondantes. Si l'on
introduit la main dans le rectum, on ressent
une très-grande chaleur.

Les causes de cette maladie sont des chutes
qui auront occasionné une distension plus ou
moins grande dans la région lombaire, et dans
laquelle les organes secréteurs de l'urine se seront
trouvés affectés; des substances âcres, prises
à l'intérieur; l'administration de fortes doses
de diurétiques âcres, tels que les résines, les
cantharides.

Le traitement consiste dans la saignée et dans
l'emploi des décoctions émollientes et mucilagineuses. Il ne faut point administrer de diurétiques, qui ne feraient qu'aggraver le mal.
On donnera des demi-lavemens pour que l'animal les conserve plus long-temps; on appliquera, sur la région lombaire, des sacs remplis de son bouilli, ou bien des nappes ployées
et trempées dans une décoction émolliente.

On donnera très-peu de nourriture; elle doit
être verte autant que possible; au défaut, on

donnerait des racines. Il faut faire usage d'eau blanche tiède.

Souvent cette maladie ne se guérit pas complètement, et il en reste des traces qui s'annoncent par la voussure perpétuelle de l'épine dorsale, par la difficulté de la marche. Les animaux, ainsi affectés, doivent être constamment tenus à un régime humectant.

Noir museau. Cette affection, à laquelle on donne aussi le nom de *Bouquet*, est particulière aux bêtes à laine, et consiste dans une espèce de dartre qui se développe sur le nez, les côtés de la tête et quelquefois les oreilles. Cette maladie est peu dangereuse et ne paraît guère que dans les troupeaux mal tenus.

Les onguens anti-sporiques, tels que ceux qui sont formés de fleurs de soufre, de sulfure de potasse et de graisse; l'huile de cade, sont les moyens à employer pour faire cesser cette affection de la peau, dont on prévient le retour par la propreté.

Onguens. On nomme onguens des médicamens destinés à être appliqués extérieurement, et qui ont différentes propriétés, suivant les substances qui les composent. La base principale des onguens est formée de graisse, de cire, d'huile, et ils acquièrent leurs qualités

par les autres substances que l'on y incorpore.
Les principaux onguens employés dans la médecine vétérinaire, sont :

L'onguent populeum qui, lorsqu'il est bien fait, est très-adoucissant.

L'onguent basilicum ou suppuratif, qui favorise la formation des abcès et qui excite la suppuration des ulcères.

L'onguent de laurier qui est résolutif.

L'onguent mercuriel qui résout les tumeurs indolentes et osseuses.

L'onguent vésicatoire.

L'onguent digestif simple, si bon pour le pansement des plaies dont il faut exciter la suppuration. On le compose de deux jaunes d'œufs, que l'on mêle avec quatre onces de térébenthine de Venise. On le rend animé en y incorporant, soit du styrax, soit de la teinture d'aloès.

PARALYSIE. C'est le défaut d'action des nerfs sur les muscles. Cette maladie est commune à tous les animaux, mais plus particulièrement aux bœufs et aux vaches. Elle peut être générale ou partielle. Différentes causes peuvent donner lieu à la paralysie ; quelquefois une pléthore, d'autres fois des chutes, une forte indigestion, la parturition dans les femelles, la pâture dans des lieux marécageux, d'où les animaux ne peuvent se retirer que par des efforts continuels.

Les bœufs et les vaches de quelques pays y sont plus sujets que ceux d'autres contrées.

Les animaux qui en sont affectés tombent et ne peuvent se relever ; lorsque c'est l'arrière-train qui est paralysé, les bêtes malades peuvent se mettre sur leurs extrémités antérieures, mais les postérieures ne peuvent soutenir le corps.

Si l'ouverture des corps n'est pas faite de suite, après la mort des animaux victimes de cette maladie, on trouve souvent les muscles sous-lombaires dans un état voisin de la putréfaction, et, dans les ports de mer où l'on fait des salaisons pour la marine, on a soin d'écarter la viande des animaux auxquels on soupçonne cette maladie.

Le traitement varie suivant les causes. La saignée convient dans le cas de pléthore. On doit chercher à guérir d'abord les indigestions, lorsqu'elles sont reconnues pour cause dans les paralysies qui sont la suite de mauvais pâturages, d'un affaiblissement de l'organisme animal ; des frictions spiritueuses, celles d'essence de térébenthine seront faites sur les reins et le long des membres paralysées, surtout aux articulations. On peut appliquer aussi sur les reins des sinapismes.

Il est rare que l'on ait un succès bien marqué
dans le traitement des paralysies , c'est pourquoi
on livre presque toujours à la boucherie les
bêtes qui en sont affectées.

La paralysie qui précède la parturition , rend
cette fonction très-difficile , et beaucoup de
vaches périssent , pour cette raison , dans le
vêlage.

PARTURITION, PART , MISE BAS, VÊLAGE , AGNE-
LAGE. C'est la sortie , de la matrice , du fœtus
parvenu au terme de son accroissement. Plus
les femelles des animaux domestiques sont tenues
dans un état qui les rapproche de l'état de
nature , et moins cette importante fonction présente chez elles d'accidens ; mais cela n'est pas
ainsi pour toutes , et surtout pour les vaches qui
restent long-temps dans des étables petites , dont
les portes étroites leur laissent à peine la liberté
de passer , et dans lesquelles l'air est presque
toujours altéré.

Les accidens qui accompagnent la parturition
sont nombreux , et il en résulte souvent des
maladies très-graves. C'est surtout lorsque la
parturition est avancée ou retardée , qu'elle est
accompagnée de désordres plus ou moins graves.

On nomme *parturition à terme ,* celle qui
a lieu à l'époque naturelle ; *avortement ,* celle
qui a lieu avant cette époque ; *retardée ,* celle

qui ne s'opère que passé cette époque. On nomme *parturition laborieuse*, celle qui est accompagnée d'accidens, qu'elle soit à terme, avancée ou retardée.

De la Parturition à terme et naturelle.

Quelques signes précurseurs l'annoncent. Les premiers sont l'augmentation de volume des mamelles, la descente du ventre, la direction en contre-bas que prennent les reins et la croupe ; les flancs se creusent ; plus tard, la vulve se tuméfie, il en sort une matière visqueuse ; on dit que les bêtes amouillent. A mesure que l'époque s'approche, les mamelles contiennent du lait, les signes précédens augmentent, il y a de fréquentes envies d'uriner ; la bête témoigne de l'inquiétude, son appétit diminue ; enfin, il se manifeste de légères coliques, il s'opère des contractions des muscles abdominaux, qui annoncent celles de l'utérus ; l'écoulement des eaux à lieu, ou il se présente une espèce de vessie, qui paraît, de plus en plus au dehors, et qui finit par se rompre. L'écoulement des eaux est ordinairement suivi de près de la sortie du jeune sujet, qui se présente par les extrémités antérieures, et la tête appuyée dessus. Une fois que la tête et les épaules sont sorties, le reste du corps suit promptement.

Comme les femelles mettent bas ordinairement
debout , le cordon ombilical se rompt dans la
chûte du petit , et il n'y a pas d'hémorragie
à craindre. La parturition terminée est encore ,
cependant , suivie d'efforts plus ou moins grands
de la part de la mère , pour l'expulsion du
placenta et des enveloppes du fœtus. Les femelles,
même les herbivores , ont un goût particulier
pour manger ces parties, auxquelles on a donné
généralement le nom d'arrière-faix.

Lorsque l'on a reconnu que la parturition
était prochaine , il faut prendre quelques précautions. Il faut placer la vache (1) dans un
lieu séparé, où elle ne soit pas tourmentée ;
on fera une litière abondante, afin qu'elle ne
puisse pas se blesser en se couchant , ni le
veau lui-même en tombant. On lui donnera
peu à manger, mais on tiendra devant elle
de l'eau blanche tiède.

Le jeune sujet dehors, on le frottera avec du
son et on le laissera lécher à la mère. Une
heure ou deux après la mise-bas, on donnera,

---

(1) Cette femelle étant celle qui demande le plus
de soins , et dont la parturition est accompagnée d'accidens plus nombreux , c'est elle que je cite pour tout
ce qu'il y a faire dans cette circonstance , les mêmes
soins pouvant s'appliquer aux autres femelles.

si la vache est affaiblie, du vin et des tranches de pain.

On remet peu à peu la vache à son régime
ordinaire, en ayant soin de l'abreuver, pendant quelque temps, avec de l'eau blanche,
tiède les premiers jours.

De la parturition laborieuse.

Différentes causes peuvent s'opposer à la marche
naturelle de la parturition. Ces causes dépendent de l'état particulier de la mère, de la position dans laquelle se présente le jeune sujet,
de son trop de volume ou de sa conformation
particulière, ou de son état de mort.

La mère peut être dans un état de faiblesse
qui paralyse les efforts qu'elle a à faire pour
contribuer à l'expulsion du jeune sujet. Cette
faiblesse est le résultat de maladies antérieures,
ou de n'avoir pas été assez nourrie. Dans ce
cas, la mère ne se tourmente pas, elle se
tient souvent couchée, les efforts expulsifs sont
très-éloignés les uns des autres et ne durent
que peu de temps. On sollicitera l'action des
forces par des excitans toniques, non échauffans. Des tranches de pain grillées, cassées
dans du vin tiède, que l'on doit étendre d'eau,
sont le cordial auquel on a généralement recours
dans les fermes. On peut administrer ainsi

quelques pintes de ce liquide, que les vaches
aiment. On peut encore avoir recours aux infusions de plantes aromatiques, à la décoction
de plantes amères, comme la gentiane, l'aunée, etc. Il faut éviter de donner des sub-
tances trop irritantes, comme la sabine, la
ruë, la tanaisie, qui pourraient produire une
irritation très-grave. On favorise encore, dans
ce cas, la parturition en opérant des tractions
legères sur les parties que le jeune sujet présente. Ces tractions ne doivent avoir lieu que
lorsque la mère fait quelques efforts.

Très-souvent la faiblesse de la mère n'est
qu'apparente, et est le résultat des nombreux
efforts qu'elle a fait, de l'inflammation de
l'utérus, de la rigidité du col de cet organe. Alors
il y a fièvre, les yeux sont rouges, la vache
ne reste pas long-temps couchée, elle est agitée.
On doit rejeter l'emploi de tous les stimulans
et la saignée est souvent indiquée, ainsi que
l'administration de breuvages calmans, tels que
les décoctions de son, de mauve, de graine
de lin, dans lesquels on ajoute du miel ou de
la mélasse. Le calme succède à ces moyens, et
la parturition a lieu alors. On ne doit, dans
aucun cas, négliger l'emploi des lavemens, qui
empêchent les excrémens de s'accumuler dans
les gros intestins.

Très-souvent la mauvaise position du fœtus,

est la cause qui s'oppose à la délivrance de la
mère. Nous avons indiqué qu'elle est la position
naturelle, on peut encore y joindre celle par
laquelle le fœtus présente les extrémités postérieures, quoique, par cette position, la parturition soit plus difficile.

Les positions contre nature sont : lorsque
les extrémités antérieures se présentent sans la
tête, ou que la tête se présente sans les deux
membres antérieurs, ou seulement avec un seul
membre ; quelquefois la tête se présente la
nuque en avant. Lorsque les extrémités postérieures se montrent par les jarrets, les parties
inférieures étant reployées, ou bien s'il ne se présente qu'une seule extrémité ; enfin, lorsque
le jeune sujet présente le dos ou le ventre.
Ces dernières positions sont les plus défavorables.

Dans tous les cas, on doit tenter de replacer
le fœtus dans une des positions naturelles, on
saisira les instans ou la mère ne fait pas d'efforts,
pour repousser dans l'intérieur les parties qui
se présentent, et pour amener dans une situation convenable, celles qui auraient dû se présenter.

Si la tête se présente sans les membres, et
qu'elle soit fortement engagée dans le bassin,
on la repoussera un peu, et l'on ira chercher,
l'un après l'autre, les membres que l'on allon-

gera ; le premier membre amené, il faut le
faire maintenir par la main d'un aide ou avec
un lacs que l'on aura fixé à l'extrémité. L'opérateur ne doit opérer de tiraillement sur le
fœtus, que lorsque la mère fait des efforts expulsifs.

Quelquefois c'est la tête qui n'est pas dans
une situation favorable, les extrémités antérieures se présentant les premières ; on doit alors
aller chercher la tête, en maintenant, toutefois, les extrémités antérieures au moyen d'un
lacs. Si la tête se présente par la nuque, il
faut la repousser, la redresser et l'amener en
position convenable en la saisissant par la mâchoire inférieure. On peut aussi fixer, par un
lacs, la mâchoire inférieure, dans le cas ou la
tête n'est pas renversée, mais seulement con-
tournée de côté ; l'opération est beaucoup plus
facile.

Les positions contre nature des extrémités
postérieures sont assez faciles à redresser.

Les plus difficiles à corriger sont celles où
le fœtus se présente par le dos ou par
ventre. Dans ce cas, l'opérateur, qui alors
doit toujours être un homme de l'art, a beaucoup plus de peine à faire présenter au fœtus,
soit la tête et les membres antérieurs, soit
les membres postérieurs. Cependant, dans ces
parturitions difficiles, il est plus aisé de les

terminer en faisant passer les extrémités postérieures les premières.

Le fœtus peut être trop volumineux, relative-
ment aux proportions de la mère, ou bien c'est
un monstre qui peut présenter deux têtes, ou
d'autres parties doubles, ou dans des situations
défectueuses. Ces cas sont extrêmement difficiles,
ils réclament toujours la présence d'un vétérinaire, puisque souvent des opérations graves
sont nécessaires. Il en est de même lorsque
le fœtus est mort avant l'époque de la parturition.

Cependant, en attendant les secours de l'homme
de l'art, on doit porter des soins à la mère;
on cherchera à calmer ses efforts expulsifs, s'ils
se répètent souvent et avec force; on lui donnera des lavemens, on la fera promener.

On a malheureusement, dans les campagnes,
l'habitude nuisible de vouloir terminer promptement et avec beaucoup de force, la parturition, et il n'est pas rare, dans les cas où
le fœtus est trop volumineux ou s'il présente des
obstacles à son expulsion, de voir saisir avec des
cordes, des lacs, les parties qui se présentent,
et de tirer dessus, en employant de grands
moyens de force; il en résulte toujours, pour la
mère, des accidens fâcheux. Les propriétaires
raisonnables empêcheront toutes ces pratiques
pernicieuses.

Dans tous les cas où les personnes qui soignent les bestiaux pourront agir elles-mêmes,
elles auront le soin de le faire avec beaucoup
de douceur; les mains doivent être enduites
de beurre ou d'huile. Cette précaution est
aussi nécessaire pour se préserver du pus des
ulcères qui pourraient exister, que pour faciliter le passage et le mouvement de la main.

Si l'on est obligé de faire rentrer quelques
parties du fœtus, il faut toujours attendre que
les efforts expulsifs cessent, comme il faut
aussi profiter de ces mêmes efforts pour opérer
des tractions sur le fœtus.

Ordinairement le délivre suit de près la parturition. On sait qu'il est formé des enveloppes du fœtus, et du placenta, par lequel il
recevait de la mère, le sang nécessaire à sa
vie. On attache souvent, aussitôt après le part,
un poids léger au bout du cordon ombilical,
qui se trouve dehors, pour solliciter l'action
de l'utérus, et conséquemment les efforts expulsifs pour le faire sortir. Quelquefois, cependant, le délivre ou arrière-faix est plusieurs jours sans être rejeté, et l'on peut l'extraire en introduisant une main huilée dans la
matrice, et en détachant doucement, avec deux
doigts, chacun des cotylédons qui sont adhérens à la face interne de la matrice. Dans le
cas où la putréfaction aurait déjà lieu sur une

partie du délivre, il faudrait faire précéder l'opération par des injections dans la matrice.

De l'Avortement.

On appelle avortement, la parturition qui arrive avant le terme ; cet accident peut survenir à toutes les époques de la gestation. Il est beaucoup plus fréquent chez les vaches que dans les autres femelles des animaux domestiques. Rarement le fœtus, même lorsqu'il arrive vivant, a assez de force pour continuer d'exister, une grande partie des causes qui donnent lieu à l'avortement, agissant d'une manière funeste sur le fœtus, qui participe aux maladies qui affectent la mère, par le sang qu'il en reçoit.

Beaucoup de causes peuvent donner lieu à l'avortement, et quelques-unes de ces causes étant générales et agissant en même temps sur toutes les femelles en état de gestation d'une même contrée, l'avortement a été quelquefois regardé comme contagieux et épizootique. Cependant, il ne peut avoir de propriété contagieuse, et n'a lieu en même temps sur beaucoup de femelles, que parce qu'elles sont individuellement placées sous l'empire des mêmes causes.

Les causes générales qui peuvent occasionner l'avortement sont : la mauvaise nourriture, ou sa trop petite quantité; la pâture dans des lieux marécageux où les vaches font des efforts plus ou moins considérables pour mouvoir leurs membres ; une température constamment humide, ou, une trop chaude et trop sèche.

Les causes accidentelles sont des coups que les femelles se donnent en se battant, des heurts contre des portes trop étroites, ou bien des chutes, des frayeurs, des indigestions, des coliques, des maladies plus ou moins graves.

Quelques femelles, surtout parmi les vaches, sont disposées à l'avortement par leur tempérament ; celles dites *Taurellières*, qui sont très-souvent en chaleur, y sont très-sujettes.

Il est rare qu'une vache qui a avortée une fois, n'avorte pas encore plusieurs fois, le terme de l'avortement se rapprochant chaque fois de celui de la parturition naturelle ; de sorte qu'avec des précautions à chacune de ses gestations, elle finit par mettre bas à terme.

Les signes de l'avortement sont à peu près les mêmes que ceux de la parturition à terme, quelquefois cependant, ils sont plus graves. Après l'avortement, quelques femelles ne paraissent pas souffrir, d'autres sont long-temps malades, surtout si les causes sont de la nature de celles qui ont affaibli l'économie animale. On doit mettre en usage les moyens indiqués pour la paturition à terme.

Dans l'avortement, les mêmes circonstances qui rendent la parturition à terme difficile, peuvent se rencontrer, et l'on doit alors se comporter de même.

On peut chercher à prévenir l'avortement lorsque l'on présume exister quelques causes qui peuvent y donner lieu ; les moyens varient suivant les causes. Ainsi, on changera les alimens lorsqu'ils sont de mauvaise qualité, on maintiendra les habitations très-propres, on renouvellera l'air dans celles qui sont petites, on évitera les pâturages marécageux.

Si la vache a fait une chûte, a reçu un coup violent, on la saignera et on la maintiendra, pendant quelques temps, à un régime rafraîchissant. On emploiera également la saignée pour les femelles pleines, chez lesquelles on remarque des symptômes pléthoriques, tels que la rougeur de la bouche, des conjonctives, la plénitude des vaisseaux superficiels de la tête, de ceux du corps.

Un des accidens les plus communs qui surviennent à la suite de la parturition ou de l'avortement, est la sortie, au dehors, du vagin, et quelquefois, en même temps, de la matrice. Cet accident est encore plus fréquent chez les vaches que chez les femelles des autres animaux domestiques.

Quelquefois cette sortie, que l'on appelle,

chûte ou *renversement,* n'est pas complète, et alors est assez facile à remettre en place ; mais lorsque le vagin et la matrice sont entièrement dehors, l'accident est très-grave. Souvent c'est dans la nuit que cet accident arrive, et alors la matrice a été froissée sur les jarrets et le bas des extrémités de la bête ; si la vache s'est couchée, la matrice est salie par la litière, par la fiente.

Avant de faire rentrer les organes sortis au dehors, il faut s'assurer si la vessie n'est pas pleine, et dans ce cas, l'évacuer au moyen d'une canule ; celle d'une seringue peut suffire. On videra aussi le rectum des excrémens qu'il peut contenir.

La vache doit être debout, et des aides la tiendront dans cette position, si elle est trop faible ; d'autres aides maintiendront une nappe entre les membres et la matrice, en la soulevant horizontalement, au moyen de cette nappe ou drap, dont ils peuvent nouer les bouts autour de leur cou pour ne pas trop se fatiguer. Cette nappe doit être trempée dans une décoction de plantes émollientes, pour ne pas irriter la matrice, qui présente alors, en dehors, sa face interne extrêmement sensible.

On lavera avec de l'eau tiède miellée, à laquelle on ajoutera un peu de vin, toute la matrice, et lorsqu'elle sera bien débarrassée

13

des corps étrangers qui la sallissaient, on exa-
minera son état : quelquefois il y reste des
cotylédons, on les extrait avec précaution ; des
échymoses plus ou moins étendues peuvent
exister, on les scarifie, et on les lotionne également avec de l'eau miellée, à laquelle on peut
ajouter alors un peu de vinaigre ; enfin, la
membrane interne que présente la matrice,
peut être considérablement tuméfiée, et cette
tuméfaction s'opposer à la réduction. On peut,
sans danger, faire des scarifications un peu
profondes sur toute l'étendue, et attendre le
dégorgement qui doit résulter de l'évacuation
sanguine, pour procéder à la réduction.

Alors, avec les mains enduites d'huile d'olive
ou de beurre frais, et dont on aura eu soin de
rogner les ongles, on procède à remettre les
parties en place. On fait d'abord rentrer celles
qui sont contiguës au vagin, et on parvient ainsi
à la réduction complète. Il faut avoir l'attention de s'arrêter lorsque la bête fait des efforts,
et seulement bien maintenir les portions ren-
trées.

La réduction opérée, il faut empêcher une
nouvelle chûte de la matrice ; c'est ce que l'on
peut obtenir en plaçant, dans le vagin, un
pessaire, instrument qui n'est pas toujours de
la même forme, ni de la même matière, mais
dont le but est de fixer la matrice et de s'op-

poser à sa sortie, qui récidive souvent, par
les efforts expulsifs qui suivent ordinairement
son replacement.

On n'a pas toujours, dans les campagnes,
les pessaires chirurgicaux, mais on peut facilement en faire qui réunissent les mêmes avantages. Une vessie de cochon, dont on fixe le
col autour d'une tige creuse de sureau, remplit très-bien l'indication. On assouplit la vessie
dans de l'eau tiède, on l'introduit dans le vagin
jusqu'au mufle de la matrice, et l'on fait
tendre, autant que possible, la vessie, par l'air
que l'on y introduit. On bouche l'extrémité de
la canule pour que l'air ne sorte pas, on fixe
à la portion de la tige de sureau qui sort au
dehors, deux rubans, cordes ou lanières de cuir,
qui vont se rattacher sur les côtés à un surfaix.

On fait encore un pessaire en fixant, à une
rondelle de bois, un bâton fourchu ; on entoure
la rondelle de linge, de filasse, que l'on enduit ensuite de cire ou de graisse ; placé dans
le vagin, on assujétit une petite traverse en
bois, destinée à recevoir les bandes qui vont
s'attacher au surfaix.

Le pessaire indiqué par M. Leblanc, consiste
dans deux rondelles de bois, dont une est fixée
au bout d'une tige cylindrique, et l'autre, percée
dans son centre, peut s'éloigner à volonté de

la première rondelle. On adapte , sur la première
rondelle , un vieux torchon ou autre linge usé ,
que l'on rabat ensuite sur l'autre rondelle, de
manière à ce qu'elles soient toutes deux contenues comme dans une espèce de sac. On
trempe ce pessaire dans l'huile ou dans une
décoction mucilagineuse ; on l'introduit dans le
vagin et on le fixe comme les précédens.

Quelques praticiens employent un moyen fort
simple : on prend du fouet un peu fort et
d'une assez grande longueur , pour qu'en le
ployant en deux , on pose le milieu sur les
reins, que chaque bout après viennent se réunir
sous le ventre , où , réunis, on les fait passer
entre les cuisses; puis, parvenus à la vulve, on
les dirige de chaque côté de la queue , au-dessus
de laquelle on les réunit par un nœud ; on les
fait suivre ensuite le long de l'épine dorsale , et
on les fixe en tirant fortement dessus à la partie
supérieure du surfaix , ou bien encore on les
prolonge jusqu'au garrot, on y fait un nœud
et on les sépare de nouveau pour venir se rattacher sur le poitrail.

Cet espèce de bandage agit en faisant éprouver
une impression douloureuse sur les parties sensibles, lorsqu'il est tendu sur la voussure de
l'épine, dans les efforts que tente de faire la
bête malade; la douleur qu'elle éprouve arrête
la continuation de ces efforts.

Il ne faut pas pratiquer de points de suture
à la vulve, ainsi que l'on le fait quelquefois;
il en résulte souvent la déchirure de la vulve,
ce moyen n'étant pas capable de s'opposer à
un nouveau renversement.

On doit tenir, dans un lieu calme, la bête
à laquelle on a opéré la réduction de la matrice; on aura préparé le terrain de manière
à ce que les extrémités antérieures se trouvent
sur un sol plus bas, les organes remis dans
leur places naturelles, s'y maintiennent plus
facilement.

Le régime doit être sévère pendant quelques
jours; les indigestions, dans ce cas, étant très-
dangereuses. On donnera aussi de fréquens lavemens, pour éviter la compression que pourraient
faire éprouver les gros intestins.

Le pessaire doit être ôté tous les deux ou
trois jours, pour le nettoyer, et, pendant le
temps nécessaire pour cette opération, il faut
introduire la main dans le vagin pour s'opposer
à un nouvel accident. On ne supprimera le
pessaire que lorsque l'on sera bien sûr qu'il n'y
a plus une nouvelle chûte à craindre.

PÉRIPNEUMONIE. (Voyez PNEUMONIE.)

PHTHIRIASE. POUX. Tous les animaux sont
sujets à avoir sur leurs corps de ces insectes

dégoûtans, que l'on nomme Poux. Chaque espèce d'animal a une espèce particulière de poux.
Lorsqu'ils existent en grande quantité, ils excitent une démangeaison violente, qui force les
animaux à se gratter.

Les poux n'existent, en général, que sur les
animaux mal-portans, mal nourris, mal logés
et mal pansés. Pour les détruire, il faut donc
commencer par faire cesser les causes qui ont
favorisé leur développement, puis on peut employer des topiques qui les tuent; mais on
doit être très-prudent pour le choix des substances, dont une partie se trouve être des
poisons très-forts, et qui peuvent être nuisibles
aux animaux et même aux hommes chargés de
les appliquer. Quelques-uns même des médicamens qui seraient innocens, appliqués sur
une petite surface du corps, peuvent occasionner
des accidens assez graves dans l'économie animale, lorsqu'ils sont répandus sur tout le corps
et absorbés à l'intérieur. La décoction de tabac,
les frictions mercurielles sont de ce nombre.

On peut, sans danger, suivre le traitement
indiqué pour la gale; les poux meurent par
les mêmes substances qui détruisent les acares.
On favorisera l'effet du traitement en faisant
d'abord des lotions avec de l'eau dans laquelle
on aura fait dissoudre du savon noir, puis on
mettra en usage les lotions d'eau tiède, con-

tenant en dissolution le sulfure de potasse. On peut employer, pour les parties les plus garnies, comme la crinière, la queue, une pommade contenant du sulfure de potasse, ou du soufre sublimé, ou bien encore de l'essence de térébenthine.

Ces moyens, aidés du pansement de la main, d'alimens de bonne qualité, feront disparaître ces insectes dégoûtans, et les personnes chargées du traitement ne courront aucun danger.

Le mouton est un des animaux chez lequel il est le plus difficile de détruire les poux, l'épaisseur de leur toison s'opposant à l'application immédiate des topiques. *Tessier*, dans une Instruction, conseille de se servir d'un soufflet, à l'extrémité duquel on adapte un tuyau de fer-blanc, dans lequel on introduit du tabac auquel on met le feu. Au moyen du soufflet, on dirige la fumée du tabac sur tous les points du corps, à travers les mèches de laine, qu'un aide, qui tient le mouton entre ses jambes, a le soin d'écarter successivement.

PHTYSIE PULMONAIRE, POMMELIÈRE *(des vaches)*. Le mot de phtysie signifie dépérissement, et l'on a admis plusieurs espèces de phtysies, que l'on a caractérisées suivant l'organe affecté qui donnait lieu à cet état de dépérissement,

qui amenait graduellement la mort, et contre
lequel les ressources de la médecine sont presque
toujours infructueuses. Nous ne considérons ici
que l'espèce de phtysie pulmonaire qui affecte
les vaches, principalement celles qui sont laitières, et que l'on connaît généralement sous le
nom de *Pommelière*. Cette maladie était très-
répandue à Paris, dans un moment où il s'était
formé un grand nombre de vacheries dans l'intérieur de cette capitale, et même dans les
quartiers où les rues sont les plus étroites.
M. Huzard publia, à cet époque, un excellent
Traité sur cette maladie, dans lequel j'ai puisé
une partie de cet article.

Les autres animaux domestiques sont rarement atteints de la phtysie, ou, du moins, on
ne laisse pas le temps à leurs maladies de se
terminer ainsi, les livrant à la boucherie aussitôt
que le mal paraît au dessus des ressources
de l'art.

La phtysie pulmonaire est une inflammation
lente, chronique, des poumons et de la plèvre,
qui ne se décèle ordinairement que lorsqu'il
existe déjà d'assez graves altérations organiques.

Ses symptômes sont une toux d'un caractère
particulier, qui, sans être sèche et sonore,
est rauque, et, comme le dit M. Huzard, paraît être une longue expulsion de l'air contenu

dans les poumons, et géné, dans ses passages,
par plusieurs obstacles successifs, et qu'il faut
avoir entendue pour s'en former une juste idée.

Cette toux, qui n'a point de rémission, est
souvent le seul symptôme de la ·maladie, pendant plusieurs années même. La vache paraît,
du reste, assez bien se porter, elle conserve
un certain embonpoint, son appétit est assez
bon. Quelquefois un changement brusque de
saison, ou seulement de température, excite
l'irritation des poumons, et produit une espèce d'inflammation des poumons, qui n'a point
le caractère de la péripneumonie aiguë.

Cette inflammation avorte, et la vache paraît se rétablir; les symptômes maladifs, qui
s'étaient présentés, disparaissent, à l'exception
de la toux. Il survient ainsi quelques attaques
qui, à chaque fois, laissent des traces profondes dans les poumons. Enfin, le mal a fait
assez de progrès pour que toute l'économie animale s'en ressente, et alors le poil se hérisse,
la peau devient sèche et adhérente, la maigreur
fait des progrès rapides, le lait tarit et ses
qualités changent; souvent il prend une teinte
bleue. Il tourne lorsque l'on le fait bouillir, et il
fait tourner le lait des autres vaches saines,
avec lequel on le mélange. Le pouls est quelquefois plus lent, d'autres fois il est faible et
accéléré; on remarque un mâchonnement et

13*

une espèce de grincement de dents; il s'écoule, par la bouche, une bave épaisse, visqueuse et fétide; il y a aussi écoulement par les naseaux, d'une matière d'abord limpide, qui devient ichoreuse, sanguinolente. La mort vient très-promptement terminer ces symptômes.

C'est dans la poitrine que l'on trouve les principales lésions; selon que la maladie a parcouru promptement ou lentement ses périodes; le poumon est différemment affecté. Dans le premier cas, il y a une espèce d'état gangréneux, les lobes sont volumineux, et l'on y remarque des parties carnifiées. Dans le second, les lobes sont très-petits, flétris; il y a un grand nombre de tubercules qui, fréquemment, sont crétacés; dans l'intérieur on trouve souvent des abcès. J'ai vu, à l'ouverture d'une vache morte de cette maladie, les deux lobes du poumon former une masse crétacée, dans laquelle à peine il existait un peu de parenchyme pulmonaire.

Dans l'abdomen, c'est le foie qui présente particulièrement des altérations; il est presque toujours très-volumineux, et l'on y remarque des obstructions.

En parlant des lieux où les vaches laitières sont le plus fréquemment affectées de la pommelière, c'est déjà avoir fait connaître une partie de ses causes.

Ces causes se trouvent principalement dans

le défaut d'une suffisante quantité d'air atmosphérique pur, pour servir à l'acte de la respiration. Ainsi, cette maladie règne dans tous les
lieux où les vaches sont renfermées dans des
habitations basses, étroites, qui n'ont presque
pas d'ouvertures par lesquelles l'air puisse se renouveler, où le fumier séjourne long-temps,
dont les murs sont imprégnés presque toujours
d'une humidité fétide.

Les vaches sortent rarement de ces lieux ;
on leur donne une nourriture assez forte pour
produire une plus grande quantité de lait. Les
alimens sont souvent de mauvaise qualité.

Ces vaches ne sont jamais débarrassées de la
crasse excrémentitielle de la transpiration ; leur
litière est peu abondante, rarement renouvelée
et elles se couchent dans leur fiente.

L'eau qui sert à les abreuver, provient presque
toujours de puits ; elles sont dures, crues et
souvent infectées par les filtrations des fosses
d'aisances voisines.

Beaucoup de ces vaches ont fait de longues
journées pour venir aux marchés où elles se
vendent ; elles ont eu souvent à supporter les
intempéries de l'hiver ; plusieurs accouchent
dans la route. Pour les vendre plus avantageusement, les marchands les laissent *empisser*.
c'est-à-dire, ne tirent pas leur lait pendant
plusieurs jours, pour que leurs mamelles, plus

pleines , les fasse regarder comme bonnes laitières.

On sent combien toutes ces causes , qui se trouvent souvent réunies, doivent influer d'une manière
fâcheuses sur les organes de la respiration.

Cette maladie , qui est comprise dans celles
sujettes à la rédhibition , a été regardée comme
contagieuse , en raison de la grande quantité
de vaches, qui souvent , se trouvent en être affectées en même temps dans les grandes villes ,
ou autres lieux où elles sont sous les mêmes
influences. Mais c'est à tort , car elle ne se
communique pas par le contact de la cohabi-
tation , d'une bête à une autre. C'est la seule
influence des causes qui agit en même temps
sur les vaches qui y sont soumises ; on pourrait , avec plus de raison , la croire héréditaire.

Il n'y a guère de traitement curatif de cette
maladie : des soins bien entendus, peuvent ra-
lentir sa marche , mais non l'arrêter tout-à-
fait. Les nourrisseurs de bestiaux le savent fort
bien , aussi ne font-ils aucunes tentatives de
traitement. Ils calculent le temps qu'une vache ,
chez laquelle les premiers symptômes paraissent,
peut encore fournir de lait , puis ils cherchent
à l'engraisser pour la vendre plus avantageusement à la boucherie.

On doit donc se borner à prévenir cette ma-

ladie , et on y parviendra en écartant toutes
les causes qui peuvent la faire naître.

Les nourrisseurs logeront leurs vaches dans
des étables spacieuses, où l'air puisse se renouveler facilement ; ils ne laisseront pas séjourner
les fumiers dans les étables, dont le sol sera
assez exhaussé pour que les urines puissent être
conduites au dehors. Les vaches seront étrillées
et brossées journellement ; elles auront de la
litière fraîche.

On choisira des alimens de bonne qualité ;
l'eau sera corrigée avec du son, si elle est crue.
Dans ce cas, il faudra avoir soin d'en tirer
d'avance, pour qu'elle puisse éprouver les bons
effets du contact de l'air atmosphérique.

Les nourrisseurs doivent apporter un soin
scrupuleux pour les vaches qu'ils achètent, examiner surtout si la peau est souple, fine et non
adhérente. Ils feront faire une très-bonne litière
aux vaches qu'ils viennent d'acheter ; ils les
feront bouchonner, brosser plusieurs fois dans
la journée ; ils leurs feront laver les parties inférieures des membres, avec de l'eau tiède vinaigrée.

La nourriture de ces vaches sera encore plus
choisie : point d'alimens échauffans, de l'eau
blanche tiède, avec de l'orge moulue, leur servira, pendant plusieurs jours, de boisson.

Ils les feront promener, ou les lâcheront dans une cour les premiers jours.

Le lait des vaches atteint de la pommelière, perdant de ses qualités, .peut être nuisible à ceux qui en font usage. Le Gouvernement a donc un intérêt puissant à surveiller les établissemens des nourrisseurs. Les autorités de la ville de Paris ont rendu de grands services aux consommateurs de cette capitale, en ne permettant pas de former de ces établissemens dans les quartiers du centre, où les rues sont étroites, les maisons plus élevées. Aussi, cette maladie est-elle bien moins commune qu'elle ne l'a été dans un certain moment. Les nourrisseurs sont plus instruits, ils ont profité des progrès qu'ont fait toutes les branches de l'économie rurale ; le régime des vaches est beaucoup mieux entendu. Tous ont des terres qu'ils cultivent et dans lesquelles ils récoltent des racines, telles que les betteraves, les carottes, qui donnent une nourriture plus saine, ajoutées aux fourrages artificiels.

La viande des vaches affectées de la pommelière, ne paraît pas être malsaine.

Piétain. C'est une maladie particulière aux bêtes à laine, que l'on a confondu avec le fourchet, le crapaud, et que l'on ne connaît

bien que depuis l'amélioration des moutons en
France ; leur valeur étant beaucoup plus grande ,
on a dû faire plus d'attention à leurs maladies.
Celle qui nous occupe, et que l'on avait peu consi-
dérée jusqu'ici, a été particulièrement étudiée par
quelques agronomes célèbres , tels que M. Pictet,
de Genève , M. Morel de Vindé, qui ont beaucoup
contribué à l'amélioration des bêtes à laine.
Quelques-uns en ont donné des descriptions
qui se rapportent entièrement à la maladie que
Chabert a désignée sous le nom de *Crapaud* ,
Fourchet ; mais , par les raisons citées plus haut ,
cet illustre vétérinaire avait regardé ces deux
maladies comme la même , et cependant elles
sont distinctes.

Le piétain fait souvent de grands ravages
dans les troupeaux de mérinos , et souvent une
grande partie des bêtes d'un même troupeau
sont dans l'impossibilité de marcher et même
de se tenir debout. On a remarqué que des
animaux sains qui étaient placés dans des lieux
ou avaient séjourné des moutons affectés du
piétain , en étaient attaqués bientôt eux-mêmes :
que des bêtes malades , introduites dans un troupeau très-sain , y répandaient la maladie. On a
soupçonné dès-lors que cette maladie était contagieuse , et les recherches que l'on a faites pour
reconnaître les causes de cette contagion ont

contribué à bien faire connaître le piétain, et les moyens curatifs que l'on peut employer avec avantage. M. Gasparin a donné un excellent Traité de cette affection, que nous allons mettre à contribution.

Le piétain se décèle par la claudication, et avant que la maladie ne se soit répandue sur le troupeau, ce signe seul n'annonce pas le piétain, il est aussi un de ceux du fourchet. Mais lorsqu'on a bien examiné les pieds des premiers moutons malades, il n'y a plus d'incertitude pour ceux qui le deviennent par la suite. En explorant le pied malade, on aperçoit, à la naissance de la corne, à travers sa substance, sur la face interne de l'un des onglons, une plaque blanche qui désigne le lieu de l'abcès. En amincissant la corne dans les endroits sensibles, on reconnaît facilement cette place blanche ; on découvre un léger suintement de mauvaise odeur, et quelquefois un peu de rougeur. Le pied est chaud, la suppuration a lieu, la sole de corne et celle de chair se détruisent ; il se forme des végétations de mauvaise nature sur la sole et le tissu feuilleté ; l'ongle s'allonge, se détériore ; il découle du pied un pus grisâtre et fétide ; les souffrances qu'éprouvent l'animal, font naître la fièvre, la perte de l'appétit ; il mange à genoux, surtout si les pieds

antérieurs sont le siége du mal. Le sabot présente un aspect hideux, il ne forme plus qu'un
seul ulcère; l'os du pied se carie.

Tout le membre se tuméfie, le canal biflexe
s'enflamme et laisse échapper un pus fétide; le
marasme survient, la gangrène s'empare des
parties affectées et l'animal meurt.

On regarde comme cause principale du piétain, sa qualité contagieuse; mais on n'a pu
découvrir de suite qu'elles étaient les agens de
la contagion. Plusieurs expériences d'inoculation
par le pus pris aux pieds malades, n'ayant pas
donné des résultats égaux ni certains, on dou-
tait encore de la propriété contagieuse de cette
maladie, lorsque les recherches assidues de
M. Morel de Vindé, lui ont fait découvrir que
le piétain était dû à la présence d'un insecte
particulier, qui établit son nid dans le pied
du mouton. Il a cru découvrir cet animal à
l'aide du microscope, et il compare son mode
d'action à celui de la chique américaine (*pulex
penetrans, l.*) qui s'attache aux pieds des nègres,
se loge à la naissance de leurs ongles et y
cause de très-grands désordres. M. Gasparin
pense qu'il serait possible que l'animal du piétain ne fît que déposer ses œufs à la naissance
du sabot, et qu'il faudrait le chercher dans la
litière et le sol des bergeries.

Au moyen de l'explication de M. Morel de

Vindé, on conçoit facilement que la contagion
ne peut avoir lieu par l'inoculation du pus,
sans la présence, dans la matière inoculée, des
œufs de l'animal du piétain.

Raisonnant suivant sa découverte, M. Morel
de Vindé a pensé que le traitement de cette
maladie était d'attaquer de suite l'animal du
piétain dans son premier domicile, avant que
le mal ne se soit propagé au-delà. Aussitôt
qu'un mouton de ses troupeaux commençait à
boiter, il nettoyait le pied, cherchait à reconnaître le petit abcès blanc sous la corne, l'amin-
cissait avec un canif, et passait ensuite sur
cette place blanche, les barbes d'une plume
imbibée d'acide nitrique; l'eau-forte pénétrant
jusqu'au centre de l'abcès, détruisait le principe contagieux. Sans autres soins, les bêtes,
ainsi traitées, se trouvaient guéries. M. Morel
de Vindé n'a publié ses expériences qu'après
les avoir répétées, avec succès, pendant un
an. Les propriétaires de troupeaux, dans lesquels
se déclare cette maladie, n'ont donc pas de
meilleure chose à faire que de suivre avec
attention ce traitement.

Mais le mal peut avoir fait des progrès avant
que le traitement ne soit employé, et alors il
ne suffit plus. D'abord il est de la prudence
de séparer de suite les animaux malades, et
de ne pas les laisser communiquer avec les

sains. On forme plusieurs infirmeries, suivant les degrés de la maladie.

On doit tenir les bergeries avec le plus grand soin, et enlever journellement les fumiers, que l'on doit conduire loin des lieux où l'on fait passer les troupeaux.

Dans tous les cas, on s'empressera de couper court au mal par des moyens énergiques. On mettra à jour le mal, avec le bistouri, quelle que soit son étendue, en coupant la corne et toutes les parties qui peuvent cacher l'abcès. On applique, sur la plaie, une pâte composée de vert-de-gris (acétate de cuivre) et de vinaigre, on la maintient au moyen d'une bande fixée autour du pied, et on ne lève ce bandage que le second ou le troisième jour; il tombe une escarre, et il reste ordinairement une plaie simple, qui se guérit facilement.

Cependant, toutes les parties malades ne sont pas toujours détruites par l'application du caustique, alors on les touchera avec l'acide sulfurique ou muriatique, ou bien encore l'eau de Rabel; on pourrrait même y appliquer le cautère actuel. On renouvellera ces applications toutes les fois qu'à la chute des escarres, les racines du mal ne paraîtront pas entièrement atteintes.

A mesure que le traitement est suivi de succès, on change les bêtes d'infirmeries, jus-

qu'au moment où on peut les réintégrer dans
le troupeau.

PIQURE. C'est une plaie, plus ou moins profonde, faite par un corps aigu, et qui est
plus ou moins dangereuse, suivant les parties
atteintes et suivant que le corps est poli, ou
parsemé d'aspérités. Les piqûres sont ordinairement occasionnées par des fourches, des clous,
des épines, etc. Les bestiaux sont peu exposés
à ces sortes de plaies, qui se guérissent facilement lorsqu'elles n'intéressent que la peau,
mais qui sont quelquefois suivies d'accidens
graves, lorsque des nerfs, des partiestendi-
neuses sont atteintes. Dans ces derniers cas,
il faut débrider la plaie, mettre à jour le
fond de la plaie, et la traiter par des émolliens, l'onguent digestif.

Les bœufs qui travaillent à la charrue, ont
quelquefois les pieds blessés par le soc, lorsqu'ils retournent pour tracer un nouveau sillon.
Il résulte de ces piqûres parfois des accidens
assez graves, à la suite desquels les bœufs restent boiteux.

Les différentes espèces de mouches peuvent
occasionner des piqûres très-douloureuses et qui
deviennent dangereuses lorsqu'elles sont multipliées. Les taons font souffrir et maigrir les
animaux qui sont aux bois ; c'est surtout lorsqu'un

soleil ardent frappe à travers quelques nuages,
que ces insectes sont acharnés après les animaux qui, quelquefois, deviennent furieux et
courent çà et là dans les champs, les bois.
On a vu des bœufs et d'autres animaux, as-
saillis par des abeilles, succomber des nombreuses
piqûres qu'ils avaient reçues et qui les avaient
rendus furieux.

On guérit assez facilement les piqûres de ces
insectes par des lotions d'eau froide, salée ou
vinaigrée. Si les piqûres sont multipliées et
étendues sur tout le corps, on trempe un drap
dans cette eau et on le pose sur les animaux.

L'alkali volatil est un remède puissant contre
les piqûres des abeilles.

Quelquefois l'inflammation a fait des progrès,
et on est obligé de saigner les animaux piqués.
On lotionnera alors les parties douloureuses avec
des décoctions de substances émollientes, auxquelles on fera bien d'ajouter un peu d'eau-
de-vie ou de vinaigre.

Dans l'été, il faut avoir soin d'entretenir une
grande propreté dans les habitations des animaux, de les tenir fraîches, de fermer les fenêtres avec des toiles claires, pour éviter l'abondance des mouches qui les tourmentent et les
font maigrir.

PLAIES. Les plaies sont des solutions de con-

tinuité accidentelles des parties molles; elles
sont plus ou moins dangereuses, suivant leur
étendue, leur profondeur, les parties qui sont
lésées, l'instrument ou le corps qui a fait la
plaie. Les plaies simples sont celles dans lesquelles il n'y a point de parties essentielles
d'attaquées. Dans les plaies compliquées des
parties, telles que des gros vaisseaux, des
nerfs, sont lésés, ou bien des corps étrangers
sont restés dans la plaie. Celles faites par
déchirement sont encore compliquées, ainsi
que celles dans lesquelles il y a eu de fortes
contusions.

Les plaies compliquées réclament presque
toutes les soins d'un vétérinaire; nous ne parlerons donc ici que des plaies simples.

Les plaies simples consistent dans une simple
division de parties peu essentielles, que l'on
peut facilement guérir par première intention,
c'est-à-dire, que les lèvres de la plaie étant
maintenues l'une contre l'autre, la cicatrisation
s'en opère facilement, ans une abondante suppuration.

Les moyens de maintenir les bords d'une
plaie rapprochés, varient suivant l'étendue de
la plaie et la partie sur laquelle elle a lieu.

Sur l'étendue du corps où les surfaces sont
plaines, on se sert de points de suture, ou
de bandes couvertes de substances agglutinatives.

Les points de suture sont de plusieurs espèces,
à points continus ou entrecoupés. On peut employer avec avantage la suture entortillée, au
moyen d'une épingle qui traverse les deux lèvres
de la plaie ; on tourne, sur les deux extrémités
de cette épingle, du fil ou une mèche de
chanvre, pour tenir les parties divisées rapprochées.

Dans les sutures, il faut avoir l'attention de
ne pas pratiquer les points trop près des lèvres
de la plaie, parce que la peau se déchirerait
promptement, et il ne faut pas serrer trop fort,
pour éviter le même accident, les chairs et la
peau se tuméfiant toujours un peu, quel que
soit le peu de gravité de la plaie.

Les plaies qui ont lieu sur les membres,
sont pansées, et maintenues par des bandes
que l'on tourne autour du membre ; par ce
moyen on facilite, autant que possible, leur
réunion.

Telle légère que soit une plaie, il survient
toujours un peu d'inflammation, et par conséquent une légère suppuration ; ces phénomènes
sont même nécessaires pour opérer la cicatrisation. Les cicatrices laissent quelquefois des
traces désagréables. C'est à éviter ces cicatrices
désagréables, que l'on doit tendre dans le traitement des plaies. L'air qui les frappe en augmente l'inflammation, on doit donc les sous-

traire à son influence. C'est ce que l'on fait en recouvrant les plaies avec des plumasseaux d'étoupes douces ; on ne doit lever l'appareil qui les maintient, que lorsque la suppuration existe ; on entretient la propreté, sans employer de trop grandes lotions d'eau chaude ; une éponge légèrement imbibée doit suffire. Lorsque les plaies tendent à la cicatrice, des étoupes sèches coupées sont les seules choses à appliquer dessus.

PLEURÉSIE, PNEUMONIE. Le premier de ces mots désigne l'inflammation de la plèvre, le second celle de la substance du poumon. Dans les bestiaux, il n'est pas souvent facile de distinguer parfaitement celle de ces inflammations qui existe ; presque toujours l'une accompagne l'autre, et le traitement est, dans tous les cas, le même.

La difficulté de la respiration, l'accélération du mouvement des flancs, la toux, la chaleur de l'air expiré, l'accélération du pouls, la rougeur de la pituitaire et de la conjonctive, l'impossibilité de se coucher, l'écartement des extrémités antérieures, tels sont les signes auxquels on reconnaît l'inflammation des organes de la respiration.

La pneumonie parcourt ses périodes très-promptement, et ordinairement sans que l'on remarque de rémission dans les symptômes, à

l'exception cependant, au moment où il s'opère
une terminaison quelconque, instant où, généralement, il apparaît un peu de mieux.

La pneumonie se termine° comme toutes les
inflammations, par la résolution, la suppuration, l'hydropisie·, l'induration et la gangrène.

On conçoit que la résolution est la seule terminaison avantageuse; celles par suppuration
et par induration ne tuent pas toujours de suite
l'animal, mais ne lui laissent qu'une existence
languissante, et l'exposent à de continuelles re-
chutes.

L'ouverture des corps présente des lésions
différentes, selon l'espèce de terminaison. Lorsque les animaux meurent promptement, ce qui
a lieu quand l'inflammation est aiguë, on trouve
dans la cavité thorachique, un épanchement d'un
fluide sero-sanguinolent, dans lequel nagent des
morceaux d'albumine concrétés; les plèvres, la
surface des poumons, sont recouvertes de fausses
membranes, altération, que dans la médecine
vétérinaire, l'on a long-temps désignée sous le
nom d'omelette. Les poumons sont gorgés de
sang; il y a disposition à la putréfaction. Lorsque l'on incise leur substance, on y remarque
souvent des portions plus ou moins étendues,
prêtes à entrer en suppuration. Les bronches,
la trachée-artère contiennent un liquide écumeux.

14

Dans la terminaison par suppuration, l'animal a vécu plus long-temps, son corps est plus maigre, la poitrine ne contient que peu ou point de liquide épanché. Les poumons sont rapetissés, leur surface est marbrée; en posant la main dessus, on sent des inégalités; incisée, leur substance est plus compacte, plus lourde; leur couleur est grise. Dans l'intérieur, on trouve des abcès plus ou moins volumineux; la matière qu'ils renferment est grumeleuse; souvent, dans la vie, ces abcès s'ouvrent dans les bronches, et alors le pus sort par les naseaux, quelquefois, lorsque l'abcès est volumineux, l'animal est étouffé de suite.

Lorsque la terminaison a lieu par hydropisie, elle est ordinairement le résultat de plusieurs inflammations survenues à un sujet débile, et chez lequel les phénomènes inflammatoires n'ont pu entièrement se développer. Dans ce cas, les vaisseaux absorbans sont les premiers qui cessent leurs fonctions.

Les corps des animaux morts à la suite de l'hydrothorax, sont dans le marasme, la peau est adhérente aux os. On trouve dans la poitrine une quantité considérable d'un liquide séreux, d'une couleur jaunâtre. La plèvre est adhérente aux côtes, et les poumons sont adhérens à la plèvre. Le volume des poumons est bien diminué, et l'on est souvent étonné com-

ment l'animal a pu exister un peu de temps
avec ce qui reste de l'organe respiratoire; la
substance pulmonaire est plus dense et car-
nifiée.

La terminaison par induration présente une
lésion particulière, des portions des poumons sont
durs, tuberculeux; quelquefois c'est une multitude innombrable de petits points tuberculeux.

La terminaison par gangrène est la suite
· des inflammations intenses, et surtout de celles
qui ont un caractère particulier, comme dans
les épizooties. A l'ouverture, on trouve toujours plus ou moins de liquide sanguinolent
épanché, et les lobes sont dans un état de décomposition.

On doit observer que, dans tous les différens
cas exposés, le lobe du poumon du côté sur lequel
l'animal est couché lorsqu'il meurt, est toujours plus engorgé, plus hépatisé que celui
du côté opposé.

Le traitement consiste dans la saignée, qui
doit être en raison de l'intensité de l'inflammation, et toujours plutôt forte que petite ;
dans l'administration de breuvages mucilagineux, édulcorés avec du miel, et auxquels on
doit ajouter du sel de nître. On doit aussi
faire des fumigations de son bouilli sous les
naseaux.

L'eau blanche tiède doit constituer toute la nourriture. On donnera de fréquens lavemens.

Si l'inflammation ne se calme pas à la suite de la saignée, on doit la réitérer et poser des sétons au poitrail : on peut animer ces sétons. On ne doit pas négliger de donner des lavemens.

Lorsque l'inflammation diminue, on rend les breuvages légérement toniques, en y ajoutant de la racine de réglisse, de celle gentiane; de l'oximel simple, ou bien l'on donne des électuaires avec la poudre de réglisse, la fleur de soufre, la poudre d'aunée.

La terminaison par résolution s'annonce par la diminution successive des symptômes. Le pouls devient moins vite, moins dur. La respiration est moins laborieuse, les flancs sont moins agités, la toux est moins sèche; il y a expectoration, souvent un léger flux par les naseaux. Enfin, l'animal peut se coucher et c'est l'indice certain de la convalescence.

Les autres terminaisons se décèlent par des signes particuliers à chacune d'elles.

La terminaison par gangrène présente une suite de symptômes fâcheux, depuis le commencement de la maladie jusqu'à la mort. Tous les signes de l'inflammation sont portés au plus haut degré, la respiration devient de plus en

plus laborieuse ; les orifices des naseaux se di-
latent, sans pouvoir se rapprocher, la membrane pituitaire est violacée ; il sort, par les
naseaux, une matière fétide et sanguinolente ;
l'air expiré a une mauvaise odeur.

Le traitement est rarement suivi de succès
dans ce cas ; cependant on peut administrer le
camphre dissous dans l'éther sulfurique ou le
jaune d'œuf. On ajoute de l'extrait de genièvre,
ou de celui de gentiane, du quinquina ou de
l'écorce de saule réduite en poudre. Cette dernière substance remplace très-bien le quinquina,
et a l'avantage de peu coûter. On ajoute du
miel pour former un électuaire.

Lorsque la terminaison par hydropisie a lieu,
elle s'annonce par une espèce de mieux spontané, mais qui n'en impose pas aux praticiens.
Le pouls est plus faible, mais accéléré, les
narines sont toujours un peu dilatées, les flancs
cordés, la maigreur s'empare de l'animal ; à
mesure que l'hydropisie fait des progrès, la
difficulté de respirer augmente, les flancs sont
agités, les extrémités antérieures s'écartent, et
elles s'engorgent ainsi que les postérieures. Ces
signes vont en croissant jusqu'à la mort de
l'animal, qui est précédée par un flux séreux
et écumeux qui coule des naseaux.

Le kermès minéral est le médicament qui
convient dans ce cas ; mais il est cher, et je

l'ai remplacé avec succès par le tartre stibié , incorporé dans du miel, et dans de la térébenthine de Venise , dissoute par le jaune d'œuf.

La terminaison par tubercules , par suppuration , constitue la phtisie que l'on nomme pommelière dans les vaches. Le traitement ci-dessus est convenable dans ce cas.

Il n'y a guère que le bœuf et la vache que l'on traite de ces maladies , et encore les laisse-t-on rarement arriver à une des terminaisons indiquées. L'incertitude du succès , dans le traitement, font livrer promptement à la boucherie les animaux malades.

Cependant, les affections des organes de la respiration ont souvent un caractère épizootique , et alors elles ont presque toujours une tendance à la terminaison gangréneuse. Pour le traitement et les soins hygiéniques à ordonner en pareil cas, il faut consulter les différens articles qui traitent des maladies épizootiques.

POURRITURE, CACHEXIE AQUEUSE. Cette maladie , particulière aux bêtes à laine , est encore connue sous différens noms ; ce sont ceux de *mal de foie*, *foie pourri*, *douve*, *bouteille*, *bourse*, etc. C'est une espèce d'hydropisie générale , compliquée très-souvent de vers. Elle est le résultat de causes qui ont amené la faiblesse de toute l'économie animale.

Cette maladie est presque toujours épizootique, les causes qui y donnent lieu étant générales, et agissant en même temps sur une
quantité plus ou moins grande de troupeaux.
Rarement elle est curable et les soins des propriétaires doivent tendre à éloigner les causes
ou du moins à en annuler les effets.

Les premiers symptômes de la pourriture
sont peu apparens. Les animaux paraissent souvent augmenter de volume, et l'on pourrait
attribuer à un état d'embonpoint, ce qui n'est
que l'effet de la bouffissure; mais cet état factice
est accompagné de nonchalance, la démarche
est languissante, l'appétit diminue, la rumination s'exécute moins bien, les membranes de
la bouche, de l'œil, perdent leur couleur,
la langue est enduite d'un mucus subural; la
soif augmente.

Lorsque la maladie fait des progrès, les membranes muqueuses deviennent plus pâles, la conjonctive surtout; elle prend une teinte jaunâtre,
et la membrane clignotante, ainsi que le bour-
relet graisseux qui la soutient, sont boursouflés,
infiltrés. Ce symptôme, que l'on appelle *OEil
gras,* est un de ceux qui caractérisent la maladie,
et auquel on fait attention, lorsque l'on exa-
mine les troupeaux atteints de la pourriture. Les
forces de l'animal diminuent en raison des pro-

grès de la maladie. Il résiste peu lorsque l'on le saisit par le jarret.

Bientôt le frein de la langue s'engorge, la conjonctive devient d'un blanc sale, la laine tombe et la maigreur s'empare de l'animal. Il se forme alors des hydropisies dans les différentes cavités, dans le tissu cellulaire. C'est surtout à l'auge que l'on remarque une augmentation de volume, par l'amas de la sérosité dans cette partie. On a donné le nom de *bourse*, de *bouteille*, à la tumeur qui se forme à cette partie, qui paraît remplie d'eau, et à laquelle on reconnaît la fluctuation. Cette tumeur disparaît en partie la nuit, lorsque les moutons se couchent, et elle est plus considérable le soir, lorsque les animaux ont été debout le jour, dans les pâturages où ils ont la tête basse pour manger. Ce symptôme annonce l'état assez avancé de la maladie et son incurabilité. La pourriture fait alors des progrès rapides : il y a diarrhée, soif ardente, les urines sont claires ; l'infiltration de toutes les membranes muqueuses augmente, les bêtes se lèvent peu, elles ne témoignent pas d'appétit pour les alimens solides ; la mort ne tarde pas à suivre ces derniers symptômes.

A l'ouverture, on trouve la tissu cellulaire généralement infiltré ; les muscles sont décolorés, blafards, peu consistans ; la graisse qui

entoure le globe de l'œil présente une gelée
blanche ; toutes les parties qui entourent l'arrière-bouche sont infiltrées, le foie est pâle,
sa substance a peu de consistance, et souvent l'on trouve, dans les canaux biliaires, des
vers applatis (*fasciola hepatica*, douve des
bergers). La vésicule du fiel, resserrée sur elle-
même, ne contient qu'une bile mal élaborée,
épaisse, noire. On trouve aussi des hydatides
sur la surface du foie, ainsi que sur le poumon et d'autres viscères. La membrane péri-
tonéale des intestins est abreuvée de sérosité.
Les intestins, l'estomac et tous les viscères de la
cavité abdominale sont infiltrés, pâles. Les
ganglions mésentériques sont engorgés, tumé-
fiés. On trouve, dans l'abdomen, une quantité
plus ou moins forte de liquide séreux épanché, ainsi
que dans la cavité de la poitrine, où les poumons sont pâles, flétris et souvent tuberculeux.
Les plèvres, le péricarde sont infiltrés et épaissis.
Le cerveau, ainsi que le prolongement rachidien,
sont abreuvés de sérosité.

Les causes qui donnent lieu à la pourriture,
sont tout ce qui peut diminuer le ton des organes, et l'humidité constante est une de celles
qui la fait le plus souvent développer. Les pâturages humides, marécageux ; des pluies con-
inuelles, des habitations basses, humides ; de
mauvais alimens, donneront donc infailliblement

14*

lieu à cette maladie, qui attaque plutôt les
animaux des provinces du nord, qui avoisinent la
mer ; mais qui souvent a exercé aussi ses ravages sur les troupeaux du midi, lorsque des
pluies continuelles, des débordemens de rivières
y ont amené une constitution atmosphérique
long-temps humide. On cite un fermier d'Angleterre qui, possédant un troupeau précieux,
faisait paître, sur un terrain marécageux, les
bêtes à laine qu'il voulait vendre ; il leur donnait le germe de la maladie qui, se déclaran
dans les mains des nouveaux propriétaires, s'op-
posait à la propagation de cette race.

Le traitement curatif, qui consiste dans l'emploi des amers, des ferrugineux, du sel, ne
peut avoir quelques chances de succès, que
lorsqu'il est employé dans le début de la maladie, et encore il est rarement couronné de
succès ; ce sont des soins hygiéniques bien entendus, qui peuvent prévenir cette affection
désastreuse. En connaissant les causes qui peuvent la produire, les cultivateurs trouveront,
dans la première partie de cet ouvrage, tout
ce qu'il faut faire, sans qu'il soit besoin de
le répéter ici ; nous ajouterons seulement qu'ils
doivent apporter le plus grand soin dans le
choix des bêtes à laine qu'ils achètent ; qu'ils
doivent bien connaître le pays d'où elles viennent, les qualités des alimens, la constitution

atmosphérique de ces lieux. Ils reconnaîtront si les moutons sont vifs ; vigoureux, ils examineront avec attention l'œil. Ils achèteront toujours des bêtes un peu maigres plutôt que grasses.

Rage. Maladie cruelle, dont le nom seul inspire un effroi terrible, et qui est commune à tous les animaux par la communication du virus qui est déposé ordinairement dans les plaies que font les animaux enragés, avec leurs dents. On n'est pas encore d'accord sur la nature de ce virus terrible, ni s'il existe dans une sécrétion morbide de la salive, ou dans celle d'une humeur particulière.

Les animaux dont nous traitons sont les moins exposés à la rage, et l'expérience a à peu près prouvé que les herbivores peuvent la recevoir, mais non la communiquer, ce qui est peut être dû à la forme de leurs dents, qui occasionnent des blessures plutôt contondantes que pénétrantes.

La rage n'est pas toujours communiquée, elle peut être spontanée, surtout dans le chien et le loup.

Les principaux signes de la rage sont : l'envie de mordre et l'horreur de l'eau. Ce dernier signe, qui existe chez presque tous les individus atteints de cette cruelle maladie, lui a fait aussi donner le nom d'*Hydrophobie*.

Les lésions que l'on remarque à l'ouverture
des cadavres ne sont pas constamment les mêmes,
et aucune d'elles ne sont caractéristiques de la
rage.

On conçoit que le traitement de cette maladie,
qui est presque toujours, pour ne pas dire
toujours, sans succès, lorsque les premiers symptômes se sont montrés, ne peut être mis à la
portée du public; mais presque toujours on
parvient à la prévenir, lorsque l'on emploie,
à temps, les moyens dont l'expérience a sanc-
tionné les bons résultats. Ces moyens sont : de
faire saigner, autant que possible, les plaies;
d'établir une ligature modérée au-dessus de la
partie mordue; de débrider les plaies, s'il est
possible; de les laver avec de l'eau fraîche; de
les bien essuyer et de les cautériser. Tout cela
doit se faire de suite, autant que possible.

Pour cautériser, on prendra le premier morceau de fer, dont la forme permettra de parvenir jusqu'au fond de la plaie. On fera rougir,
à blanc, ce fer, et on aura soin de cautériser
jusqu'au-delà du fond de la plaie. Quelquefois
on se sert de caustiques, et particulièrement du
beurre d'antimoine (*chlorure d'antimoine*); on
ne doit en faire usage que pour les plaies dont
il serait impossible d'atteindre le fond avec le
cautère actuel.

On doit entretenir la suppuration qui a lieu

après la chute de l'escarre, aussi long-temps
que possible, au moyen d'onguens suppuratifs.
Ensuite, du moment que les premiers secours
indispensables ont été mis en usage, on doit
alors avoir recours à un homme de l'art.

Rougeole. Maladie des porcs, qui consiste
dans l'apparence de taches rouges, élevées autour du grouin, des oreilles, aux aisselles et
à la face interne des cuisses. Cette affection
est accompagnée de fièvre, de toux, de la
diminution de l'appétit, de vomissement. Elle
ressemble assez à la rougeole de l'homme et,
comme elle, le traitement ne consiste que dans
un régime diététique convenable.

Soie. Cette maladie, connue sous les différens
noms de *Soyons*, *Piquet*, *Pique*, *Soies pi-
quées*, est particulière aux porcs, et a son
siége sur l'un des côtés du cou, quelquefois
sur les deux, entre la jugulaire et la trachée-
artère, directement sur les amygdales.

On remarque que les soies qui recouvrent
les parties malades, sont rassemblées à leur
base et s'épanouissent à leurs pointes. Elles sont
plus roides, plus dures que les autres, et réflé-
chissent une teinte plus terne. L'animal témoigne
beaucoup de douleur lorsque l'on les tiraille;
la peau, à cette partie, est déprimée, enfoncée,

noire dans les cochons blancs, d'une teinte
moins foncée dans ceux qui ont la peau noire.
Cet état de la maladie est précédé par la soif,
le dégoût des alimens solides, la tristesse, le
grincement de dents.

A la fin, les animaux sont insensibles aux
coups, leur marche est chancelante, la fièvre
est très-forte, les flancs sont agités, la bouche
est remplie de bave, la mâchoire inférieure
est continuellement agitée, les yeux sont ar-
dens. Quelquefois les porcs ont une diarrhée
d'une odeur infecte, et, dans ce cas, la vie est
prolongée et l'animal meurt dans un marasme
complet et avec des convulsions violentes. D'autres
fois il y a constipation, et alors la mort termine
promptement l'existence de l'animal par la suffocation.

L'ouverture des cadavres offre des lésions
diverses, suivant le temps que l'animal a vécu.
Dans les animaux qui périssent promptement,
les muscles, les glandes, la trachée-artère, et
toutes les parties qui avoisinent le siége du
mal, sont dans un état de gangrène. Dans
ceux qui vivent plus long-temps, ces parties
sont moins affectées, mais les viscères de la
poitrine et ceux du bas-ventre sont plus lésés.
Les intestins sont souvent ulcérés, gan-
grénés.

La malpropreté des toits, qui amène néces-

sairement l'altération de l'air ; le défaut d'exercice ; de mauvais alimens, qui souvent ont
subi un degré de fermentation, et qui exhalent
une mauvaise odeur ; le défaut de bonne eau
pour boisson ; les vicissitudes de la température, sont les causes les plus ordinaires de cette
maladie, qui souvent est épizootique, et qui l'ont
fait considérer, à Chabert, comme maladie charbonneuse et contagieuse.

La chair de l'animal, mort de cette maladie,
est malsaine et capable de rendre malades les
animaux qui pourraient en manger. Des hommes
s'en sont souvent trouvés incommodés, et même,
suivant Chabert, en ont été victimes. Il doit donc
être défendu de vendre la chair de ces animaux, même de ceux que l'on aurait tués dès
le début de la maladie.

Lorsque cette affection se déclare sur les
porcs d'une ferme, les premiers soins doivent
être d'examiner les causes qui ont pu y donner
lieu et de les faire cesser. Les toîts seront net-
toyés et lavés, on y fera pénétrer l'air et
l'on aura soin qu'il puisse se renouveler. Les
fumiers seront portés au loin ; on entretiendra
toujours une litière fraîche ; on séparera les
animaux sains des malades. Les premiers seront traités préservativement ; on leur donnera
des alimens sains, de l'eau de bonne qualité,
dans laquelle on jettera un peu de son ou de

farine d'orge ; on ajoutera, à cette eau, un
peu de vinaigre ; on mêlera, avec les alimens
solides, de l'antimoine crû (*sulfure d'antimoine*), et du sel de cuisine ; par précaution,
on appliquera un bouton de feu, de chaque
côté du cou, sur la place où se montre ordinairement la soie.

Pour les animaux chez lesquels la maladie
s'est déjà déclarée, on se hâtera d'extirper la
soie. On prend une érine que l'on implante
dans le tissu malade, on soulève ce tissu, et
avec un bistouri, on détache toute la partie
affectée de charbon ; on fait pénétrer ensuite,
dans le fond de la plaie, un cautère rougi à
blanc, et d'une forme appropriée, pour brûler
toutes les parties que le bistouri n'aurait pas
atteintes, et détruire les racines du mal. On jette
dans le fond un peu de soufre sublimé, et
l'on cautérise une seconde fois. Lorsque l'escarre se détache, on panse avec du beurre
ou autre corps gras, pour faciliter la suppuration.

Le surplus du traitement est à-peu-près le
même que ce qui a été indiqué comme moyens
préservatifs, car il est difficile de donner des
breuvages à ces animaux.

TÉRÉBRATION. C'est une opération que l'on
pratique souvent en Allemagne, et qui consiste

dans la perforation des cornes, à leur base, dans certains cas ou il s'y forme de la matière. La chaleur des cornes, la sensibilité qui existe dans ces parties lorsque l'on les comprime fortement, sont les signes qui indiquent de pratiquer la térébration.

THROMBUS. C'est une tumeur qui survient quelquefois à la suite de la saignée, et qui consiste dans une certaine quantité de sang qui s'est répandue dans le tissu cellulaire. Dans le premier moment, des ablutions répétées d'eau froide, opèrent la résolution du thrombus. Si cependant la tumeur ne disparaissait pas, il faudrait faire les lotions avec une infusion de fleurs de sureau, aussi chaude que possible.

Cet accident, consécutif de la saignée, est assez rare chez les bestiaux.

TIC. On donne le nom de *Tic* à des actions particulières auxquelles les animaux prennent l'habitude de se livrer et qu'ils répètent sans cesse. Presque toujours l'ennui ou quelques souffrances particulières sont les causes du tic. Parmi les bestiaux, la vache est la seule à laquelle on reconnaisse un tic particulier, et qui consiste dans l'action de ronger les cordes, les mangeoires, les morceaux de bois, les murs.

On appelle *vaches rongeantes*, celles qui ont contracté cette habitude.

Les vaches rongeantes dépérissent promptement; leurs fonctions, surtout celles de la digestion, s'opèrent moins bien ; leur haleine est fétide; leur lait diminue de qualité , et lorsque l'on n'arrête pas cette habitude, elles meurent dans le marasme.

Ce tic se gagne aussi par imitation, et il est rare qu'une vache rongeante, introduite dans une étable, ne fasse pas contracter cette mauvaise habitude à toutes les autres.

Le mauvais état des organes de la digestion est une des causes qui peuvent provoquer le tic.

On donnera aux vaches qui en seront atteintes, des breuvages stomachiques, comme l'infusion de sauge, dans laquelle on peut ajouter une once d'huile empyreumatique. Pour les vaches qui seront devenues *rongeantes* par imitation, il suffit de les surveiller.

Nous pensons que le tic des vaches peut être rangé au nombre des cas qui font résilier la vente.

Tique, Tiquet. C'est le nom vulgaire que l'on donne à l'*ixode*, insecte fort commun dans les bois, et qui se fixe sur les animaux dont il suce le sang avec beaucoup d'avidité. Ces

insectes, très-petits et qu'il est difficile d'apercevoir lorsqu'ils sont à jeun, prennent un développement extraordinaire, lorsqu'ils ont séjourné sur le corps d'un animal ; leur tête
ou suçoir s'enfonce dans la peau, et leur corps,
d'une forme ronde, se grossit rapidement. On
a de la peine pour les arracher de la partie
où ils se sont fixés. Les bœufs et les bêtes à
laine sont les animaux qu'ils attaquent de
préférence. On reconnaît la place qu'ils occup-
pent au redressement du poil.

Lorsqu'ils sont en grand nombre sur un
animal, ils le font maigrir par l'irritation qu'ils
causent, et la mort même pourrait être la suite
de leur présence, si l'on n'avait pas l'attention
de débarrasser les animaux de ces hôtes parasites. On doit donc examiner avec soin les
bestiaux que l'on conduit dans les bois, et
leur enlever des tiques qui se sont fixés sur
eux.

On recommande, pour les faire périr, les
mêmes substances que l'on emploie pour tuer
l'insecte de la gale ; mais le tiquet a la peau
très-dure et coriace, et il faut doubler les doses
pour qu'elles aient un peu d'effet sur lui. On
se sert, pour les bêtes à laine, des fumigations de tabac à fumer, comme elles ont été
indiquées à l'article *gale*.

Tournis. Maladie qui tient son nom du principal symptôme qui la fait reconnaître. Elle est presque particulière aux bêtes à laine ; cependant, on la remarque aussi chez les grands animaux, et le jeune taureau en est quelquefois affecté. On a encore donné différens noms au tournis, et principalement ceux de *tournoiement*, de *vertige*, de *lourd*, etc.

Le tournis consiste dans le développement d'un ver vésiculaire, nommé *tœnia globuleux*, par Chabert ; c'est le *tœnia cerebralis* de Linnée, le *cénure* de Rodolphi, etc. Le siège de ces vers est le cerveau, soit dans les ventricules ; la substance même du cerveau, ou sous les méninges, sur un des lobes du cerveau. Ces vers, connus encore sous le nom d'*hydatides*, sont formés d'une membrane blanche, parsemée de petits grains ovoïdes qui y sont adhérens. Cette poche membraneuse est remplie d'une liqueur claire. L'hydatide se termine par un col plus ou moins allongé, terminé par les suçoirs de l'insecte. Ces vers vésiculaires deviennent quelquefois aussi volumineux qu'un œuf, et forment une compression sur la masse cérébrale, qui augmente en raison de leur accroissement. Cette compression s'exerçant aussi sur le pariétal, amène, avec le temps, l'amincissement de cet os, qui finit par être flexible sous la pression du pouce.

Le tournis s'annonce par la tristesse, la stupeur, et surtout par l'action de tourner, soit
à droite, soit à gauche, et l'animal ayant la
tête basse. Le côté sur lequel l'animal tourne,
indique que c'est sur l'une des parties correspondantes du cerveau que s'est développé l'hydatide. Cependant, il arrive que quelques moutons tournent alternativement d'un côté et de
l'autre ; d'autres ne tournent pas, et lèvent presque continuellement la tête, en se rejetant sur
les extrémités postérieures. Dans ces cas, le
siége du ver se trouve entre les deux lobes,
ou à la partie supérieure du cerveau, ou même
encore sur le cervelet.

On a dû rechercher comment il était possible
que des êtres organisés et vivans, puissent parvenir et se développer dans des lieux qui paraissent aussi inaccessibles au dehors, que le sont
les cavités splanchniques. De toutes les expli-
cations qui ont été données jusqu'ici, quelqu'ingénieuses qu'elles puissent être, aucune n'a
paru être encore satisfaisante. Nous ne chercherons pas à expliquer un mystère dont le voile
sera encore long-temps impénétrable.

A l'ouverture des animaux morts du tournis,
on trouve dans le crâne, sur les méninges, dans
l'intérieur des ventricules du cerveau, sur le
cervelet, une hydatide, ou quelquefois plusieurs.
Celles du mouton ne vont guère au-delà de la

grosseur d'un œuf de poule, tandis que celles
du bœuf sont assez développées pour contenir
près d'un demi-litre d'eau. Le cerveau se trouve
diminué de volume au siége du ver. Les parois correspondantes du pariétal sont aussi
amincies. Dans les animaux attaqués du tournis ,
et sacrifiés , si l'on enlève avec précaution un
ver hydatide , et que l'on le plonge dans de
l'eau , à 25 degrés de chaleur , on remarque
des mouvemens d'ondulation très-marqués dans
la vésicule.

Ce sont généralement les jeunes animaux qui
sont les plus sujets au tournis. Cette maladie est
plus rare chez ceux qui sont dans un âge
avancé. L'on remarque aussi que ce sont les
productions de mères faibles qui y sont les plus
exposées ; cependant, les agneaux qui ont trop
d'embonpoint , par une forte nourriture , sont
également affectés du tournis. On peut donc
considérer comme causes prédisposantes , toutes
celles qui donnent lieu à la diminution des forces
vitales , et au ralentissement de la circulation.

Le traitement du tournis a excité le zèle
des vétérinaires et des agronomes. En général,
toutes les tentatives ont eu pour but de détruire le ver dont la présence cause la maladie.
Chabert, à cet effet, a trépané pour extraire
la vésicule , par l'ouverture pratiquée à l'os,
Cette opération n'a pas présenté le succès que

l'on devait attendre, le cerveau se trouvant affecté, soit par l'opération, soit par l'air qui
vient le frapper; alors on a songé à atteindre
le même but, sans exposer le cerveau à être
ainsi à découvert. On a employé successivement
pour perforer les os du crâne, un simple trois-
quarts, un poinçon et même une alène. Pour opérer, avec l'un ou l'autre de ces instrumens, le
côté sur lequel tourne l'animal, indiquant la
position de l'hydatide, on coupe la laine qui
recouvre l'os; on sonde cet os en appuyant le
pouce sur sa surface, et l'on fait pénétrer l'instrument, avec beaucoup de précaution, à l'endroit ou l'os cède à la pression. L'os traversé,
on fait pénétrer un peu plus l'instrument pour
ponctuer la poche, et l'on panche la tête de
l'animal, pour donner écoulement à la liqueur
que contient cette poche. Si c'est un poinçon
ou un trois-quarts qui a servi, on cherche à
extraire, par l'ouverture, la membrane vésiculaire. On emploie même, à cet effet, une petite seringue.

Les plaies se pansent avec un petit bour-
donnet imbibé de teinture de myrrhe ou d'aloès,
qui se place dans le trou fait à l'os. On rapproche les tégumens, lorsque l'on les a incisés
et disséqués, et on les maintient par un em-
plâtre de poix.

Ces dernières opérations n'ont pas été suivies

d'accidens [prompts et funestes, semblables à ceux du trépan, mais, dans les animaux chez lesquels la vésicule paraissait avoir été détruite, et chez lesquels les symptômes avaient disparu, le mieux n'a été que momentané, et quelques mois après, il s'est développé de nouvelles poches vésiculaires.

On a proposé, comme moyen préservatif et même curatif, l'application du cautère actuel sur les parois du crâne. Des expériences comparatives ont démontré l'inefficacité de cette opération, ainsi que celle de ponctuer le crâne avec un fer rouge.

Il résulte donc, des diverses expériences que l'on a tentées, que l'on ne possède pas encore un traitement curatif pour le tournis; c'est donc à en préserver les bêtes à laine, que tout propriétaire de troupeaux précieux, doit mettre ses soins. Les causes les plus ordinaires étant à-peu-près les mêmes que celles qui font naître la pourriture, je renvoie à cet article et à ceux de l'hygiène.

TUMEUR. C'est une éminence contre nature qui se fait remarquer sur une partie quelconque du corps. Elle peut être produite par un corps étranger, par un déplacement d'os, ou par la congestion du sang, attiré dans une partie par une irritation. Nous ne considérons

ici que cette dernière espèce de tumeur, à
laquelle on a aussi donné le nom de phlegmon.

Le phlegmon, ou tumeur inflammatoire, s'annonce par la tuméfaction de la partie, sa chaleur, et l'augmentation de la sensibilité; dans
les animaux qui ont la peau blanche, on remarque aussi la rougeur.

Les causes qui donnent lieu aux tumeurs
phlegmoneuses, sont toutes celles qui peuvent
produire un point d'irritation, comme des coups,
des piqûres, etc.

Le phlegmon se termine par résolution, suppuration, induration et gangrène.

On obtient la résolution de deux manières;
si l'on a connu de suite la cause du mal, on
peut empêcher ses progrès, en appliquant dessus
des médicamens restrinctifs; l'eau froide et salée
est un des plus puissans; on en fera d'abondantes lotions sur la partie lésée. On se servira
aussi de spiritueux, comme l'eau-de-vie simple,
ou celle qui est camphrée. On emploie encore
le savon et l'eau-de-vie, l'eau végéto-minérale, etc.;
mais lorsque l'inflammation s'est développée,
on a recours alors aux émolliens, tels que les
décoctions de mauve, de guimauve, de graine
de lin; aux cataplasmes de ces mêmes substances, aux saignées locales.

Lorsque l'inflammation est diminuée, que la
douleur et la chaleur sont moindres, on met

15

alors en usage les substances résolutives. Ce sont les décoctions et les cataplasmes précédens, dans lesquels on ajoute une infusion de fleurs de sureau, un peu d'eau-de-vie ; ensuite on emploie seules ces substances.

La suppuration a lieu lorsque la résolution n'a pu s'opérer ; il se forme alors un abcès ou amas d'une matière à laquelle on a donné le nom de pus. On reconnaît que l'abcès est formé lorsque la tumeur s'élève en pointe à son centre, et que l'on sent la fluctuation.

On favorise la formation prompte de l'abcès par l'application des maturatifs : ce sont les cataplasmes émolliens, auxquels on a joint des corps gras. L'oseille cuite avec du saindoux, du vieux-oint, est un très-bon maturatif ; souvent on ne peut appliquer de cataplasmes sur la partie malade, alors on la couvre avec des corps gras. L'onguent basilicum est un bon maturatif.

L'abcès formé, on l'ouvre avec un bistouri, ou avec le cautère actuel, et on le panse avec l'onguent digestif. Losque la suppuration a fait fondre l'engorgement des parties environnantes de l'abcès, on n'applique plus dessus que des étoupes sèches, et la plaie se cicatrise.

La terminaison par induration a lieu particulièrement aux inflammations des corps glanduleux. Le cautère actuel, appliqué avec des

pointes, les frictions mercurielles, celles avec
la teinture d'iode, ou une pommade faite avec
ce corps, sont les moyens les plus énergiques
pour opérer la résolution de l'induration.

La terminaison par gangrène a lieu dans
les tumeurs dans lesquelles l'inflammation a été
si forte, que les moyens qui pouvaient la combattre n'ont pas eu de succès. Elle consiste dans
la mortification de la partie et se dénote par
la cessation des symptômes inflammatoires, le
froid de la tumeur. On la combat par de profondes scarifications, par le cautère actuel, porté
au fond de ces scarifications, qui ont dû pénétrer jusqu'au vif; par l'application des vésicatoires sur toute l'étendue de la tumeur. Si
ces moyens ont opéré avec succès, on panse
les plaies qui en résultent, avec l'onguent digestif
que l'on anime avec l'essence de térébentine, la
teinture d'aloès, le quinquina.

TYPHUS. C'est le nom donné à une partie
des fièvres charbonneuses, toujours épizootiques,
qui exercent de grands ravages sur les animaux,
et surtout sur les bœufs. L'art vétérinaire ne
possède pas encore une assez grande quantité de
bons documens pour pouvoir bien distinguer
les différentes nuances qui existent dans chacune
des maladies qui constituent ces épizooties si
meurtrières. Nous renverrons donc à l'article

Fièvres, où nous avons donné tout ce qu'il est
intéressant, aux agriculteurs, de connaître dans
ces circonstances.

VACCINE. Maladie particulière à la vache, et
qui consiste dans l'éruption, sur les mamelles et
les trayons, de pustules inflammatoires, qui entrent en suppuration et finissent par se dessécher.
Ces pustules sont contagieuses, surtout pour
l'homme. Cette maladie, qui n'a jamais eu de
résultats fâcheux, a été peu remarquée, même
dans les pays où les vaches en sont affectées.
Cependant, j'ai entendu dire à Chabert, qu'il
l'avait observée plusieurs fois; depuis qu'elle
a été reconnue comme le préservatif de la
petite vérole, les médecins l'ont étudiée avec
attention.

C'est en Angleterre, où la vaccine porte
le nom de Cowpox, que le docteur Jenner,
auquel l'humanité est si redevable, a le premier
mieux observé que les pustules qui se commu-
niquaient aux personnes chargées de traire
les vaches affectées de la vaccine, les garantis-
saient de la petite vérole. D'après ces observations, ce docteur a inoculé la matière de la
vaccine à des personnes qui n'avaient pas eu la
petite vérole, et les ayant ensuite fait communiquer avec des personnes affectées de cette
maladie, et même l'ayant inoculée, ses essais

ont été couronnés de succès. C'est en 1796,
qu'il a commencé ses expériences. Depuis ce
moment, l'innoculation de la vaccine s'est répandue dans toute l'Europe, et a produit les
plus grands biens, en diminuant la mortalité
que la petite vérole produisait sur les enfans.
Pourquoi faut-il qu'en France, dans les campagnes et parmi la classe des ouvriers, on
trouve encore des êtres assez peu raisonnables
pour soustraire leurs enfans au bienfait de
cette découverte.

La médecine vétérinaire a espéré profiter aussi
de cette découverte, et a tenté, si le virus de
la vaccine ne pourrait pas préserver les animaux de quelques maladies que l'on regardait
comme analogues avec la petite vérole. Jusqu'ici
les essais n'ont pas produit de résultats avantageux, et l'inoculation du vaccin ne paraît pas
pouvoir préserver les bêtes à laine du claveau,
ni les chiens de l'affection dite *la maladie*.

VERS, ENTOZOAIRES. Ce dernier mot a été
créé par Rudolphi, pour désigner les vers qui
habitent l'intérieur du corps des animaux, et
auxquels on a donné le nom de vers intestinaux.
Cependant, tous ne logent pas dans le canal
intestinal, tels sont les hydatides, les fascioles, etc.

Les vers sont des hôtes parasites dont peu
d'animaux sont exempts, et qui ne leur causent

aucuns dérangemens lorsqu'ils sont en petit
nombre ; mais il est des circonstances qui
favorisent leur développement, et ces insectes,
se multipliant considérablement, la santé en est
altérée et quelquefois même la mort en est la
suite. Les vers vivent aux dépens de l'animal
qui les loge, non pas en prenant leur part des
alimens qui sont contenus dans le canal intestinal, mais en suçant des humeurs propres de
l'animal.

Les vers qui se trouvent dans le corps des
animaux domestiques, sont : les ascarides, les
strongles, les crinons, les fascioles, les polystômes, l'échinorhynque, les tœnia, les hydatides et les œstres. Ces derniers ne sont pas
réellement des vers, ce sont les larves d'une
mouche particulière, et qui subissent différentes
métamorphoses.

Les ascarides, les strongles, les crinons, l'échinorhynque, les tœnia habitent le canal intestinal ; les fascioles se trouvent surtout dans le
foie ; les polystômes, ou tœnia lancéolés de
Chabert, se nichent dans les naseaux. Les œstres
habitent également dans le canal intestinal,
dans le tissu cellulaire, sous le derme, dans les
naseaux. Les hydatides se rencontrent sur le
cerveau, les poumons, le foie, ou dans la substance même de ces organes.

On conçoit combien il est difficile d'expliquer

d'une manière convenable, comment se trouvent
ces différens êtres dans le corps animal ; on ne
les retrouve nulle part ailleurs, et quoique dans
certains de ces animaux on ait reconnu des
organes de reproduction, l'existence du premier
développé dans chaque individu n'en est pas
moins un phénomène dont l'explication certaine n'aura peut-être jamais lieu. Je ne rap-
porterai pas toutes les hypothèses que l'on
a déjà bâties à cet égard ; quelqu'ingénieuses
qu'elles soient, elles ne sont pas satisfaisantes. Cependant, Valisnieri a émis une opinion que je
trouve probable. Il pense que les animaux naissent avec le germe de ces parasites, qui se
développent selon qu'ils se trouvent dans des
conditions favorables. Avant de connaître le sen-
timent de cet auteur, c'était aussi la seule explication qui m'avait paru pouvoir être proposée.
Les vers que l'on trouve dans les organes des
fœtus, ou dans ceux des animaux qui n'ont
pas encore quitté la mamelle, prouvent qu'ils
n'ont pu parvenir par les eaux ou les alimens,
ainsi que l'on prétendu quelques auteurs.

Les signes qui dénotent la présence des vers,
varient suivant l'espèce de vers et suivant les
lieux qu'ils habitent. Ceux contenus dans le
canal intestinal amènent la maigreur, le dessèchement de la peau, son adhérence aux os ;
le poil est piqué ; l'animal gratte le sol avec

son pied ; il .a de fréquentes coliques ; il conserve son appétit , mange beaucoup, et cependant le marasme fait des progrès ; il y a
toux, les déjections contiennent souvent des
vers.

Les vers logés dans le cerveau produisent
le tournis. (Voyez ce mot.) Ceux qui habitent
les cavités nasales , les sinus frontaux, rendent
l'animal inquiet , agité ; il frappe le sol , secoue
la tête , ébroue avec force ; ses yeux sont rouges,
enflammés ; il se frotte la tête contre des
corps durs. Ces symptômes paraissent par accès,
provoqués sans doute par les mouvemens que
font les vers pour s'attacher à une place nouvelle. Les accès passés, l'animal paraît tran-
quille ; cependant il maigrit et quelquefois
meurt après de violentes agitations. Lorsque les
vers habitent le foie , le poumon , le tissu cellul-
laire , ils produisent la pourriture , la ladrerie.
(*Voyez ces mots.*) On reconnaît facilement ceux
qui sont dans l'épaisseur de la peau, aux
tumeurs qui se manifestent , et dans lesquelles
on trouve, non pas un ver, mais la larve
d'une mouche, nommée œstre. Il existe plusieurs espèces d'œstres , dont les unes déposent
leurs œufs dans le derme au moyen de piqûres,
d'autres sur les poils, et qui parviennent dans
le canal intestinal , lorsque les animaux se
lèchent. C'est à M. Bracy-Clark , célèbre vété-

rinaire anglais, que l'on doit la connaissance de ce mode d'introduction des œstres; il a publié, sur cet insecte, un ouvrage fort estimé.

On peut croire que les causes qui donnent lieu au développement des vers, sont toutes celles qui peuvent produire la débilité des forces de l'organisme animal; aussi sont-ils plutôt un symptôme de cet état de faiblesse que la cause réelle; cependant ils aggravent le mal, et il devient instant de les détruire, autant que les ressources de l'art le permettent.

Chabert, dont tous les momens ont été consacrés à l'avancement de l'art vétérinaire, a donné, sur les maladies vermineuses, un Traité qui sera toujours consulté. Il a it de nombreuses expériences pour trouver s substances les plus propres à les combattre, et leur résultat a été que l'huile empyreumatique *(huile animale de Dippel)* était le meilleur vermifuge. La découverte de Chabert a eu de l'éclat, et lui-même, croyant avoir trouvé une panacée pour beaucoup de maux, l'a ordonnée dans une infinité de circonst nces. Cette confiance naturelle à tous ceux qui ont fait quelques découvertes pour le bien de l'humanité, a attiré des critiques à Chabert; une partie de ces critiques ont été faites par des praticiens de cabinet, et conséquemment souvent injustement. Pour moi qui souvent l'ai employé

15*

intérieurement , dans les cas prescrits par son inventeur , et au dehors sur une infinité de plaies de mauvaise nature , je dirai que j'en ai constamment éprouvé de bons effets.

L'huile empyreumatique se donne en breuvage ou en électuaire. Dans le premier cas, on l'étend dans une infusion de plantes aromatiques , telles que la sauge , les fleurs de sureau, la sariette ; cette dernière plante est celle qui doit être préférée. En électuaire, on l'associe avec des poudres amères , telles que celles de gentiane , d'aunée.

La dose est d'une once (3 décagrammes) pour les gros animaux , et d'un gros (3 à 4 grammes) pour les petits.

On peut encore injecter l'huile empyreumatique dans les naseaux , ou en faire respirer les vapeurs , en faisant brûler , sur des charbons ou une pelle rouge , des morceaux de cornes , de cuir , de vieilles savattes.

L'huile empyreumatique n'est pas le seul médicament qui tue les vers. Toutes les huiles végétales ont aussi cette propriété , et on peut également les administrer aux animaux. On fera prendre , de temps en temps , quelques purgatifs qui hâteront la sortie des vers. Les oxides minéraux , leurs sels neutres , surtout ceux du mercure , de l'étain ; les racines de fougère , la coraline de Corse , etc. , jouissent

de grandes vertus vermifuges, et sont employés de préférence dans la médecine hu-
maine. L'odeur rebutante de l'huile empyreumatique est un obstacle à son usage pour les
hommes.

Nous ne parlerons pas ici du traitement propre à quelques maladies causées par la présence des vers, comme le *tournis*, la *ladrerie*,
la *pourriture*, il est indiqué à chacun de ces
articles.

On conçoit que l'administration seule des
médicamens ne peut pas détruire une maladie,
si on laisse subsister les causes qui l'ont produite. On fera cesser ces causes, dans les maladies vermineuses, en donnant aux animaux
des alimens de bonne qualité, que l'on aiguise
par un peu de sel de cuisine, ou en ne les ex-
cédant pas de travail ; en leur faisant éviter,
autant que possible, les influences funestes d'une
constitution atmosphérique humide ; leur habitation sera tenue plus proprement, les fumiers en seront enlevés journellement et la litière
renouvelée, etc.

~~~~~~

TROISIÈME PARTIE.

DES PRODUITS QUE DONNENT LES BESTIAUX.

LES animaux domestiques qui sont l'objet de
ce Traité, non seulement compensent les frais
que font pour eux les agriculteurs, par le travail
de quelques-uns d'eux, mais encore par les engrais que tous fournissent et sans lesquels la
terre serait stérile; mais les bénéfices qu'ils
procurent ne s'arrêtent pas là, et d'autres produits viennent enrichir les agriculteurs qui se
livrent avec discernement à leur éducation. Je dis
discernement, car l'éducation des bestiaux, faite
sans réflexion, et sans les moyens propres à
les nourrir, à les conserver en santé, et à
exporter leur produit, a souvent été cause de
la ruine de leurs propriétaires. Ce sont donc
ces dernières considérations qui doivent guider
l'agronome intelligent dans le genre de spéculation à entreprendre pour retirer le plus
d'avantages en élevant des bestiaux. Les progrès
qu'a fait l'agriculture, l'abandon des jachères
pour la culture des prairies artificielles, mettent
la France à même de posséder **un grand nombre**

d'animaux, et de s'affranchir des tributs qu'elle payait à l'étranger pour les cuirs, les suifs, la laine, etc.

On peut donc regarder comme règle générale que :

Dans les contrées reconnues comme malsaines, par la température qui en est ordinairement humide ; par les pâturages qui sont naturellement marécageux et dans lesquels, par conséquent, se trouvent une infinité de plantes nuisibles, on ne doit posséder que des troupeaux de races communes, et qui ne seront que temporairement dans le pays.

Dans les terrains arides, montagneux, dont le sol est couvert de plantes qui ne peuvent prendre un grand accroissement et qui deviennent promptement ligneuses, il ne faut pas élever de fortes races qui ont besoin, pour se développer, d'alimens contenant beaucoup de sucs nutritifs. Le temps manquerait aux bestiaux de ces races, pour ramasser la quantité nécessaire de fourrages capable de les nourrir, et quand bien même leur estomac en serait surchargé, il ne retirerait, de cette masse alimentaire, qu'une petite quantité de sucs nutritifs. Les propriétaires de ces contrées, rechercheront donc des animaux d'une taille peu élevée. On ne se livrera pas non plus, dans ces lieux, à

l'engraissement des bestiaux ; on peut y faire
des élèves dont on doit se défaire lorsqu'ils
sont d'âge à être engraissés pour la boucherie.

Dans les pays couverts de gras pâturages,
où l'herbe repousse très-promptement, on se
livrera à l'engraissement des bestiaux. Les départemens formés de l'ancienne province de
Normandie, présentent l'exemple du pays le
plus favorable pour ce genre de spéculation ;
mais il est nécessaire aussi que, comme en Normandie, on ne soit pas trop éloigné d'une capitale ou de très-grandes villes, pour avoir le
débit assuré de ses animaux. La Hollande est
un autre exemple d'un pays riche également
en pâturage, mais qui ne trouverait pas facilement à se défaire de ses bestiaux engraissés.
Elle a donc suivi un système favorable à sa
situation, et les cultivateurs retirent un grand
bénéfice des fromages qui se fabriquent du
lait de leurs superbes vaches ; toute l'Europe
en est tributaire.

Dans ces contrées favorisées, on doit faire peu
d'élèves. Les fourrages qu'ils mangeraient jusqu'au moment où ils sont d'âge à être engraissés,
ont trop de valeur et leur vente ne rapporterait
pas l'argent qu'ils auraient dépensé. Aussi, les
plaines fécondes de la Normandie, comme celles
de la vallée d'Auge, ne sont-elles couvertes

que de bœufs achetés maigres, dans le Poitou,
l'Anjou, etc. Ces bœufs y acquièrent, en très-
peu de temps, un embonpoint considérable.

On élèvera aussi des bestiaux dans des lieux
d'un difficile accès et qui sont éloignés de grandes
routes de communication ou de rivières navi-
gables. Dans ces contrées, l'agriculteur doit
peu cultiver les céréales et autres denrées, dont
il ne pourrait se défaire, par la difficulté de les
transporter hors de chez lui ; mais les animaux
formeront sa richesse et lui procureront, avec
bénéfice, le prix de ce qu'ils auront consommé.

La nature du terrain, la qualité et les espèces
de plantes qui y croissent, seront encore des
motifs différens pour déterminer quelles sont
les espèces d'animaux que l'on élèvera. Les
bons fonds sont favorables à l'éducation des
bœufs ; ceux qui sont un peu secs conviennent
aux bêtes à laine, aux chèvres ; les bois, dans
lesquels se trouvent le chêne, le hêtre, offrent
une nourriture abondante et peu chère aux cochons. Ces derniers animaux sont surtout profitables près des ports de mer, où se font les
embarcations pour les longues traversées.

Du moment de leur naissance, presque tous
les animaux dont nous avons parlé, portent
bénéfice à leurs propriétaires. La masse des fumiers est augmentée, qu'ils n'ont pas encore
touché aux fourrages, le lait de leurs mères

suffisant, pendant quelques temps, à leur nourriture. Mais bientôt ce lait sera retranché aux
jeunes sujets de quelques espèces, et plus
particulièrement de ceux de la vache, parce
que son lait rapporte plus de bénéfice que les
alimens que l'on peut leur donner, que ce
lait soit vendu dans son état naturel, ou bien
qu'il ait été transformé en beurre ou fromage.
Cependant, il est encore des contrées qui trouvent un très-grand profit à élever et à nourrir
du lait de leurs mères, et même de plusieurs
vaches, leurs veaux, dont ils augmentent souvent le nombre en en achetant d'autres au loin.
Ce genre d'industrie se rencontre le long des bords
de l'Oise, près de Pontoise et dans quelques
autres localités semblables, où il serait peu aisé
de trouver un débouché aux récoltes des prairies. Les veaux qui sont élevés et engraissés
dans ces lieux, ont une chair excellente ; ils se
vendent très-cher pour la consommation de
Paris, et sont connus sous le nom de veaux
de Pontoise ou de rivière.

Le nouveau venu, en augmentant le nombre
des individus qui composent les troupeaux,
permet de vendre ceux qui ont atteint l'âge
nécessaire pour le travail, pour l'engrais, pour
la boucherie, et assure de nouveau l'emploi avantageux des ourrages.

Le lait n'est pas le seul produit des animaux

domestiques, pendant leur existence. Quelques-
uns d'eux donnent encore tous les ans une récolte précieuse par la dépouille de leur robe.
La laine des moutons, surtout depuis que
l'amélioration des races françaises a pris un si
grand accroissement, enrichit tous les ans l'a-
griculture. Ces laines produisent encore des bénéfices considérables dans le commerce, employés à la fabrication des draps et autre tissus,
plus ou moins fins.

La chèvre fournit les longs poils dont on
fabrique des étoffes, dont quelques-unes ont
beaucoup de prix, et l'on récolte encore, au
milieu de ces poils, un duvet extrêmement fin,
abondant dans quelques races de chèvres, et
qui se trouve aussi dans celles de notre pays,
avec lequel on fait ces étoffes si précieuses, que
l'on nomme cachemires.

On arrache de temps en temps, aux porcs,
les soies qui les recouvrent, pour faire les brosses
et autres instrumens de ce genre.

Mais c'est surtout par la mort, que les animaux domestiques ajoutent encore à la masse
des produits qu'ils ont déjà procurés pendant
leur existence. La chair de ceux qui nous occupent, forme une grande partie de la nourriture de l'homme. On peut lui faire subir
différentes préparations qui l'empêchent de
se corrompre, et qui en permettent la con-

servation pendant un long espace de temps. La
chair du cochon est celle qui reçoit le mieux
ces préparations. La marine fait une grande
provision de viandes salées ou fumées, et la
nourriture des marins en est plus substantielle.
Les cultivateurs éloignés des villes, trouvent une
grande ressource dans ces viandes. Il leur serait
difficile de se procurer souvent de celles de
boucherie.

On retire un grand produit de la graisse, et
surtout de celle du mouton, à laquelle on a
donné le nom de suif. Le suif a fait long-temps
la matière presqu'unique de l'éclairage, et la
France en importait tous les ans pour des sommes
considérables. Les lampes alimentées par l'huile,
qui donnent une si belle lumière, et le gaz,
ont dû faire diminuer la consommation du suif.

Les peaux, par les différentes préparations
qu'elles subissent pour servir à différens usages,
forment encore une branche importante de
commerce.

Avec les cornes du bœuf on fait des ouvrages
qui imitent l'écaille.

Les os sont encore utilisés, ceux du bœuf
et du mouton surtout ; les tourneurs et les ta-
bletiers en font différens objets qui ont le poli
de l'ivoire. Depuis peu, l'agriculture se sert,
avec un très-grand avantage, comme engrais, des
os pulvérisés.

Enfin, le poil connu sous le nom de bourre, les tendons, les sabots, sont encore mis à profit pour différens usages.

Nous ne considérerons pas ici séparément, tous les procédés employés par les arts, pour donner une valeur nouvelle aux produits des différens animaux domestiques, le but de cet ouvrage ne serait pas rempli. Destiné aux agriculteurs, leur intérêt est assuré lorsqu'ils ont pu élever une aussi grande quantité d'animaux que leur permet la culture du sol qu'ils cultivent; surtout lorsque cette culture est bien dirigée et que les prairies artificielles ont remplacé les jachères, long-temps l'opprobre de l'agriculture.

Cependant, il est quelques-uns de ces produits qui reçoivent, entre les mains même du cultivateur, leurs derniers perfectionnemens avant de passer à la consommation, et qui rapportent plus ou moins, suivant l'intelligence de ceux qui les préparent. Je veux parler du beurre, des fromages, de la salaison et de la fumaison des viandes. Je donnnerai donc quelques détails sur les méthodes reconnues comme les meilleures pour ces différentes préparations.

DU LAIT.

Le lait est un des produits des femelles des

animaux domestiques', qui contribue le plus à
entretenir l'aisance des cultivateurs. Quelques
vaches suffisent pour faire vivre les familles peu
fortunées qui habitent près les grandes villes
dans lesquelles ont fait une si grande consommation de ce précieux liquide. Une chèvre fournit la quantité nécessaire à un ménage, et sa
nourriture peut à peine se compter. Dans les
provinces éloignées, le lait, transformé en beurre
ou en fromage, donne lieu à un grand commerce, qui forme la principale ressource de
grands états, tels que la Hollande et la Suisse.

Les pâturages, les fourrages influent beaucoup sur les qualités du lait et, par conséquent,
sur celles du beurre et des fromages que l'on
fabrique avec. Parmentier, dont toute la vie a
été consacrée à l'étude de tout ce qui pouvait
contribuer au bonheur de l'homme, a donné,
conjointement avec M. Deyeux, un Traité sur
le lait et les usages que l'on en pouvait faire,
et qui peut être considéré comme le meilleur sur
cette partie ; c'est de cet ouvrage dont nous
tirerons, en grande partie, ce que nous allons
dire sur cette matière.

Le lait, en sortant des mamelles, a une saveur particulière, qu'il perd à mesure qu'il
se refroidit. C'est au moyen de cette saveur que
l'on reconnaît quelle est l'espèce de femelle qui
l'a fourni. Le lait a un goût agréable et lé-

gèrement sucré ; il est onctueux au toucher, a
une odeur douce et particulière ; il est couleur
d'un blanc mat.

Les qualités du lait sont extrêmement modi-
fiées par la nature des alimens ; par l'état de
santé, par le tempérament des différentes femelles. Il est des substances, l'ail par exemple,
qui communiquent leur goût au lait ; il résulte
des effets de ces différentes causes, que l'on ne
peut trouver, même dans les femelles laitières
de même espèce, de lait parfaitement semblable
pour toutes les qualités.

Le lait, laissé en repos, se sépare en trois
parties, dont l'une onctueuse, dense, d'un blanc
tirant un peu sur le jaune, est la crême qui
vient se former à la surface. La crême est la
partie qui forme le beurre. Les deux autres
parties se séparent aussi, mais seulement lorsqu'il y a un commencement de fermentation. On
favorise cette fermentation en ajoutant au lait
une substance acide, alorsil se coagule et l'on a
la partie caséeuse et celle séreuse. Cette dernière
est ce que l'on appelle le petit lait ; la partie
caséeuse donne le fromage.

La partie butireuse, ou crême, et la partie
caséeuse, sont seulement suspendues dans la partie
séreuse, et l'on peut les distinguer en exa-
minant, avec un bon microscope, une goutte de
lait.

La crême étant la partie constituante du lait
la plus légère, occupe toujours la partie supérieure, du moment que le lait a été suffisamment reposé. La même chose arrive dans les
mamelles, de sorte que les dernières parties du
lait d'une traite, contiennent plus de crême que
les premières.

Lorsque l'on excite un organe sécréteur quelconque, c'est un moyen d'augmenter la quantité
de l'humeur que sécrète cet organe ; mais alors
les qualités ne sont plus les mêmes. Les nourrisseurs qui vendent leur lait dans les villes,
peuvent donc, jusqu'à un certain point, trouver
du bénéfice dans les traites multipliées de leurs
vaches, mais il n'en serait pas de même pour
les cultivateurs qui font subir au lait ses métamorphoses ; le beurre ou les fromages qu'ils
fabriqueraient, n'auraient plus les mêmes qualités, et ne seraient plus recherchés pour la consommation.

Dans les grandes fermes, on conserve plusieurs jours les traites pour les réunir, afin de
fabriquer en grand le beurre ou les fromages ;
il est donc nécessaire qu'il y ait un local exprès
pour y déposer le lait ; c'est ce que l'on nomme
une laiterie. Ce bâtiment doit être séparé des
autres, s'il est possible, afin qu'aucune odeur
un peu forte n'y puisse pénétrer. Il doit être
exposé au nord ou à l'est, et construit de ma-

nière à ce que la température y soit, dans
toutes les saisons, à 10 degrés au-dessus de
glace ; au-dessous, la crème ne se séparerait
pas facilement du lait ; au-dessus, ce liquide
se coagulerait sous la crême. A cette température, le lait se conserve frais plusieurs
jours. On doit avoir de l'eau à proximité de
la laiterie, pour l'entretenir très-propre, ainsi
que tous les ustensiles nécessaires. Il doit y avoir
un écoulement au loin pour les eaux, afin que
leur stagnation ne donnent pas une mauvaise
odeur nuisible. Les tablettes pour soutenir les
vases, doivent être en pierres ; généralement on
ne doit trouver, dans une laiterie bien établie,
ni fer, ni bois; le premier, par sa propriété
électrique, et le second par l'odeur qu'il peut
contracter, influent sur le lait.

Les vases dans lesquels on laisse séjourner le
lait, doivent être très-propres et entretenus avec
beaucoup de soin. On peut les faire avec différentes substances, cependant c'est en poterie
de grès non vernissée qu'ils sont presque tous.
Ils doivent être peu profonds, avoir le fond
étroit, et être très-évasés à la partie supérieure.
Cette forme est celle qui favorise le plus la
séparation de la crême.

Les laits dont on fait usage, sont ceux de
la vache, de la chèvre et de la brebis. Ces
différens laits ne contiennent pas, sous un vo-

lume donné , les mêmes élémens. Celui de brebis donne plus de beurre que ceux de la vache et de la chèvre. La partie caséeuse est en plus grande abondance dans le lait de chèvre , puis dans celui de brebis ; celui de vache en contient moins. Celui-ci a plus de partie séreuse que les autres.

La traite du lait doit se faire avec grand soin , et les personnes qui en sont chargées doivent être très-propres. Elles doivent laver les mamelles de la vache ou de la brebis , et se laver aussi les mains , de manière à ce que des corps étrangers ne soient pas mélangés avec le lait, que l'on doit, par précaution, passer à travers un tamis très-fin ou un linge blanc. On doit bien examiner si , dans les femelles à traire , il ne s'en trouve pas de malades et dont, par conséquent, le lait serait altéré, pour ne pas le mélanger avec d'autre , auquel il communiquerait ses mauvaises qualités.

Le lait des bêtes bien nourries est plus abondant. Cette augmentation a lieu aussi lorsque les animaux sont nourris avec du vert, soit à l'écurie ou à la pâture. Les fourrages provenant des prairies artificielles procurent beaucoup de lait aux femelles qui en sont nourries.

Le sol, par les qualités qu'il donne aux herbes qui le couvrent, contribue aussi à la quantité de lait. C'est aux pâtures excellentes

de la Normandie que les herbages de quelques
cantons doivent la quantité étonnante de lait
que leur donnent les vaches, qui, à la vérité,
sont d'une très-belle espèce. Celles du pays
d'Auge, à l'âge de deux ans, donnent de six
à seize litres de lait par jour, et depuis quatre
ans jusqu'à six ans, époque où elles produisent
le plus, elles donnent de dix à vingt litres.
Passé cet âge, le produit diminue et l'on engraisse les vaches pour la boucherie.

Le lait qui est vendu dans son état naturel
pour la consommation des grandes villes, vient
des vaches que possèdent les nourrisseurs de
bestiaux, c'est ainsi que l'on appelle ceux qui
font ce commerce. Il est de leur intérêt de
bien nourrir leurs vaches, afin qu'elles donnent
une assez grande quantité de ce précieux liquide,
pour rembourser, avec bénéfice, les frais de
nourriture, qui sont considérables. Cette partie
de l'économie rurale est fort bien entendue par
ces personnes qui, malheureusement pour les
consommateurs, sont aussi adroites que les marchands de vin dans l'art d'augmenter le volume
aux dépens de la qualité. Les nourrisseurs ajoutent de l'eau dans laquelle ils ont mis un peu
de farine; d'autres fois, c'est une décoction
épaisse de riz.

Le lait des vaches fraîchement vêlées n'étant
pas aussi sain, ne doit pas être livré dans le

16

commerce, ni, par conséquent, mêlé avec celui
des autres vaches. Sur ce point, l'intérêt s'oppose à ce mélange, car, comme ce lait est susceptible de tourner, il gâterait celui avec lequel
il serait mélangé ; il n'est vendu que lorsque,
soumis à l'ébullition, il reste dans le même
état. Il faut à peu près huit jours pour qu'il
ait les qualités requises.

DU BEURRE.

La fabrication du beurre demande des soins
qui, bien ordonnés, ajoutent à sa qualité et
concourent à sa prompte confection. C'est parce
que l'on ne suit pas partout les mêmes méthodes, et que quelques-unes d'elles sont défectueuses, que l'on se plaint généralement de la
difficulté de faire du beurre. Parmentier et
Deyeux, après plusieurs expériences, se sont
convaincus qu'il était essentiel que le vaisseau
dans lequel on mettait la crème n'en fut rempli
qu'à moitié, et que le mouvement imprimé à
la crème, en l'enlevant et la laissant retomber
par lames, fut sans interruption jusqu'à la
confection du beurre.

Lorsqu'il y a une assez grande quantité de
lait pour le beurre que l'on veut faire, et que
le lait a été assez reposé, il faut procéder à
l'écrémage. Cette opération ne doit être faite

que lorsque la crême est toute montée, ce qui est ordinairement l'affaire de vingt-quatre heures au plus. Il ne faut donc pas trop se presser, l'on perdrait de la crême, et si l'on tardait trop, elle se rancirait et fournirait un mauvais beurre; en appuyant le bout du doigt sur la liqueur, si on le retire sans empreinte de lait, on peut écrémer.

Pour écrémer, on fait une déchirure à la crême sur un des bords du vase, et en le penchant, on donne issue au lait, la crême reste dans le vase. On conserve la crême en la versant dans des cruches dont l'orifice est étroite et que l'on ferme hermétiquement, pour qu'elle ne s'altère pas.

Suivant la quantité de crême que l'on a, et suivant la saison, on bat de suite, ou l'on attend que l'on en ait assez. Dans les pays où l'on fait les meilleurs beurres, comme en Bretagne, on bat tous les jours, surtout en été.

On met la crême dans la baratte, instrument très-connu, ou bien dans la sérenne, espèce de tonneau qui, dans son intérieur, porte des ailes de bois qui mettent en mouvement la crême. Au moyen de la sérenne, on peut agir sur une plus grande quantité de crême et la convertir en beurre avec plus de facilité et en moins de temps. Quel que soit l'instrument dont on se sert, il est nécessaire que le mouvement imprimé à la crême soit égal et sans interruption.

La température influe beaucoup sur la plus ou moins prompte formation du beurre ; le froid la retarde et, dans l'hiver, c'est dans un lieu chaud qu'il faut faire le beurre, et quelquefois on est obligé d'entourer la baratte ou la sérenne d'un linge chaud. Dans l'été, lors des fortes chaleurs, on choisira l'endroit le plus frais.

Le beurre est fait lorsqu'il tombe par petits grains au fond du vase dans lequel on le fait. Il faut alors le retirer et le priver du fluide qui reste. Ce fluide est le lait de beurre. On appelle délaitage cette opération.

Auparavant, je dois faire observer que généralement on accorde la préférence au beurre qui a une teinte un peu jaune, quoiqu'il ne soit pas prouvé qu'il soit meilleur que le blanc. Dans beaucoup d'endroits on cherche à donner cette couleur en incorporant au beurre une matière colorante, qui varie suivant les cantons. Dans quelques-uns, c'est du roucou, dans d'autres, ce sont des fleurs de safran ; mais le plus ordinairement c'est avec la fleur du souci. On met cette fleur, à mesure qu'on la cueille, dans des pots de grès, on la tasse et, quelques mois après, on a une liqueur épaisse, foncée, que l'on passe à travers un linge.

L'usage apprend la quantité que l'on doit employer. La carotte est la substance qui a paru,
à Parmentier, être la meilleure à employer.

On délaite plus ou moins le beurre, suivant
qu'il doit être employé de suite ou être envoyé au loin, et, en conséquence, conservé plus
long-temps.

Dans le premier cas, on se contente de com-
primer faiblement le beurre entre les mains,
sans en exprimer totalement le lait qui peut
y rester, et qui concoure alors à donner au
beurre une saveur plus douce et plus agréable.
Dans le cas où le beurre doit être conservé plus
long-temps, il a besoin d'être fortement com-
primé et malaxé à différentes reprises, pour
en séparer, autant que possible, toute la portion laiteuse, qui, au bout de peu de temps,
donnerait au beurre un mauvais goût.

On nomme lait de beurre celui qui reste
après la formation du beurre; on l'emploie à
différens usages. Lorsque la crème, dont on s'est
servi, est récente et douce, le lait de beurre
est doux et agréable, alors on s'en sert pour
l'usage de la maison; lorsqu'au contraire, la
crême est conservée depuis quelques jours, le
lait de beurre est un peu acide, et il est employé à la nourriture des veaux, des cochons.
On en humecte du son, qu'ils aiment beaucoup, apprêté de cette manière.

Les qualités du beurre varient ainsi que celles du lait, qui, comme nous l'avons dit, dépendent de l'âge de la vache, du temps qui s'est écoulé depuis qu'elle a vêlé, des alimens que l'on lui donne, de la saison et de la température. Suivant ces différentes circonstances, le lait est plus ou moins crémeux et donne proportionellement plus ou moins de beurre. En général, dix-huit livres de lait donnent une livre de beurre. Quelquefois, cette proportion est plus forte dans certaines vaches, mais cela est peu commun.

C'est en automne que le lait fournit une plus grande quantité de beurre, ce qui dépend beaucoup de la température qui règne alors, car les grandes chaleurs, comme les grands froids, s'opposent à la formation du beurre. C'est donc à l'époque où la température est moyenne, entre les grandes chaleurs et le froid, que l'on fabrique le plus de beurre pour être envoyé dans le commerce.

Dans quelques lieux, on a l'habitude de ramasser, pendant plusieurs jours, la crème, pour faire une plus grande quantité de beurre à la fois. Cette habitude est vicieuse, en ce que la crème alors devient rance et donne au beurre un goût désagréable. On peut, jusqu'à un certain point, corriger ce mauvais goût,

en ajoutant, au moment de battre, une certaine quantité de crême nouvelle.

On nomme beurre en motte celui qui doit
être conservé quelque temps, parce que il est
réuni au moyen de la pression, en masse à
peu près de cinquante livres. On doit employer
tous les moyens possibles pour qu'il conserve
sa douceur, sa fraîcheur jusqu'au moment où
l'on en fait usage. Il faut l'abriter de l'air et
de la chaleur ; à cet effet, on l'enveloppe avec
des linges mouillés qui entretiennent sa fraîcheur
et qui l'abritent de l'air, qui le rancirait très-
promptement.

Quelque précaution que l'on prenne, le
beurre ne peut cependant conserver très-long-
temps ses qualités, et l'on est obligé de lui
faire subir d'autres opérations, lorsque l'on
est obligé de le garder long-temps. L'une de
ces opérations est de le faire fondre, et alors
il est nommé beurre fondu ; l'autre est de le
saler, et il porte le nom de beurre salé.

Le beurre fondu se fait ordinairement dans
les fermes, et est destiné à l'usage de la maison ; on en envoie peu au marché ; c'est le
contraire du beurre salé, qui est destiné à être
envoyé au loin.

Le beurre que l'on destine à être fondu, ne
doit pas avoir acquis de rancidité ; on le met
dans un chaudron de cuivre jaune, qui doit

être très-propre. Le feu doit être modéré,
égal, clair et avec le moins possible de fumée.

Le beurre ne tarde pas à se liquéfier, et
lorsqu'il frémit, il ne faut pas le quitter. Il
faut l'agiter pour faire évaporer toute l'humidité
qu'il peut contenir ; on enlève, avec soin, l'é-
cume qui se forme à sa surface ; en même temps,
il se précipite une matière au fond du chaudron, que l'on appelle grattin. On diminue
alors le feu, dont la continuation ferait dé-
composer le grattin, qui donnerait un mauvais
goût au beurre. C'est au moment où l'on
aperçoit un cercle brun au fond du chaudron,
qu'il faut se hâter de dresser le beurre. On
juge encore que le beurre est tout-à-fait fondu,
lorsqu'il offre une transparence semblable à
celle de l'huile, et qu'il s'enflamme sans pé-
tiller, lorsqu'on en jette quelques gouttes sur
le feu.

Le beurre parvenu ainsi à point, on l'écume
bien, on le retire du feu, on le laisse reposer,
et avec une grande cuillère, on le verse dans
des pots de grès, parfaitement propres et séchés
au feu. On recouvre ces pots bien hermétiquement lorsque le beurre est refroidi.

On a encore l'habitude, dans quelques contrées,
de faire fondre le beurre dans le four, après que
le pain en a été retiré. Il y passe la nuit et
le lendemain, on l'écume et on le laisse re-

froidir dans les vases de terre dans lesquels il a été fondu. Cette méthode, qui demande moins de soins, est cependant défectueuse ; le beurre n'est pas assez privé de son humidité et, par conséquent, se conserve moins long-temps.

On peut ajouter un peu de sel au beurre fondu, ce qui le rend plus susceptible de se conserver et d'être transporté au loin.

Le beurre fondu a perdu beaucoup des qualités du beurre frais ; il n'est plus employé aux mêmes usages, il ne sert que pour la friture. Parmentier observe qu'on ne fait de beurre fondu que dans les pays soumis autrefois à la gabelle, où le sel était très-cher.

Le beurre salé est celui que l'on a imprégné de sel, opération qui le rend plus susceptible de se garder, et de conserver en même temps une partie des qualités du beurre frais. La salaison du beurre n'est pas une chose très-facile, surtout si l'on veut opérer sur du beurre fin et lui conserver les qualités qui le font rechercher. C'est en Normandie et surtout en Bretagne, où l'on fait les beurres salés les plus estimés.

On emploie, pour saler le beurre, le sel gris et le sel blanc ; ce dernier sert pour le beurre fin, le premier pour les beurres de moindre qualité et destinés aux usages de la maison ; mais il est nécessaire que le sel gris

16*

ait été purifié, c'est-à-dire privé des substances salines âcres que contient le muriate de soude (sel gris), et qui communiqueraient de l'âcreté au beurre. Dans la Bretagne, on estime particulièrement le gros sel gris, nommé Guerandin, qui provient des marais de Guerande, situés à l'embouchure de la Loire ; il est préparé par l'évaporation du soleil ; il communique au beurre un goût de violette.

Le sel gris se purifie de lui-même dans les grandes masses où il est rassemblé ; l'humidité de l'air qu'il attire, fond les substances dont il est mélangé, et qui se précipitent à la partie inférieure.

Quel que soit d'ailleurs le sel que l'on emploie, il est encore nécessaire de le dessécher au four, et de le bien broyer.

On emploie moins de sel pour le beurre fin qui doit se consommer promptement ; mais il en faut une plus grande quantité pour ceux qui sont destinés à être conservés plus long-temps, ou à être envoyés au loin. La dose est depuis une once jusqu'à deux par livres de beurre. Beaucoup de ménagères ne consultent que leur goût pour doser le sel.

Le sel étant choisi et préparé, on étend, par couches, le beurre ; on met dessus chaque couche, la quantité nécessaire de sel, et on pétrit, par portion, le beurre jusqu'à ce que

le sel soit bien incorporé et distribué également ;
ensuite, on met le beurre dans des pots de
grès, propres et bien secs, pouvant contenir de
quarante à cinquante livres. On foule le beurre
dans ces pots, que l'on remplit jusqu'à deux
pouces du bord. Le beurre reposé pendant sept
ou huit jours, s'est tassé, a diminué de volume,
s'est détaché des bords du vase, entre lesquels
et lui existe alors un intervalle d'à peu près
une ligne, intervalle qui, en permettant la présence de l'air, altérerait la qualité du beurre
salé, si on ne le remplissait avec de la saumure. La saumure se fait assez épaisse pour
qu'un œuf y surnage. Tirée à claire et refroidie,
elle est versée tout doucement sur le beurre salé
jusqu'à ce qu'il en soit recouvert d'un pouce.

Pour le beurre que l'on fait voyager, on
remplace la saumure par du sel, dont on recouvre le beurre.

On fait ordinairement, deux fois par an, le
beurre salé, au printemps pour la provision
d'été, et en automne pour celle de l'hiver.

DES FROMAGES.

On retire encore du lait un produit non
moins important que le beurre, ce sont les
fromages de différentes espèces, et qui sont

formés essentiellement de la partie caséeuse
du lait. On fabrique des fromages avec le lait
de la vache, de la brebis, de la chèvre. Le
mélange même de ces différens laits donne
d'excellens fromages. Quelques pays, tels que
la Suisse, la Hollande, l'Angleterre, plusieurs
provinces de la France, fabriquent des fromages qui sont recherchés, et sont la source
de l'existence et même de la richesse de ceux
qui se livrent à ce genre d'industrie.

La fabrication des fromages, en général,
demande beaucoup de soins, et leur bonté
dépend plutôt de l'industrie perfectionnée que
des qualités du lait; car, dans certains pays
où les fourrages ne sont pas meilleurs que ceux
des contrées limitrophes, on fait des fromages
excellens, tandis qu'à côté, ceux que l'on fabrique sont très-médiocres.

On peut diviser en deux classes les différentes espèces de fromages; l'une, de fromages
qui se consomment de suite ou se gardent peu
de temps; l'autre, de fromages qui se conservent long-temps, et dont la fabrication demande
de grands soins et forme une industrie particulière.

Dans tous les fromages que l'on fabrique,
il y a quatre opérations principales et qui s'ap-
pliquent à tous, quelle qu'en soit l'espèce;

ces quatre points sont : la coagulation du lait,
la séparation du serum, la salaison du caillé,
et l'affinage des fromages.

On obtient la coagulation du lait par des
substances acides, qui font séparer la partie
caséeuse de la partie séreuse. La partie caséeuse
coagulée se nomme alors le caillé. On appelle
présure, la substance acide préparée pour cet
effet.

La présure ordinairement employée, se fait
de la caillette d'un veau tué, que l'on sépare des autres estomacs, et dans laquelle on
trouve caillé le lait qu'il avait pris pour sa
nourriture. Ce lait caillé, retiré et lavé, est
ensuite remis dans la caillette, que l'on fait
dessécher et que l'on conserve pour l'usage.
C'est un morceau de cet estomac que l'on coupe
chaque fois que l'on a du fromage à faire, et
que, suivant les habitudes locales, on met
détremper dans une portion de lait, ou dans de
l'eau, ou dont on frotte un cuillère, le tout
pour mêler avec la masse de lait, ou le re-
muer afin de le faire coaguler. La quantité
proportionelle de présure est en raison de l'espèce de fromage et aussi de la température.

On attribue à quelques plantes les propriétés
de la présure, mais, ainsi que les acides, elles
peuvent communiquer un mauvais goût aux
fromages.

Le lait étant pris , c'est-à-dire le caillé étant formé , on le laisse plus ou moins de temps reposer , pour que le serum s'en sépare bien , et que l'on puisse le faire écouler.

Suivant l'espèce de fromage , le caillé est mis de suite à égoutter dans les éclisses d'osier, où il doit se mouler, ou bien il est cuit et puis mis ensuite à la presse.

Le caillé est très-disposé à la fermentation , et par conséquent à se gâter. Pour le conserver en état de fromage, on est donc obligé de le saler. Comme pour le beurre , on emploie le sel marin (muriate de soude) sec et pulvérisé. On sale les fromages en râclant leurs surfaces , que l'on saupoudre de sel. On commence par une face , et le lendemain , ou plusieurs jours après, on sale l'autre face. Cette opération se répète plus ou moins long-temps , suivant l'espèce de fromage.

Le fromage salé, on le conserve plus ou moins de temps pour qu'il acquiert les qualités qui le font rechercher dans le commerce ; alors, suivant les lieux, on l'enveloppe de feuilles, de paille de seigle , de foin ; on les couvre de linge ; on les huile et on les dépose dans des lieux frais, pour en favoriser la conservation. La nature favorise quelques contrées, comme Roquefort, en leur présentant des caves

naturelles qui influent favorablement sur les qualités des fromages.

Les fromages les plus simples sont ceux que
l'on mange de suite ; ils n'ont pas besoin de
grands soins ; aussitôt que le lait est caillé,
on les emploie. Tels sont les fromages à la crême,
ceux de Viri, les fromages à la pie. Dans les
premiers, la crême a été conservée ; le lait a
été écrémé pour faire le dernier.

Les fromages de Brie, ceux façons de Brie,
dits de pays, les fromages de la Normandie,
comme ceux de Livarot, de Camembert, de
Mignot , etc., sont destinés à être mangés
promptement. Cependant leur fabrication exige
tous les points principaux ; leurs qualités dépendent, non seulement de celle du lait, mais
encore des soins que l'on a apportés à les
fabriquer.

Ce qui surtout rend plusieurs de ces fromages si délicats, c'est la quantité de crême
que l'on a laissée au lait et qui s'unit à la
matière caséeuse. C'est aussi ce qui leur fait
donner les épithètes de gras et de maigre,
suivant que le lait a été plus ou moins écrémé. Les fromages de pays, façon de Brie,
sont en général fait avec du lait dont toute
la crême a été enlevée.

Les fromages de longue garde reçoivent, en
outre, des préparations particulières. Le caillé

se conserve plus long-temps, quelquefois même
on le fait cuire, ce qui le dispose mieux à s'ag-
glutiner et à former une masse compacte. Lorsque le caillé a reçu toute sa préparation, on le
prive du serum au moyen d'une presse qui mo-
dèle le fromage dans un cercle qui se rapetis se à
la dimension voulue ; il se forme, sur ces fromages, une croûte plus ou moins épaisse. On
aromatise quelques-uns de ces fromages avec
des graines ou d'autres parties de plantes aromatiques. Plusieurs de ces fromages sont faits
avec des laits, mélangés, de vache, de brebis, de
chèvre. Ceux de Roquefort sont composés de
lait de brebis, et quelquefois de chèvre. En
général, le lait de chèvre, ajouté aux autres,
rend les fromages plus délicats.

Parmi les fromages comprimés, et dont quelques-uns sont cuits, on distingue les fromages
d'Angleterre, ceux de la Hollande, les fromages
de Parmesan, de Roquefort, de Gruyère, etc. ;
c'est parce que l'on n'apporte pas assez de soins
à la fabrication de ceux d'Auvergne ou du Cantal,
que ces fromages sont de peu de garde et peu
estimés.

La quantité de crême que l'on laisse au lait,
constitue des fromages gras et des fromages
maigres.

Si le plan de cet ouvrage nous empêche d'entrer dans de plus grands détails sur la fabri-

cation des fromages, cependant nous devons
faire sentir combien elle est importante pour
l'agriculture. Les pays où les exportations jour-
nalières sont difficiles, doivent se livrer davantage à cette espèce d'industrie, surtout pour
les fromages que l'on peut conserver long-temps.
Les cultivateurs de ces contrées pourraient imi-
ter ceux des contrées analogues qui, ne possédant pas chacun une assez grande quantité de
vaches pour avoir la quantité nécessaire de lait
pour fabriquer tous les jours des fromages,
ont formé des associations pour mettre leur lait
en commun.

Ces associations sont connues, dans les Vosges,
sous le nom de Fruiteries. Tous les jours, chaque
associé envoie la traite de ses vaches au fruitier, qui tient un registre exact et qui donne
la fabrication du jour à l'associé qui se trouve
y avoir droit.

Les fruiteries sont peu dispendieuses à établir, tant pour les bâtimens que pour l'achat
des ustensiles. Les gages du fruitier sont peu
considérables; il est surveillé, à tour de rôle,
par un des associés. Le fruitier doit examiner
la qualité du lait que chaque associé apporte,
refuser celui qui paraitrait provenir de bêtes malades ou qui auraient trop fraîchement vêlé. Le
lait d'une seul vache mal saine, peut gâter le
lait de toutes les autres.

Le fruitier doit être encore un homme probe,

très-actif ; il doit avoir soin de maintenir tous les ustensiles qui servent à la confection des fromages , dans une très-grande propreté.

Dans les établissemens de ce genre , où la quantité de lait fournie est assez considérable pour donner deux fromages, un seul fruitier ne suffit pas , il en faut nécessairement deux.

Le serum ou petit lait que l'on obtient , sert principalement de nourriture aux cochons. On peut encore l'employer utilement au blanchiment des toiles , auxquelles il communique un très-beau blanc. On opère de cette manière : Lorsque l'on a déjà fait subir aux toiles écrues les procédés usités pour les blanchir , on les met tremper dans un bain de petit lait aigre ; on les laisse macérer pendant vingt-quatre heures, puis on les lessive et on les étend sur le pré , en ayant la précaution de les arroser de temps en temps avec de l'eau. La blancheur que les toiles traitées ainsi acquièrent , est bien supérieure à celle des toiles qui n'ont eu que les opérations ordinaires.

SALAISON DES VIANDES.

Les habitans des campagnes auraient peu souvent l'occasion de manger de la viande , s'ils étaient réduits à ne faire usage que de celle de boucherie. Cependant , c'est cette espèce de nour-

riture qui répare le mieux les pertes de l'homme,
et qui lui donne en même temps les forces
nécessaires pour vaquer à ses travaux fatigans ·
L'industrie est venue au secours des cultivateurs,
et les moyens de conserver les viandes, les mettent
à même de pouvoir, en tout temps, user de
cet aliment précieux.

De tous les animaux domestiques, c'est la
chair de porc qui a la propriété de mieux se
conserver par la salaison ; c'est elle aussi qui,
sous un volume donné, contient le plus de sucs
nutritifs. Le porc est encore un animal que
tous les petits cultivateurs peuvent se procurer,
son prix n'étant pas hors de leur portée. Tout,
dans cet animal, sert, rien n'est perdu. Outre
la chair, il fournit encore beaucoup de lard
et de graisse qui sèrvent a apprêter une quantité de mets. La graisse ou saindoux remplace,
dans beaucoup de circonstances, le beurre.

Lorsque la viande du porc est salée pour
la provision journalière d'une ferme, les soins
à donner à cette opération ne sont pas aussi
importans; mais lorsque l'on sale la viande de
porc pour la conserver long-temps ou pour
l'envoyer au loin, il faut alors observer quelques règles qui sont importantes.

Une des principales est le choix du sel.
Comme pour le beurre, le sel doit être purifié des sels étrangers qui, mélangés avec le

sel marin, attirent l'humidité de l'air. C'est
à la qualité du sel que les jambons de quelques pays doivent leur renommée. Le sel doit
aussi être très-sec.

On fera également un choix des animaux destinés à être salés. Ils seront bien portans,
exempts de maladie et surtout de la ladrerie.
On doit faire évacuer tout le sang. Le cochon
sera grillé et non pas échaudé ; cette opération rend les chairs plus humides, moins
fermes.

On attendra que les chairs soient bien re-
froidies avant de commencer. Enfin, lorsque
l'animal sera divisé par morceaux, on saupou-
drera chacun de ces morceaux d'une couche de
sel, et on les soumettra à une pression plus
ou moins forte. Une presse est très-utile pour
cette opération, qui fera écouler la saumure
résultant de l'humidité de la viande que le sel
a absorbé. On répète plusieurs fois cette opération, et, lorsque l'on reconnaît que la chair
est assez saturée de sel, on met les morceaux,
que l'on couvre encore de sel écrasé et bien
sec, dans les saloirs, qui doivent être eux-mêmes
très-secs et propres. Souvent on met ces morceaux dans un lieu très-sec, où on les sus-
pend. On fume encore une partie de ces viandes,
comme les jambons, ce qui les rend susceptibles
de se conserver plus long-temps.

Les salaisons mal faites rendent la viande dure et coriace, lorsque l'on a trop employé de sel; ou, dans le cas contraire, elle est susceptible de s'altérer, de se putréfier, elle devient alors très-préjudiciable à ceux qui en font usage.

Les salaisons pour la marine doivent se faire avec beaucoup de soin. Il y a des inspecteurs chargés d'y veiller, ainsi qu'au bon état des animaux que l'on achète pour cet usage.

On soumet peu de viande, en France, à l'action de la fumée, comme moyen conservateur; nous n'en parlerons donc pas.

FIN.

Ouvrages annotés par le même Auteur.

Abrégé de l'art Vétérinaire, ou Description raisonnée des Maladies du cheval et de leur traitement; suivi de l'anatomie et de la physiologie du pied, et des principes de ferrure, avec des observations sur le régime et l'exercice du cheval, et sur les moyens d'entretenir en bon état les chevaux de poste et de course; par *White;* traduit de l'anglais et annoté par M. *V. Delaguette,* vétérinaire des gardes-du-corps du Roi. Deuxième édition, revue et augmentée. 1 vol. in-12. 3 fr. 50 c., et 4 fr. 25 c. par la poste.

Pathologie canine, ou *Traité des Maladies des Chiens,* contenant aussi une dissertation très-détaillée sur la rage; la manière d'élever et de soigner les chiens; des recherches critiques et historiques sur leur origine, leurs variétés et leurs qualités intellectuelles et morales : fruit de vingt années d'une pratique vétérinaire fort étendue; par M. *Delabère-Blaine.* Traduit de l'anglais et annoté par M. *V. Delaguette,* vétérinaire des gardes-du-corps du Roi. Ouvrage orné de deux planches représentant dix-huit espèces de chiens. 1 vol. in-8°. Prix : 6 fr., et 7 fr. par la poste.

Pharmacopée Vétérinaire, ou nouvelle Pharmacie hippiatrique, contenant une classification des médicamens, les moyens de les préparer, et l'indication de leur emploi; précédée d'une esquisse nosologique et d'un traité des substances propres à la nourriture du cheval, et de celles qui lui sont nuisibles; par M. Bracy-Clarck, membre de la Société linnéenne de Londres, de l'Académie des Sciences de Paris, des Sociétés d'histoire naturelle de Berlin, de Copenhague, de New-York, et de la Société Royale d'Agriculture de Stuttgard. 1 vol. in-12, orné de planches. Prix : 2 fr., et 2 fr. 50 c. par la poste.

TABLE DES MATIÈRES.

DEUXIÈME PARTIE.

TROISIÈME PARTIE.

FIN DE LA TABLE.

COURS

COMPLET ET SIMPLIFIÉ

D'AGRICULTURE ET D'ÉCONOMIE

RURALE ET DOMESTIQUE,

Par M. Louis Du Bois,

Membre de plusieurs Académies et Sociétés agronomiques
de Paris, des Départemens et de l'Etranger, l'un des
Collaborateurs du Cours d'Agriculture, rédigé d'après
Rozier, en 1809, et Auteur de plusieurs ouvrages
d'Agronomie, publiés avant et après cette époque.

Prospectus.

Depuis la publication de la première édition
du Cours complet et simplifié d'Agriculture,
dont nous annonçons la réimpression, l'auteur n'a cessé de travailler à le perfectionner.
C'est ainsi qu'il a cru devoir justifier l'accueil
favorable que cet ouvrage a reçu, et dont il
n'est peut-être pas tout-à-fait indigne, si l'on
considère que, dans 6 volumes in-12, on a trouvé
à peu près tout ce qu'il est utile de connaître,
en peu de temps, pour se livrer à une culture

profitable et facile des champs, des herbages, des vignes et de toutes les autres parties, soit de l'agriculture, soit de l'économie rurale et domestique.

La méthode, la clarté, la précision, si nécessaires dans les livres élémentaires, la pureté des doctrines et le style simple et clair ont été appréciés par les plus habiles agronomes qui ont bien voulu donner à l'auteur du Cours simplifié d'Agriculture, des éloges qu'il a dû considérer, moins sans doute comme la récompense de ses efforts, que comme un encouragement à redoubler de zèle pour mieux faire.

Sans cesser d'être précis, portatif et d'une acquisition peu coûteuse, le Cours simplifié d'Agriculture va paraître augmenté d'un tiers. Depuis près de quatre ans que la première édition a paru, la science agronomique n'est pas restée stationnaire : l'auteur a suivi ses nouveaux progrès ; il a fait de nouvelles observations utiles ; il a puisé des documens importans dans plusieurs publications récentes ; il a obtenu de très-bonnes notes de quelques agriculteurs distingués, tant de France que d'Angleterre. Ainsi, il n'a rien négligé pour améliorer son ouvrage et le mettre à jour, sous le rapport de l'avancement de la science. Des parties entières ont été refaites à neuf ; quelques-unes, trop peu importantes, ont été sup-

primées pour faire place à des chapitres re-
connus nécessaires : toutes ont reçu des aug-
mentations, des éclaircissemens, des développemens qui complètent ce travail et le rendent plus propre à satisfaire aux besoins de
l'époque.

Le Cours complet et simplifié d'Agriculture,
tel que nous allons le présenter aujourd'hui au
public, est une véritable bibliothèque instruc-
tive pour toutes les personnes qui veulent diriger ou cultiver par elles-mêmes, un domaine
rural de quelque étendue qu'il soit. On y trouvera le résultat de près de quarante années d'expérience et d'observations, acquises tant dans
les divers départemens de la France, que
pendant trois ans de voyages dans les pays
étrangers.

Cette composition très-variée embrasse les
principes de la science, une théorie saine et
simple et une pratique éclairée par une expérience prolongée. Aussi y trouvera-t-on traitées,
avec le plus grand soin, toutes les parties de
l'art de la culture des terres, ainsi que de l'économie, tant rurale que domestique : défriche-
mens, engrais, labourage, assolemens; éducation des bestiaux, art vétérinaire; prairies, soit
naturelles, soit artificielles; plantations, pépi-
nières, bois; étangs; conservation et emploi
des grains, des légumes et des fruits; culture

des vignes, et fabrication des vins, des cidres, des bières, des eaux-de-vie, des vinaigres; subsistances; amusemens champêtres; jardins potagers, jardins paysagers, parterres, vergers et fruitiers de toute espèce, etc.

Un tel ouvrage, peu coûteux à acquérir, facile à lire en peu de temps, écrit assez simplement pour être à la portée de tout le monde, et joignant une théorie claire à une pratique incontestable, doit être accueilli avec bienveillance, et peut être consulté avec quelque fruit.

CONDITIONS DE LA SOUSCRIPTION.

L'Ouvrage formera 8 volumes in-12, chacun de 17 à 18 feuilles d'impression (environ 410 pages), avec un grand nombre de planches gravées en taille douce.

Chaque volume coûtera 3 fr. 50 c., et 4 fr. 25 c., franc de port par la poste.

Il paraît un volume tous les deux mois.

Le premier est en vente.

On souscrit à PARIS, chez RAYNAL, rue Saint-André-des-Arts, N°. 13.

NOTA. A la mise en vente du Tome II, le premier sera augmenté de 50 c. et ainsi de suite pour les autres.

On est prié d'affranchir les ports de lettres et d'argent.

Imprimerie de Mme. Ve. DELACOTTE, rue St.-Merry, n°. 22.

Made at Dunstable, United Kingdom
2022-10-22
http://www.print-info.eu/

10081449R10237